VERTIGINI

Diagnosi differenziale
e trattamento

Dario Carlo Alpini

VERTIGINI

Diagnosi differenziale e trattamento

edi·ermes

VERTIGINI - Diagnosi differenziale e trattamento
Dario Carlo Alpini

ISBN 978-88-7051-604-3 - Edizione a stampa

ISBN 978-88-7051-605-0 - Edizione digitale

Disegni di: Andrea Bellingeri, Marco Fanuli, Andrea Rossi Raccagni, Archivio Edi.Ermes
Fotografie: Dario Carlo Alpini, Archivio Edi.Ermes, ICP (Figg. 3.8, 6.1)

Stampato nel mese di maggio 2017 da Faenza Printing Industries SpA
per conto della Edi.Ermes - viale Enrico Forlanini, 65 - 20134 Milano
http://www.ediermes.it - tel. 02.70.21.121 - fax 02.70.21.12.83

Presentazione

Con immenso piacere ho l'onore di presentare questo libro di Dario Alpini, fraterno amico nonché "compagno" di tante e infinite discussioni e valutazioni cliniche. Abbiamo intrecciato i nostri pensieri in svariate occasioni, spesso sulle vertigini e su patologie affini, sin dal 1990, concludendo che non esiste mai una patologia a sé stante, poiché vi sono i *sintomi*, che ci permettono di orientarci verso il problema, e poi le *cause*, che la scatenano e si intrecciano, in genere differenti da persona a persona. Per essere pratici, ogni paziente ha una situazione pressoché unica e un modo molto personale di descriverla: a noi il compito di saperla interpretare.

Con Dario ho avuto modo di capire quanto spesso le problematiche legate alle vertigini siano in realtà determinate da una cascata di potenziali cause che possono coinvolgere lo specialista otorinolaringoiatra, il neurologo, l'ortopedico, l'audiologo e anche l'angiologo. Questo testo, quindi, orienta verso le varie specializzazioni, perché con ogni probabilità potrebbero essere coinvolti più medici. Come specialista in patologie vascolari ho potuto, grazie a Dario Alpini, capire l'importanza delle problematiche vascolari, sia arteriose sia venose, in una patologia così complessa.

Il testo invita a non proporre con superficialità la terapia medica senza aver prima valutato tutte le possibili cause che hanno scatenato la *sindrome vertiginosa*.

Il volume affronta il primo e fondamentale capitolo della medicina, cioè la diagnosi e, più precisamente, quella differenziale: non esiste trattamento corretto finché non si raggiunge la meta di una corretta diagnosi. La sindrome vertiginosa, il più delle volte scatenata da molteplici cause che si intrecciano, è materia difficile da affrontare, specialmente nella sua fase acuta, perché il paziente sta molto male e vuole uscire dall'incubo che lo affligge il più presto possibile. Superata la fase acuta, ci si deve interrogare e concentrare sulle cause scatenanti, ma anche restare nella retta via del mantenimento, facendo gli interventi giusti ed evitando manovre sbagliate. Il trattamento corretto troverà, pertanto, il maggior successo a seguito della migliore diagnosi differenziale.

Già l'indice ci introduce nella realtà quotidiana, perché sempre più spesso, e frequentemente con tanta superficialità, la causa scatenante la vertigine è identificata nell'*artrosi cervicale*. In svariate occasioni ho potuto constatare quanto l'artrosi cervicale affligga la quasi totalità della popolazione esaminata, una specie di epidemia che colpisce a tutte le età. Le persone ancora indenni la temono e la attendono con rassegnazione. Da qui, la conclusione che ogni disturbo che determina una crisi vertiginosa sia "secondario all'artrosi cervicale". Forse questa realtà è anche un po' esagerata e inflazionata.

Anche gli *otoliti* sono un argomento complesso e misterioso in relazione alle vertigini. I pazienti imparano a sapere che gli otoliti, o meglio il loro distacco, possono essere la prima causa del loro malessere. La diagnosi e il trattamento di questa peculiare patologia sono materia strettamente specialistica e i malati che hanno patito il problema sanno descrivere nei minimi dettagli le varie fasi diagnostiche e terapeutiche che hanno dovuto percorrere. Il testo ci aiuta a capire "perché" gli otoliti sono così soggetti a muoversi.

Già le prime pagine ci fanno capire quanto ampio sia il mondo diagnostico e terapeutico di questa patologia tanto subdola quanto debilitante.

Lo scopo di questo utile e pratico volume è trasmettere l'esperienza acquisita in tanti anni di lavoro "sul campo", avendo la consapevolezza che *non si sa mai abbastanza* e che *ogni paziente è diverso dall'altro*. Forse è anche un invito a conoscere i propri limiti, pur avendo le capacità di mettere in pratica le proprie abilità, che si acquisiscono con l'esperienza e tanta umiltà.

Il contributo di Dario Alpini ha, in questa materia, pochi uguali, perché la sua casistica è fatta da numeri impressionanti, dove ogni "caso" è un Individuo Unico e non un numero tra tanti.

Da Dario Alpini ho imparato molto anch'io e gli esprimo gratitudine.

Buona lettura.

Pietro Maria Bavera
Chirurgo vascolare
Responsabile del Servizio di Diagnostica
Strumentale Vascolare per Immagini
di Chirurgia Vascolare e Angiologia
Fondazione Don Carlo Gnocchi, Milano

Prefazione

La vertigine è un sintomo ampiamente diffuso nella popolazione con una prevalenza (numero di ammalati) compresa tra il 10 e il 35%, secondo le casistiche e le popolazioni, e un'incidenza (numero di nuovi casi in un anno) del 3%. Molto spesso la vertigine è attribuita a problemi cervicali, mentre in realtà la vertigine cervicogenica primaria rappresenta solo l'1% delle vertigini (esclusi i traumi diretti come il colpo di frusta). Eppure, frequentemente i primi esami effettuati sono la radiografia cervicale e le prime cure sono i massaggi cervicali. Perché questa discrepanza? Qual è il rapporto tra vertigine e colonna cervicale? E i noti otoliti, altrettanto spesso chiamati in causa, come si inseriscono in questo rapporto?

La colonna cervicale è il sostegno della testa, il segmento corporeo più importante dell'uomo. La testa contiene il cervello, ma anche i recettori che consentono all'uomo di esplorare il mondo, attraverso i sensi dell'udito, della vista e dell'olfatto, e i recettori dell'orecchio interno, grazie ai quali l'uomo può rimanere in piedi e muoversi senza cadere attraverso il senso dell'equilibrio, il vero e proprio sesto senso.

D'altra parte, la colonna cervicale non è un semplice supporto passivo, perché consente attivamente al capo di muoversi e quindi di esplorare il mondo.

In questa complessa interazione tra testa e collo e tra funzione di sostegno passivo e quella di motore attivo sta la risposta al motivo per cui la vertigine, quale sintomo di un disturbo del sesto senso, e i disturbi della colonna cervicale siano spesso interpretati come un *unicum*. In questo binomio si inserisce, poi, il terzo incomodo, l'orecchio interno con il labirinto, la coclea, i canali semicircolari e, soprattutto, gli otoliti, i cosiddetti "sassolini".

Questo libro ha lo scopo di spiegare questa relazione a tre, illustrando come diagnosticare e trattare la vera vertigine cervicogenica, ma anche le vertigini di diversa origine.

Dario Carlo Alpini

A mia moglie

Indice

1

Dalla colonna cervicale alle vertigini

Le vertigini sono un sintomo molto comune nella popolazione. Talora sono piacevoli, come quel turbamento vertiginoso che si prova quando si incontra la persona amata, oppure come da bambini dopo uno "sfrenato" girotondo; talora sono un malessere passeggero, come dopo un'abbondante libagione con gli amici; talora ci impediscono il piacere di salire sulla Torre Eiffel e gustarci Parigi dall'alto o di raggiungere in auto quella splendida località di montagna; talvolta, infine, sono un vero e proprio impedimento a "vivere", a svolgere con serenità anche le attività più abituali come sdraiarsi a letto, raccogliere un oggetto, passeggiare per strada.

Le vertigini, quindi, in una certa misura sono fenomeni comuni della vita quotidiana ma, in alcuni casi, piuttosto frequentemente, sono un vero e proprio evento patologico con importanti ricadute personali sociali ed economiche.

In questo libro ci si occupa di alcuni, i più frequenti, eventi vertiginosi.

In generale, le vertigini sono il sintomo di una lesione permanente o di una disfunzione transitoria del sistema vestibolare (SV), complesso sistema neurofisiologico sensomotorio, presente già negli organismi vertebrati preistorici, il primo a svilupparsi nell'embrione umano, progressivamente evolutosi per consentire all'uomo tutte quelle attività quotidiane sociali, ricreative e lavorative che richiedono come substrato comune l'essere capaci di controllare automaticamente e rapidamente il proprio equilibrio.

Il controllo automatico dell'equilibrio nelle attività motorie umane, dalla più semplice, come alzarsi dal letto, alle più complesse, come quelle coinvolte nello sport, dipende dall'attività inconscia del sistema neurofisiologico chiamato appunto sistema vestibolare, della cui disfunzione e/o lesione le vertigini sono il sintomo principale [1] (Fig. 1.1).

L'equilibrio umano consente l'interazione dinamica del soggetto con l'ambiente circostante, in armonia con la forza di gravità. Anche se, come meglio analizzato nel prossimo capitolo, le informazioni sensoriali necessarie sono varie (udito, vista, propriocezione, gravicezione, tatto), così come sono molteplici le strutture del sistema nervoso centrale (SNC) coinvolte nel controllo dell'equilibrio, le informazioni sensoriali principali necessarie a controllare gli atti motorî quotidiani sono quelle provenienti dal recettore periferico dell'orecchio interno (il labirinto).

Attraverso l'VIII paio dei nervi cranici, le informazioni labirintiche afferiscono ai nuclei vestibolari del tronco encefalico, che le elaborano integrandole con quelle visive, uditive, propriocettive eccetera. Dai nuclei vestibolari originano riflessi motorî quali i *riflessi vestiboloculomotori*, per armonizzare il movimento della testa con quello degli occhi, i *riflessi vestibolocollici*, per il controllo della verticalità della testa, i *riflessi vestibolospinali*, per il controllo della stazione eretta, e i *riflessi vestiboloautonomici*, per il controllo degli adattamenti posturali della pressione e della respirazione [2].

Quella dell'equilibrio è quindi una funzione au-

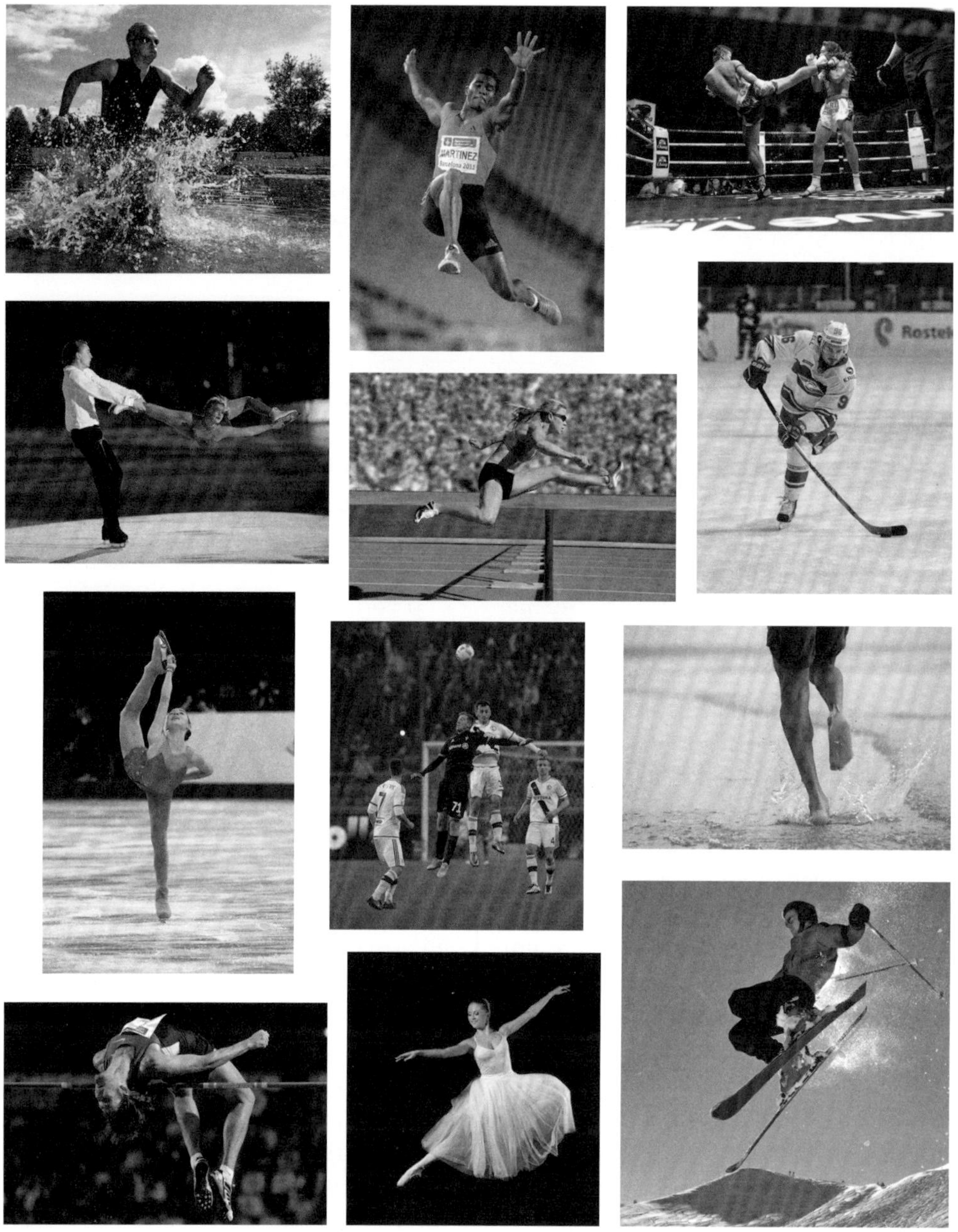

Figura 1.1 Sinossi delle complesse attività motorie regolate e controllate dal sistema vestibolare.

tomatica, regolata in modo inconscio dal sistema vestibolare, e complessa, che deriva dall'integrazione dinamica di differenti sottofunzioni automatiche, integrazione che regola in modo ergonomico la vita quotidiana. Queste sottofunzioni possono essere schematicamente riassunte come le capacità di:

- essere orientati nel tempo e nello spazio;
- controllare la posizione verticale della testa e del tronco prima da seduti e poi da in piedi;
- raggiungere e mantenere la stazione eretta;
- adattare i riflessi pressori e respiratori nei cambi posturali e nel movimento;
- navigare, cioè muoversi in modo armonico e finalistico, nell'ambiente circostante;
- percepire come stabile il campo visivo nel movimento e quindi poter esplorare in modo finalistico l'ambiente.

Star bene, in modo approssimativo, significa essere in grado di svolgere tutte queste attività in modo inconscio, automatico e senza fatica e, quindi, vivere una vita sensorialmente e motoriamente piena e complessa. *Vertigine*, in senso altrettanto approssimativo, significa non essere in grado di svolgere una o più di queste attività in modo inconscio, oppure percepire la fatica di orientarsi, di interagire con l'ambiente, di *vivere*.

Le vertigini non sono un'entità clinica e patologica unica, ma sintomi che possono dipendere da differenti cause e da diverse sedi di lesione e/o disfunzione del sistema vestibolare. Nell'esperienza quotidiana la sintomatologia vertiginosa è molto frequentemente attribuita, sia dai pazienti sia dai medici, a disturbi della colonna cervicale e come tale è indagata e trattata. Tuttavia, il più delle volte, tale approccio diagnostico e terapeutico si rileva da un lato semplicistico e dall'altro inefficace o solo parzialmente efficace, talora anche quando il danno cervicale, come nel colpo di frusta, è ovviamente il *primum movens* della sintomatologia. D'altra parte, anche quando non sussistono indizi eclatanti come possono essere eventuali traumi, molto spesso i primi esami effettuati sono le radiografie cervicali e le prime cure sono i miorilassanti e la massofisioterapia cervicale.

Scopo di questo libro è chiarire i rapporti neurofisiologici tra colonna cervicale e vertigine, quindi proporre un percorso diagnostico e terapeutico per quelle "vertigini" che possono essere più facilmente confuse con le rare *vertigini cervicali* e, infine, indicare alcune linee di trattamento della colonna vertebrale, in generale, e di quella cervicale, in particolare, per i pazienti affetti da questo disturbo.

1.1 VERTIGINE E COLONNA CERVICALE: MITO O REALTÀ?

Il rapporto concettuale tra vertigine e colonna cervicale è un rapporto conflittuale.

Il fatto che la colonna cervicale sia importante nella biomeccanica del corpo umano è ovvio. D'altra parte la colonna cervicale è il sostegno della testa, il segmento corporeo più importante dell'uomo. La testa contiene il cervello, ma anche i recettori che permettono all'uomo di esplorare il mondo attraverso i sensi dell'udito, della vista e dell'olfatto. La testa contiene anche i recettori dell'orecchio interno, che permettono all'uomo di rimanere in piedi e di muoversi sulla Terra senza cadere, attraverso il senso dell'equilibrio, il vero e proprio *sesto senso*. La colonna cervicale non è un semplice supporto passivo, poiché attivamente consente alla testa di muoversi e quindi di esplorare il mondo.

È questa complessa interazione tra testa e collo, tra sostegno passivo e motore attivo, che da decenni porta al *mito* della colonna cervicale quale causa frequente di vertigine. Ma è questa stessa complessità che consente di capire che la **vertigine cervicogenica** è comunque una *realtà* e soprattutto può aprire una via efficace ed efficiente alla cura di pazienti che soffrono di **vertigine *non* cervicogenica**.

La complessità dell'interazione tra colonna vertebrale *in toto* e testa spiega perché, di fatto, pressoché in ogni paziente affetto da vertigine di qualsiasi origine si possono evidenziare disfunzioni vertebrali, talora specifiche talora aspecifiche. Tuttavia, solo in pochi pazienti tali disfunzioni svolgono un ruolo patogenetico.

La popolarità della colonna cervicale quale causa di vertigine deriva sostanzialmente dagli studi dei ricercatori che diedero il nome alla nota **sindrome di Neri-Barré-Lieou**. Nel 1919 a Bologna, in occasione dell'adunanza scientifica della Società Medico Chirurgica, Vincenzo Neri (1880-1960), neurologo bolognese, tiene una comunicazione sui "fenomeni cerebrali nei feriti di simpatico cervicale": egli descrive una costellazione di sintomi che seguono in tempi variabili alle ferite di nove soldati. Nel 1924 Neri descrive nuovamente questa *sindrome del simpatico cervicale posteriore* nella sua tesi e tale descrizione è ripresa poi, un anno dopo, dal neurologo francese Jean Alexandre Barré (1880-1967) che illustra diversi casi di una sindrome analoga dandone un'interpretazione fisiopatologica pressoché identica. Il nome di "sindrome di Neri-Barré" mutò in "sindrome di Neri-Barré-Lieou" quando, nel 1928, il medico cinese Yong-Choen Lieou confermò le osservazioni di Neri [3]: insomma, una vera e propria "globalizzazione" della vertigine!

La sindrome di Neri-Barré-Lieou, oggi per lo più abbreviata in *sindrome di Barré*, ha goduto per molti decenni di notevole fortuna e a tutt'oggi ancora troppe volte è posta come diagnosi quando un paziente presenta vertigini *concomitanti* a disturbi cervicali. Questa sindrome include molti sintomi comuni nella popolazione generale, come acufeni, instabilità, dolori cervicali e, appunto, vertigini. Il meccanismo di questa patologia, chiamata a volte anche *sindrome del simpatico posteriore*, sarebbe quello di un'ischemia labirintica causata da irritazione del sistema simpatico cervicale dovuta a compressione artrosica o tensiva di tali nervi. Di fatto la sindrome di Barré presenta molti disturbi tra loro non correlabili sul piano neurofisiologico. D'altra parte negli anni Cinquanta del secolo scorso, lo stesso Barré sconfessò la sindrome considerandola aspecifica e generica: è doveroso, dunque, prendere atto del fatto che l'eponimo "sindrome di Neri-Barré-Lieou" dovrebbe essere abbandonato, nonostante l'uso continuo che ne viene fatto nella letteratura "medica" narrativa [4].

Di fatto, a oggi manca una chiara definizione e un chiaro *iter* diagnostico per le vertigini di origine vertebrale, in generale, e cervicale, in particolare, cioè della cosiddetta **vertigine cervicogenica** (VC). La spiegazione più comune è che "variazioni delle informazioni propriocettive cervicali, secondarie a traumi o ad alterazioni posturali, possono causare un conflitto sensoriale con quelle provenienti dai sistemi vestibolare e visivo con conseguente disfunzione del sistema deputato al controllo dell'equilibrio statico e dinamico" [5] (il sistema vestibolare, appunto). Vi è comunque concordanza nell'affermare che la presenza di alterazioni morfologiche della colonna cervicale – osservabili grazie alle tecniche di tomografia computerizzata (TC), radiografia (Rx) e risonanza magnetica nucleare (RMN) – sono talmente comuni nella popolazione generale da non poter essere considerate un criterio per la diagnosi di vertigine cervicogenica [6, 7], termine introdotto negli anni Cinquanta del secolo scorso da Ryan e Cope [8]. Questi Autori teorizzarono che la vertigine di origine cervicale potesse derivare da informazioni anomale che giungevano ai nuclei vestibolari da recettori articolari danneggiati a livello della regione cervicale superiore.

Negli stessi anni Gray [9] trovò una relazione tra la disfunzione dei muscoli cervicali e i disturbi dell'equilibrio; tale scoperta rafforzò la teoria di Ryan e Cope riguardo all'importanza del contributo propriocettivo cervicale nel mantenimento dell'equilibrio.

Cesarani e coll. nel 1999 [10] riportarono l'utilità della manipolazione vertebrale della cerniera cervicotoracica nella prevenzione delle crisi di vertigine acuta nei pazienti affetti da malattia di Ménière, identificando quindi in questo distretto una sorta di "*carrefour* funzionale" dell'interazione vestibolo-vertebrale. Il trattamento cervicotoracico risultava essere in grado di modulare l'attività simpatica dell'orecchio interno riducendo gli episodi di idrope endolinfatico.

Questa ipotesi è stata poi confermata sul piano neurofisiologico dagli studi di Franz e coll. [11] che hanno descritto l'interazione funzionale tra i segmenti midollari C1-T1, il ganglio cervicale superiore, il nervo trigemino e quindi l'orecchio interno. Tali Autori hanno infatti interpretato la sindrome di Ménière come espressione di una disfunzione cervico-oto-oculare su base simpatica. In tale patologia le informazioni propriocettive delle cerniere cervicale superiore e inferiore svolgerebbero un ruolo determinante [12].

Brugnoni e Alpini [13], sulla base di esperienze personali e delle ricerche di Franz e coll. sopra ricordate, hanno descritto l'unità funzionale tra recettori vestibolari ed effettori vertebrali definendola **unità funzionale vestibolovertebrale** (UFVV). La UFVV è un modello anatomofisiologico utile a comprendere come alterazioni (patologie o disfunzioni) della colonna vertebrale, in genere, e cervicali, in particolare, possano determinare modificazioni funzionali del sistema vestibolare, in senso sia fisiologico sia patologico, e, in alcuni pazienti, causare vertigini.

Gli stessi Autori [14, 15] hanno dimostrato come la colonna cervicale sia sempre funzionalmente coinvolta nei pazienti affetti da vertigine, ma con modalità differenti secondo la patogenesi della vertigine stessa. L'UFVV è un modello che consente di curare anche le vertigini di origine non cervicale mediante trattamenti vertebrali e cervicali.

1.2 DALLA COMPLESSITÀ DELLA VERTIGINE CERVICOGENICA ALLA COMPLESSITÀ DELLE VERTIGINI

Per poter comprendere la complessità del rapporto tra colonna cervicale e vertigine è necessario dapprima affrontare la complessità generale della vertigine o, meglio, delle vertigini.

1.2.1 Epidemiologia

Le vertigini, in senso lato, sono un sintomo molto comune nella popolazione. Hanno una prevalenza che varia dal 22 al 39% secondo il Paese, il sesso e le classi d'età [16]. Sono particolarmente frequenti nella popolazione sopra i 40 anni e sono la causa di circa 8 milioni di visite all'anno per i medici di medicina generale negli USA (3% della popolazione). Da 1 a 10 persone in età lavorativa lamentano episodi cronici e ricorrenti di vertigine sostanzialmente invalidanti, mentre oltre i 75 anni sono il disturbo più frequente. In particolare, sono lamentati dal 30% dei soggetti sopra i 65 anni [17], di cui il 39% cade a causa delle vertigini [18, 19]. Una recente metanalisi [20] ha evidenziato una prevalenza media del 22,9% per anno e un'incidenza del 3,1% di nuovi episodi per anno.

1.2.2 Dall'etimologia alla definizione di trattamento

La parola vertigine è spesso utilizzata sia dai pazienti sia dai medici [21] per indicare sintomi in realtà differenti e disparati, che derivano da cause diverse e da varie sedi di lesione [22]. D'altra parte, nel dialogo terapeuta-paziente l'uso di una corretta terminologia [23] è il primo passo per giungere a una diagnosi corretta ed "economica" e a una terapia efficace ed efficiente, cioè alla cosiddetta *definizione di trattamento*, nel senso di una precisa definizione del sintomo che porti a un'altrettanto precisa impostazione diagnostica e terapeutica.

Aristotele ha affermato che una percezione cosciente, o – nel caso delle vertigini – una *dispercezione* (entrambi fenomeni cognitivi corticali), è possibile solo se un recettore di senso in modo naturale – o patologico, nel caso delle vertigini – ha rilevato una sensazione: "*Nihil est in intellectu quod prius non fuerit in sensibus*". In altri termini, interpretare correttamente il sintomo, la percezione/dispercezione, significa capire quale recettore sensoriale l'abbia generato.

Nella letteratura internazionale i disturbi "vertiginosi" sono distinti in *vertigo*, *dizziness* e *unsteadiness* (VDU) [24]. ***Vertigo*** e ***dizziness*** sono sensazioni illusorie di movimento del sé o dell'ambiente e sono, cioè, dispercezioni. ***Unsteadiness*** si traduce con *instabilità*, cioè un'obiettiva compromissione della stabilità sia essa statica o dinamica. Da un lato, quindi, una dispercezione soggettiva, mentre dall'altro una difficoltà oggettiva, ma con uno specifico vissuto soggettivo. La chiave interprctativa del problema "vertigini" sta sostanzialmente in questo: illusoria percezione di un movimento che in realtà non è oggettivo né presente, oppure, come nel caso dell'instabilità, sovrapercezione di oggettivi problemi di equilibrio e illusoria amplificazione di disturbi posturali e/o di movimento.

Nella pratica clinica non è agevole tradurre adeguatamente i termini *vertigo* e *dizziness*. L'etimologia del termine inglese *vertigo* è ovviamente la stessa della parola italiana "vertigine", perché *vertigo* è una parola latina adottata dagli anglosassoni. *Vertigo* deriva da *vertere*, che significa "girare, volgere". La desinenza *-iginem*, che porta all'italiano "vertigine", vuolsi tratta dal verbo *agere* che ha il senso di "fare, agire". Dunque, l'etimo di vertigine porta letteralmente al significato di "rivolgimento fatto in giro" e quindi a una sensazione di rotazione.

Dizziness è un termine ancora più complesso da tradurre. Etimologicamente si collega all'aggettivo *dizzy* che viene dal protogermanico *dusijaz*, diventato *dysig* nell'antico inglese con il significato di "stupido, folle, squilibrato in senso lato". Nel XIV secolo assunse il significato di "avere una sensazione di giramento", proprio come *vertigo*, termine entrato però nel linguaggio più tardi, agli inizi del XV secolo.

L'attuale classificazione internazionale delle malattie e dei sintomi ICD-10 (*International Statistical Classification of Diseases and Related Health Problems*), promossa dall'Organizzazione Mondiale della Sanità, distingue con codici differenti i due termini: *vertigo*, o H81, è espressione di una malattia dell'orecchio interno, mentre *dizziness*, o R42, è un sintomo che interessa le facoltà cognitive, la percezione e il comportamento. Dunque, due codici per due termini che, tuttavia, pur avendo differente origine etimologica, sono sinonimi. La versione ufficiale italiana dell'ICD-10 traduce *dizziness* (R42) con il termine di *vertigine* e *vertigo* (H81) con la definizione omnicomprensiva di *disturbi del sistema vestibolare* (Tab. 1.1).

Nell'ambito della letteratura internazionale, in effetti, non sembra cogliersi una sostanziale differenza nell'uso di questi termini e molto spesso *vertigo* e *dizziness* compaiono negli articoli con un

Tabella 1.1 **Classificazione dei disturbi vertiginosi in senso lato nell'ICD-10**

*Capitoli/paragrafi dell'ICD-10**	*Codici attinenti alle vertigini*	*Ministero della salute*	*OMS*
Patologie dell'orecchio interno (H80-H83)	H81**	Disturbi della funzione vestibolare	*Vertigo*
Sintomi e segni che interessano le facoltà cognitive, la percezione, lo stato emotivo e il comportamento (R40-R46)	R42**	Vertigine	*Dizziness and balance disorders*
Altri disturbi dell'occhio e degli annessi oculari (H55-H59)	H55	Nistagmo e altri movimenti irregolari degli occhi	
Disturbi nevrotici, legati a stress e somatoformi (F40-F48)	F43	Reazione a grave stress e disturbi dell'adattamento	
	F44	Disturbi dissociativi (di conversione)	
	F45	Disturbi somatoformi	

L'ICD-10 è la decima revisione della classificazione ICD (*International Statitical Classification of Diseases and Related Health Problems*), ossia la classificazione internazionale delle malattie e dei problemi correlati, proposta dall'Organizzazione mondiale della sanità (OMS). La traduzione ufficiale in lingua italiana è a cura dell'Istat (Istituto nazionale di statistica) e dell'Ufficio di statistica del Ministero della salute. L'ICD è stata pubblicata per la prima volta dall'OMS a Ginevra nel 2000 e a Roma nel 2001.
* Sono indicati i capitoli/paragrafi che includono i codici correlabili ai disturbi vertiginosi in senso lato.
** Si noti come il termine inglese "*vertigo*" corrisponda al codice H81, mentre all'italiano "vertigine" è attribuito il codice R42; la definizione in inglese "*dizziness and balance disorders*" (codice R42) non corrisponde, invece, all'italiano "disturbi della funzione vestibolare" (codice H81). Gli altri codici sono riportati solo in italiano perché concordano con la versione in inglese.

significato sostanzialmente sovrapponibile. D'altra parte, l'orecchio interno è il recettore periferico del sistema vestibolare e, dal punto di vista clinico, riservare l'uso del termine vertigine ai sintomi prodotti da malattie del solo recettore periferico è limitante.

Comunque, la classificazione ICD-10, sia in inglese sia nella traduzione adottata dal Ministero della salute, non aiuta né a meglio comprendere cosa accada ai pazienti e quale sia la terminologia corretta da utilizzare, né, tantomeno, a formulare una diagnosi differenziale.

In generale occorre precisare che più che di vertigine bisognerebbe parlare di vertigini o, meglio, di sindromi vertiginose, perché il sintomo principale si accompagna per lo più ad altri sintomi come sudorazione, nausea, vomito, diarrea, palpitazioni eccetera.

Il Ministero della salute nel manuale dell'ICD-10 precisa la distinzione tra **vertigini oggettive**, nelle quali il paziente si percepisce fermo mentre avverte il mondo circostante muoversi, e **vertigini soggettive**, in cui, al contrario, il paziente percepisce il mondo come stabile e se stesso come illusoriamente in movimento.

L'etimologia latina è molto esplicita: *vertigo* significa "sensazione rotatoria"; tuttavia, non in tutte le vertigini la percezione è rotatoria. Talora il paziente si sente ondulare, traslare, sprofondare ed è insicuro nell'appoggiare i piedi a terra, come se camminasse sulle nuvole o sulle uova.

Nell'esperienza dell'Autore, distinguere tra vertigini soggettive e oggettive non contribuisce alla diagnosi differenziale e tanto meno all'impostazione terapeutica, mentre, al contrario, è molto importante la differenza tra percezione rotatoria e percezione non rotatoria. Pertanto, nella pratica clinica quotidiana è preferibile tradurre la triade VUD in VID, cioè **vertigine** (*vertigo*) intesa come dispercezione rotatoria, **instabilità** (*unsteadiness*) come percezione soggettiva di una difficoltà obiettiva a mantenere la stabilità della postura eretta o del cammino, e **disequilibrio** (*dizziness*), come dispercezione statocinetica per lo più ondulatoria e/o traslazionale.

Gli anglosassoni utilizzano anche *giddiness* come termine per indicare una sensazione di indefinito malessere che non rientra precisamente né nel senso di franca rotazione né di ondulazione e che i pazienti italiani per lo più esprimono come *capogi-*

Tabella 1.2 Traduzioni del termine inglese *giddiness* in italiano

√ Capogiro	√ Spensieratezza
√ Frivolezza	√ Vertigini
√ Incostanza	

Tabella 1.3 Traduzione dei termini inglesi *dizziness* e *vertigo* in varie lingue

	Dizziness	*Vertigo*
Francese	Étourdissement Vertige	Vertige
Spagnolo	Mareo Vapor Vértigo	Vértigo
Svedese	Svindel Yrsel	Svindelanfall
Tedesco	Leichtsinn Schwindel Taumel	Benommenheit Duselig Schwindel Schwindelanfall Taumel
Olandese		Duizeligheid Duizelig
Portoghese		Tontura Vertigem

ro (Tab. 1.2). Ancora una volta ritorna il concetto di rotazione, ma del capo, quasi come se i piedi fossero ben piantati a terra e la testa si staccasse dal corpo, che rimane dunque saldamente consapevole della corretta relazione spaziotemporale con il mondo. Anche quando il paziente afferma: "Mi gira la testa", di fatto intende qualcosa di diverso da: "Mi gira tutto, mi sento tutto girare". Ecco una sorta di illusoria decapitazione. Questo "scollamento" si ritrova nel termine inglese *lightheadedness*, che corrisponde alla *testa leggera* che lamentano molti pazienti. Altri soggetti, in alcuni momenti della loro storia, riportano un indefinito vago malessere che però pian piano porta a un dissolvimento della percezione del mondo *in toto*, una sensazione correttamente definita come *prelipotimica*, di quasi svenimento, di dissolvenza appunto.

La vertigine in tutte le lingue è descritta con una ricchezza di sfumature terminologiche indispensabili da cogliere per una corretta diagnosi differenziale e una terapia efficace ed efficiente (Tab. 1.3).

1.3 DALLA COMPLESSITÀ ALLA SEMPLESSITÀ

Semplessità è un termine che Alain Berthoz, neurofisiologo e accademico francese che ha dedicato la vita professionale allo studio del sistema vestibolare, ha mutuato dall'architettura per applicarlo al campo biomedico [25]. Semplessità significa rendere comprensibile la complessità, attraverso modelli e schematizzazioni semplificative.

Come già detto, il corretto inquadramento del sintomo principale è un requisito fondante e fondamentale per una corretta diagnosi eziopatogenetica e una terapia efficace ed efficiente. Sulla base dell'etimologia dei termini della letteratura internazionale, ovviamente per lo più anglosassone, e dell'esperienza personale, la classificazione terminologica adottata in questo libro è descritta nella tabella 1.4.

1.4 VERTIGINI

In questo paragrafo sono ricordate le principali patologie del sistema vestibolare che possono provocare vertigini rotatorie o disequilibrio statocinetico o instabilità; per ciascuna patologia si illustrano la definizione e il quadro clinico, così da facilitare nei prossimi capitoli la comprensione del percorso diagnostico che si deve seguire per il corretto e completo inquadramento delle vertigini oggetto di questo libro. Si utilizza il termine "vertigine" quale espressione di disfunzione del sistema vestibolare in genere come da classificazione ICD-10.

1.4.1 Vertigini acute spontanee e provocate

Vertigine e disequilibrio acuto spontaneo

Il comun denominatore è la comparsa pressoché improvvisa di una sensazione di rotazione franca (vertigine, dispercezione rotatoria) o di un'incapacità a controllare la stazione eretta e/o il movimento oppure la sensazione di sprofondare (disequilibrio, dispercezione statocinetica). Tale evento può essere unico, come in caso di trauma o di insulto vascolare del labirinto, oppure recidivante o ricorrente.

Tabella 1.4 Classificazione terminologica dei sintomi

Classificazione	*Descrizione*
A. Sintomi spontanei o provocati	
A1. Sintomi spontanei	Il paziente, per lo più in pieno benessere o poco dopo un'aspecifica aura, abbastanza repentinamente incomincia a stare male senza aver compiuto alcun movimento particolare. Possono essere spontanee una vertigine rotatoria, un'instabilità ondulatoria, una "decapitazione rotatoria", una dissolvenza sensoriale eccetera
A2. Sintomi provocati	Il paziente non avverte alcun sintomo finché un evento ben identificabile nel tempo e nello spazio, come chinarsi, alzarsi bruscamente dal letto, ruotare rapidamente il capo, tirare con l'arco, sollevare un peso eccetera, induce la sintomatologia. I fenomeni provocati sono contesto-dipendenti e per lo più riproducibili
B. Sintomi globali o parziali	
B1. Sintomi globali	B1a. ***Vertigo*/vertigine**: sensazione illusoria di rotazione del sé o dello spazio, dispercezione rotatoria
	B1b. ***Dizziness*/disequilibrio**: sensazione illusoria di instabilità, disallineamento, movimento lineare, ondulatorio o traslatorio, dispercezione statocinetica
	B1c. **Prelipotimia**: sensazione di dissolvenza del rapporto tra corpo e spazio, tra l'uomo e il suo mondo, presvenimento*
	B1d. ***Unsteadiness*/instabilità**: obiettiva difficoltà nel controllare la stazione eretta o il movimento, con facilità o meno a cadere**, di cui il paziente è consapevole in misura maggiore o minore. La consapevolezza dell'instabilità si manifesta come sintomo di disagio che quindi può avere intensità maggiore o minore [25]
B2. Sintomi parziali	B2a. ***Giddiness*/capogiro**: sensazione illusoria di rotazione della o nella testa, indipendentemente dalla rotazione del corpo e/o dello spazio, una sorta di illusoria sensazione di perdita di contatto rotatoria con il resto del corpo
	B2b. ***Lightheadedness***: sensazione illusoria di testa leggera (talora pesante) in cui la testa "non è più appoggiata" in modo naturale e, quindi, inconscio al resto del corpo, un sorta di distacco del capo dal corpo, senza dispercezione né rotatoria né statocinetica

* La perdita di coscienza non è un sintomo e comunque la coscienza non dipende dal sistema vestibolare e quindi le turbe della coscienza non rientrano tra gli argomenti trattati in questo libro.
** La caduta non è un sintomo ma nel 30% dei casi è associata a disturbi del cammino o dell'equilibrio (17%) e a vertigine o disequilibrio (13%) [26, 27].

La lesione improvvisa unilaterale vestibolare [28] può essere causata da: infezione batterica del labirinto (**labirintite batterica**), infezione virale del nervo vestibolare (**neurite vestibolare virale**), intossicazione alimentare (la cosiddetta **sindrome nucleoreticolare acuta di Arslan**), trauma cranico con o senza frattura dell'osso temporale (rispettivamente, **frattura della parte petrosa** o **trauma concussivo del labirinto**), insulto vascolare dell'orecchio interno (**ischemia del labirinto**) o troncocerebellare [29].

Denominatore comune delle affezioni ricordate è la perdita improvvisa, totale o parziale, della funzione di un labirinto. Questo squilibrio improvviso tra lato sano e lato malato determina una serie di sintomi violenti e inabilitanti, tra i quali la vertigine rotatoria o il disequilibrio statocinetico, e sempre l'impossibilità a mantenere la stazione eretta e a controllare i cambi posturali [30]. La sintomatologia è violenta per ore o giorni e costringe il paziente a letto, dove però il soggetto non trova conforto, anche se spesso trae parziale beneficio dal decubito sul lato sano. Una lesione di questo tipo può proseguire poi con settimane o mesi di instabilità e/o recidivare in modo più o meno violento anche per anni. La vertigine può accompagnarsi o meno a sintomi uditivi come acufeni e ipoacusia.

La causa attualmente più frequente è l'infezione/riattivazione di virus del gruppo *Herpes* [31]. Dopo la vertigine parossistica posizionale è la causa più frequente di vertigini periferiche, rappresenta circa il 7% delle patologie vertiginose e ha un'incidenza di 3,5 per 100.000 nella popolazione [16]. Questo tipo di vertigine è spesso recidivante, anche se la sintomatologia può essere mutevole e raramente così intensa come all'esordio e può manifestarsi con sintomi prevalentemente posizionali. La recidiva può dipendere sia da riattivazioni virali [32] sia da risposte crociate autoimmuni nel corso di fenomeni infiammatori/infettivi spesso delle prime vie aeree [33].

Vertigini spontanee ricorrenti

Si tratta di episodi acuti spontanei che ricorrono frequentemente nell'arco di settimane o mesi, da differenziare dalle forme recidivanti, come quelle virali, che si ripresentano a distanza di mesi dall'episodio acuto e spesso con sintomi più sfumati. Le forme ricorrenti, al contrario, tendono a ripresentarsi a breve intervallo l'una dall'altra e con caratteristiche di intensità sostanzialmente sovrapponibili.

Malattia di Ménière

La malattia di Ménière è tipicamente una vertigine acuta spontanea ricorrente causata da una malattia dell'orecchio interno caratterizzata dalla comparsa, in pieno benessere, di senso di occlusione di un orecchio con ipoacusia, acufeni dallo stesso lato e, dopo poco, vertigine rotatoria inabilitante e violenta associata a nausea e vomito. La crisi, cosiddetta triadica poiché composta da acufeni-ipoacusia-vertigine, dura abitualmente poche ore. L'udito, per lo più, tende a ritornare normale dopo la crisi; tuttavia, ogni crisi determina una continua sofferenza cocleare, per cui la capacità uditiva, con il ripetersi delle crisi, si deteriora progressivamente e, nei casi avanzati, può portare a sordità grave o profonda. L'incidenza varia tra 7,5 e 160 ogni 100.000 persone [34].

La patogenesi più accreditata è l'idrope endolinfatico. Le cause di tale idrope sono differenti: infezioni virali, riattivazioni di pregresse e latenti infezioni virali [35], alterazioni ormonali, come in caso di assunzione di estroprogestinici anticoncezionali [36], infezioni croniche mastoidee, alterazioni emodinamiche, allergie o intolleranze alimentari [37, 38], disturbi autoimmuni [33], insufficienza venosa cronica cerebrospinale (*Chronic Cerebrospinal Venous Insufficiency*, CCSVI) [39]. In rari casi non si riesce a identificare un agente eziologico e si definisce quindi come "malattia di Ménière idiopatica".

Nel 1995 l'American Academy of Otolaryngology – Head and Neck Surgery (AAO-HNS) [40] ha proposto una scala diagnostica basata su criteri clinici (Tab. 1.5). Per quanto riguarda l'udito, è presa in considerazione la perdita media rilevabile all'audiometria tonale per le frequenze da 0,5 a 3 kHz. Per quanto riguarda la vertigine, si considera come "attacco di malattia di Ménière" un episodio di vertigine spontanea rotatoria che dura almeno 20 minuti, che può essere seguita poi da disequilibrio anche per giorni. La frequenza della vertigine è definita come il numero di episodi di questo tipo nel periodo di tempo considerato.

Tabella 1.5 **Criteri per la diagnosi di malattia di Ménière secondo le linee guida dell'American Academy of Otolaryngology – Head and Neck Surgery (AAO-HNS) (1995) [40]**

*Malattia di Ménière**	*Descrizione*
Definita	Due o più episodi di vertigine di almeno 20 minuti Ipoacusia documentata con audiometria in almeno un'occasione Acufeni o senso di pienezza auricolare prima delle crisi
Probabile	Un episodio definito di vertigine Ipoacusia documentata con audiometria in almeno un'occasione Acufeni o senso di pienezza auricolare prima delle crisi
Possibile	Vertigine episodica senza ipoacusia Ipoacusia neurosensoriale, fluttuante o fissa, con disequilibrio, ma senza episodi definiti

*Le linee guida includono anche la cosiddetta "malattia di Ménière certa". Tuttavia, la "certezza" prevede che vengano soddisfatti sia i criteri per la diagnosi definita sia la conferma autoptica sul cadavere. Pertanto, *de facto*, non è mai possibile curare un paziente affetto da malattia "certa".

Recentemente è stata proposta una revisione semplificata della classificazione del 1995 che prevede solo le categorie di malattia *definita* e *probabile* (Tab. 1.6) [41].

Vertigine emicranica

Definita più correttamente **emicrania vestibolare**, è una vertigine acuta spontanea tipicamente ricorrente come peraltro l'emicrania stessa. Interessa l'1% della popolazione generale [42, 43, 44]. L'emicrania vestibolare è inserita nell'appendice dell'ultima versione della Classificazione internazionale della cefalea (*International Classification of Heada-*

Tabella 1.6 Criteri per la diagnosi di malattia di Ménière secondo Lopez-Escamez et al. (2015) [41]

*Malattia di Ménière**	*Descrizione*
Definita	Due o più episodi di vertigine spontanea che durino dai 20 minuti alle 12 ore Ipoacusia neurosensoriale sui toni medio-gravi in un orecchio documentata con audiometria in almeno un'occasione prima, durante o dopo un episodio di vertigine Senso di ipoacusia o di pienezza auricolare o acufeni fluttuanti nell'orecchio affetto Nessun'altra migliore diagnosi
Probabile	Due o più episodi di vertigine o disequilibrio che durino dai 20 minuti alle 24 ore Senso di ipoacusia o di pienezza auricolare o acufeni fluttuanti nell'orecchio affetto durante gli episodi acuti Nessun'altra migliore diagnosi

che Disorders, ICHD-3) e nella classificazione della società internazionale di studi vestibolari *Bárány Society*. I criteri per la diagnosi di emicrania vestibolare sono riportati nella tabella 1.7 [45]. Le crisi di vertigine possono associarsi alle crisi emicraniche, alternarsi a esse, oppure, più spesso, precedere il manifestarsi della malattia emicranica nel bambino (**vertigine parossistica benigna dell'infanzia**) [46] o sostituirsi alle crisi emicraniche nell'adulto (**vertigine emicranica epigona**) [47].

L'emicrania risulta essere più frequente nei pazienti affetti da malattia di Ménière che nella popolazione generale [48] e quindi in alcuni pazienti le crisi emicraniche si alternano alle crisi menieriche.

Vertigini croniche

La sintomatologia spontanea può essere ulteriormente suddivisa in acuta o cronica, dove per cronica s'intende continua o subcontinua, da distinguere dai sintomi ricorrenti presenti, per esempio, nella malattia di Ménière.

La sintomatologia spontanea cronica può manifestarsi con episodi improvvisi frequenti (una o più volte nella giornata) di vertigine rotatoria o disequilibrio statocinetico o instabilità statica o dinamica, intensi, ma di brevissima durata (per lo più pochi secondi) nei cosiddetti **parossismi vestibolari** [49], causati da un conflitto neurovascolare arterioso o venoso con il nervo vestibolare.

Più frequentemente si osserva, invece, instabilità e insicurezza nel mantenimento della stazione eretta, esacerbate dal movimento, ma comunque presenti anche senza muoversi, per esempio negli **anziani**, negli esiti di **colpo di frusta**, nella **vertigine fobica posturale** [50] o nella cosiddetta **instabilità posturale**, definizione peraltro vaga e poco utile ai fini terapeutici e le cui caratteristiche sono discusse nel capitolo 6 dedicato alla vertigine cervicogenica.

Non rara, infine, è l'**atassia vestibolare**, una condizione cronica di instabilità e di incoordinazione determinata dalla lesione bilaterale del sistema vestibolare, come può accadere in seguito a violenti traumi cranici o, più frequentemente, dopo assunzione di farmaci ototossici come gli antibiotici aminoglicosidici utilizzati per debellare gravi e mortali infezioni [51].

Si deve inoltre ricordare la **vertigine autonomica** [52], in cui l'instabilità subcontinua si associa a sintomi neurovegetativi subcontinui con tendenza a ipotensione, non solo ortostatica, palpitazioni, disturbi visivi e digestivi. Questa affezione è dovuta all'alterazione dei riflessi vestiboloautonomici.

Infine, non bisogna dimenticare che anche il **neurinoma del nervo vestibolococleare** porta sia a un'ipoacusia monolaterale progressiva sia a disequilibrio e instabilità progressivi.

Tabella 1.7 Criteri per la diagnosi di emicrania vestibolare secondo le linee guida ICHD-3 (*International Classification of Headache Disorders*)

Criteri	*Descrizione*
A	Almeno 5 episodi con sintomi vestibolari di intensità moderata o severa della durata da 5 minuti a 72 ore
B	Storia di emicrania con o senza aura secondo i criteri ICHD
C	Una o più caratteristiche emicraniche (dolore, fonofobia, fonofobia aura visiva eccetera) almeno nel 50% degli episodi vestibolari
D	Assenza di altra diagnosi adeguata, né di tipo vestibolare né secondo i criteri ICHD

Vertigine acuta provocata

La sintomatologia provocata è quella che più specificatamente riguarda gli argomenti trattati in questo libro, come le vertigini cervicogeniche e posizionali, le dispercezioni provocate da un movimento del capo o da un cambiamento di posizione, ma anche la sensazione prelipotimica da **ipotensione ortostatica** indotta da alcuni cambiamenti posturali.

Un particolare tipo di vertigine provocata è la **vertigine visiva** [53]: in alcuni soggetti, particolari condizioni che determinano stimoli visivi intensi e ripetuti, come le immagini in movimento alla televisione o al cinema, il movimento della folla, delle auto [54] o dei treni, inducono vertigine o disequilibrio o provocano instabilità. Talora questi sintomi possono essere interpretati come attacchi di panico, ma molto più spesso si tratta di un vero e proprio disturbo primario del sistema vestibolare [55].

Altrettanto particolare è la vertigine acuta provocata da esposizione a suoni intensi di bassa tonalità (il cosiddetto **fenomeno di Tullio**) e/o da variazioni di pressione, come per esempio in aereo. Si tratta della cosiddetta **sindrome di Minor** [56] causata da una deiscenza della parete ossea del canale semicircolare superiore. Questa deiscenza, sostanzialmente costituzionale, rende il sistema vestibolare sensibile ai suoni e alle variazioni di pressione che si possono sperimentare per esempio in aereo, sensibilità che abitualmente è evitata proprio dalla parete che costituisce il labirinto osseo e rende il sistema vestibolare costituito dal labirinto membranoso un circuito chiuso.

Abbastanza comune è la sintomatologia da movimento, la **cinetosi** o intolleranza al movimento. Si tratta di un conflitto sensoriale tra l'informazione labirintica che percepisce il movimento e quelle visive e tattili che, al contrario, percepiscono il corpo fermo.

Le vertigini provocate più frequenti e più note sono quelle determinate dai movimenti del capo, del corpo o dai cambiamenti posizionali e cioè la **vertigine cervicogenica** e la **vertigine parossistica posizionale benigna** [57], fenomeni che rappresentano l'argomento specifico di questo libro e che quindi sono dettagliatamente trattate nei capitoli specifici.

1.5 SEGNI DELLA VERTIGINE

1.5.1 Nistagmo

Uno dei segni più importanti che accompagnano le vertigini e che indicano una disfunzione del sistema vestibolare è il nistagmo (Ny). Si tratta di un movimento oculare involontario bifasico, generalmente di entrambi gli occhi, che consiste nello scivolamento lento degli occhi in una direzione (fase lenta del nistagmo) seguito da un ritorno rapido in posizione primaria (fase rapida del nistagmo).

Il nistagmo è classificato in base alle manovre che lo inducono:

- *nistagmo spontaneo*: è presente in posizione primaria di sguardo o solo nello sguardo laterale, indipendentemente da qualsiasi manovra che il paziente compia o che l'esaminatore faccia compiere (oltre al semplice movimento laterale o verticale degli occhi);
- *nistagmo provocato*: è dovuto a stimolazione dei canali semicircolari (galvanica, vibratoria, calorica o rotoacceleratoria) o della retina (nistagmo optocinetico);
- *nistagmo posizionale*: è indotto o, se già presente, modificato cambiando la posizione della testa e/o del corpo.

1.5.2 Deviazioni segmentarie toniche in posizione seduta

Eventuali deviazioni segmentarie toniche si possono verificare chiedendo al paziente, seduto, di estendere gli arti superiori in avanti, tenendo gli occhi chiusi, e di mantenere la posizione per circa un minuto (Fig. 1.2). Nelle lesioni vestibolari monolaterali, gli arti superiori lentamente e involontariamente scendono deviando verso il lato malato.

1.5.3 Controllo della postura eretta

Vertigini, disequilibrio e instabilità si associano spesso a difficoltà nel mantenere la stazione eretta, soprattutto a occhi chiusi. Il **test di Romberg** confronta la capacità di mantenere la stazione eretta

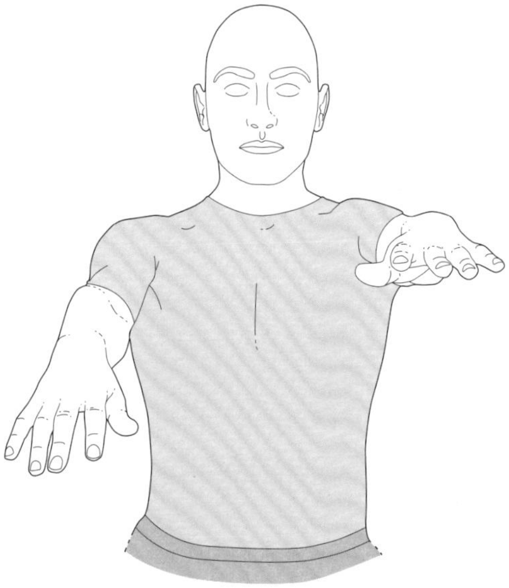

Figura 1.2 Test per verificare l'eventuale presenza di deviazioni segmentarie toniche. Il paziente seduto tiene gli arti superiori estesi in avanti per circa un minuto mantenendo gli occhi chiusi.

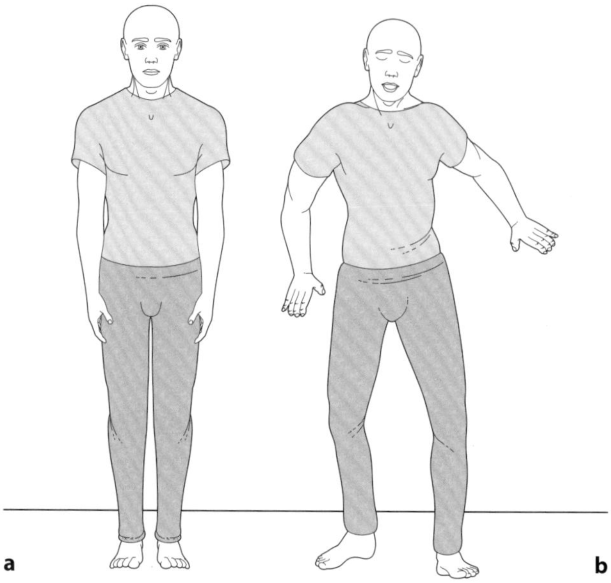

Figura 1.3 Test di Romberg. Si confronta la capacità di mantenere la stazione eretta con gli occhi aperti (**a**) e con gli occhi chiusi (**b**).

prima con gli occhi aperti e poi con gli occhi chiusi (Fig. 1.3). Nelle lesioni vestibolari monolaterali, con gli occhi chiusi il paziente tende a deviare o addirittura a cadere verso il lato malato.

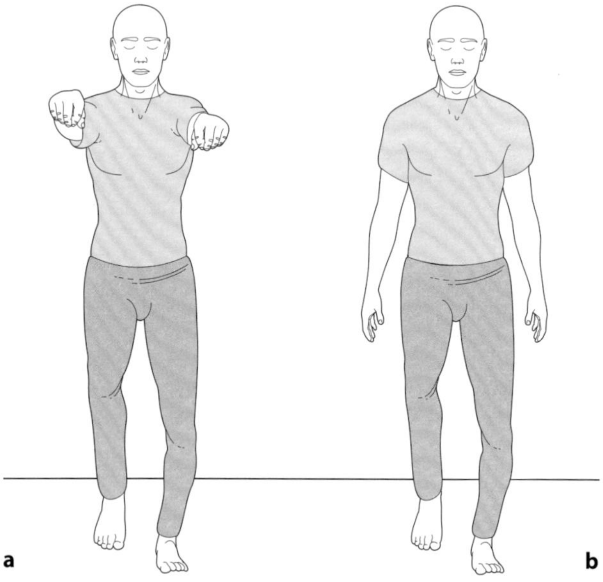

Figura 1.4 *Stepping Test.* Il paziente cammina sul posto e segna il passo per circa un minuto. Può essere eseguito con gli arti superiori distesi (test di Fukuda) (**a**), oppure in posizione naturale (test di Unterberger) (**b**).

1.5.4 Deambulazione

In corso di vertigine è difficoltoso controllare anche la deambulazione, soprattutto con gli occhi chiusi. Se si fa camminare sul posto (***Stepping Test***) un paziente per circa un minuto, in caso di lesione monolaterale del sistema vestibolare, dopo circa 30-40 passi comincerà a ruotare verso il lato malato (Fig. 1.4).

1.6 CONSIDERAZIONI CONCLUSIVE

Le sindromi vertiginose trattate nel presente volume sono solo alcune delle possibili diagnosi in caso di vertigini. Tuttavia, sono le più frequenti e pertanto tra le più importanti da accertare e curare correttamente. I successivi capitoli del libro sono finalizzati a:
- evidenziare la complessa anatomia funzionale alla base dell'interazione tra sistema vestibolare e colonna vertebrale;
- illustrare l'esame clinico del paziente che consente di differenziare la vertigine cervicogenica da quelle posizionale e labirintica;
- indicare gli esami strumentali che consentono

l'obiettivizzazione della disfunzione vestibolo-vertebrale a conferma/precisazione degli elementi raccolti con l'esame clinico, in modo da giungere a una diagnosi di trattamento specifica;
- ricordare le regole specificatamente "vestibolari" da seguire nel trattamento sia della vertigine cervicogenica (rara) sia della colonna vertebrale, in generale, e di quella cervicale, in particolare, nei pazienti affetti da vertigine labirintica o posizionale (molto frequenti).

RIQUADRO 1.1
Vertigine

Sintomi globali

Vertigine (*vertigo*) Dispercezione rotatoria.
Instabilità (*unsteadiness*) Oggettiva percezione di un'obiettiva difficoltà a mantenere la stabilità della postura eretta o del cammino.
Disequilibrio (*dizziness*) Dispercezione statocinetica per lo più ondulatoria, traslazionale.
Prelipotimia Sensazione di presvenimento, di dissolvenza del rapporto tra sé e il mondo.

Sintomi parziali

Capogiro (*giddiness*) Dispercezione rotatoria della sola testa.
Testa leggera (*lightheadedness*) Sensazione di scollamento della testa dal corpo.

Sintomi spontanei acuti

La sintomatologia può essere spontanea e acuta con comparsa pressoché improvvisa di una sensazione di:
- franca rotazione (vertigine, dispercezione rotatoria)
- incapacità di controllare la stazione eretta e/o il movimento
- sprofondamento (disequilibrio, dispercezione statocinetica).

Diagnosi possibili
- Labirintite batterica
- Neurite vestibolare virale
- Intossicazioni labirintiche
- Trauma cranico con o senza frattura della parte petrosa dell'osso temporale
- Ischemia del labirinto o troncoencefalica-cerebellare.

Sintomi spontanei ricorrenti

La sintomatologia può essere caratterizzata da episodi acuti e spontanei che ricorrono frequentemente nel corso di settimane o mesi, a breve intervallo l'uno dall'altro e con caratteristiche di intensità sostanzialmente sovrapponibili.

Questi episodi sono da distinguere dalle forme recidivanti, come quelle virali, che si ripresentano a distanza di mesi dall'episodio acuto e spesso con sintomi più sfumati.

Diagnosi possibili
- Malattia di Ménière
- Emicrania vestibolare con la variante giovanile rappresentata dalla vertigine parossistica benigna dell'infanzia.

Sintomi spontanei cronici

La sintomatologia spontanea può essere cronica, cioè continua o subcontinua, ed è da distinguere dai sintomi ricorrenti (per esempio, malattia di Ménière o emicrania vestibolare).
La sintomatologia spontanea cronica può manifestarsi con episodi improvvisi e frequenti, anche una o più volte nella stessa giornata, di vertigine rotatoria o disequilibrio statocinetico o instabilità statica o dinamica; si tratta di episodi intensi ma di brevissima durata (per lo più pochi secondi) (parossismi vestibolari).
Più frequentemente la sintomatologia spontanea cronica si manifesta con instabilità e insicurezza nel mantenimento della stazione eretta, esacerbata dal movimento della testa o del corpo, ma comunque presente anche in assenza di movimento.

Diagnosi possibili
- Instabilità dell'anziano
- Esiti di colpo di frusta
- Atassia vestibolare
- Vertigine fobica posturale
- Vertigine autonomica
- Neurinoma del nervo vestibolococleare.

Sintomi provocati

La sintomatologia rotatoria, statocinetica e di instabilità può essere provocata da particolari eventi come stimoli visivi (vertigine visiva), esposizione a rumori intensi o a variazioni di pressione (sindrome di Minor), intolleranza al movimento sui mezzi di trasporto (cinetosi), cambiamenti posturali (ipotensione ortostatica), rotazione della testa (in alcuni soggetti anziani), cambiamenti posizionali specifici (vertigine parossistica posizionale benigna), movimenti aspecifici della testa e/o del corpo (vertigine cervicogenica).

SEGNI

Nistagmo Movimento oculare involontario bifasico generalmente di entrambi gli occhi, che consiste nello scivolamento lento degli occhi in una direzione (fase lenta del nistagmo) seguito da un ritorno rapido in posizione primaria (fase rapida del nistagmo). Può essere: *spontaneo, provocato* o *posizionale.*

Deviazioni segmentarie toniche Il paziente è seduto con gli occhi chiusi e gli arti superiori estesi in avanti: lentamente gli arti superiori scendono involontariamente deviando verso il lato malato.

Postura eretta Il paziente è in piedi con gli occhi chiusi (test di Romberg): il soggetto tende a deviare o addirittura a cadere verso il lato malato.

Deambulazione Il paziente cammina sul posto con gli occhi chiusi per circa un minuto: eseguiti circa 30-40 passi, il soggetto comincia a ruotare verso il lato malato.

BIBLIOGRAFIA

1. Barber HO, Sharpe JA. Vestibular disorders. Chicago (IL): Year Book Medical publishers; 1988: 282.
2. Brodal A. Anatomy of the vestibular nuclei and their connections. In: Kornhuber HH, ed. Handbook of sensory physiology. The Vestibular System. New York (NY): Springer; 1974: 240-351.
3. Wrisley D, Sparto PJ, Whitney SL, Furman JM. Cervicogenic dizziness: a review of diagnosis and treatment. J Orthop Sports Phys Ther 2000; 30: 755-66.
4. Foster CA, Jabbour P. Barré-Lieou syndrome and the problem of the obsolete eponym. J Laryngol Otol 2007; 121: 680-3.
5. Massion J. Postural control systems in developmental perspective. Neurosci Biobehav Rev 1998; 22: 465-72.
6. Brandt T. Cervical vertigo: reality or fiction? Audiol Neurootol 1996; 1: 187-96.
7. Brandt T, Bronstein AM. Cervical vertigo. J Neurol Neurosurg Psychiatry 2001; 71: 8-12.
8. Ryan GM, Cope S. Cervical vertigo. Lancet 1955; 269: 1355-8.
9. Gray LP. Extra labyrinthine vertigo due to cervical muscle lesions. J Laryngol Otol 1956; 70: 352-61.
10. Cesarani A, Brugnoni G, Barozzi S. Vertige de la maladie de Menière. Traitement par manipulation vertebrales. Revue de Medicine Orthopedique 1999; 59: 17-9.
11. Franz B, Anderson CR. The effect of the sympathetic and sensory nervous system on active eustachian tube function in the rat. Acta Otolaryngol 2007; 127: 265-72.
12. Franz B, Altidis P, Altidis B, Collis-Brown G. The cervicogenic otoocular syndrome: a suspected forerunner of Ménière's disease. Int Tinnitus J 1999; 5: 125-30.
13. Brugnoni G, Alpini D. Medicina fisica e riabilitativa nei disturbi di equilibrio. Milano: Springer; 2007.
14. Brugnoni G, Alpini D. La vertigine cervicale. Il Fisioterapista 2008; 4: 45-58.
15. Alpini D, Brugnoni G. Diagnosticare la vertigine cervicale. Eur J Phys Rehabil Med 2009; 45 (Suppl. 1 to No. 3).
16. Bisdorff A, Bosser G, Gueguen R, Perrin P. The epidemiology of vertigo, dizziness, and unsteadiness and its links to co-morbidities. Front Neurol 2013; 4: 29.
17. Neuhauser HK, von Brevern M, Radtke A, et al. Epidemiology of vestibular vertigo: a neurotologic survey of the general population. Neurology 2005; 65: 898-904.
18. Jönsson R, Sixt E, Landhal S, Rosenhall U. Prevalence of dizziness and vertigo in an urban elderly population. J Vestib Res 2004; 14: 47-52.
19. Kroenke K, Lucas C, Rosenberg ML, Scherokman B, Herbers JE. One-year outcome for patients with a chief complaint of dizziness. J Gen Intern Med 1994; 9: 684-9.
20. Westhofen M. Schwindel im Alter. In: Plinkert PK, Klingmann C. Hören und Gleichgewicht. Im Blick des Gesellschaftlichen Wandels. 7. Hennig Symposium. Wien: Springer; 2010: 161-72.
21. Newman-Toker DE, Cannon LM, Stofferahn ME, Rothman RE, Hsieh YH, Zee DS. Imprecision in patient reports of dizziness symptom quality: a cross-sectional study conducted in an acute care setting. Mayo Clin Proc 2007; 82: 1329-40.
22. Newman-Toker DE, Dy FJ, Stanton VA, Zee D, Calkins H, Robinson KA. How often is dizziness from primary cardiovascular disease true vertigo? A systematic review. J Gen Intern Med 2008; 23: 2087-94.
23. Blakley BW, Goebel J. The meaning of word "vertigo". Otolaryngol Head Neck Surg 2001; 125: 147-50.
24. Bisdorff A, von Breven M, Lempert T, Newman-Toker DE. Classification of vestibular symptoms: towards an international classification of vestibular disorders. J Vestib Res 2009; 19: 1-13.
25. Berthoz A. La semplessità. Torino: Codice Edizione; 2011.
26. Stephens SD, Hogan S, Meredith R. The desynchrony be-

tween complaints and signs of vestibular disorders. Acta Otolaryngol 1991; 111: 188-92.
27. Masud T, Morris RO. Epidemiology of falls. Age Ageing 2001; 30 suppl 4: 3-7.
28. Neuhauser HK. Epidemiology of vertigo. Curr Opin Neurol 2007; 20: 40-6.
29. Lee H, Sohn SI, Cho YW, Lee SR, Ahn BH, Park BR, Baloh RW. Cerebellar infarction presenting isolated vertigo: frequency and vascular topographical patterns. Neurology 2006; 67: 1178-83.
30. Strupp M, Dieterich M, Brandt T. The treatment and natural course of peripheral and central vertigo. Dtsch Arztebl Int 2013; 110: 505-15.
31. Strupp M, Brandt T. Vestibular neuritis. Semin Neurol 2009; 29: 509-19.
32. Gacek RR. A perspective on recurrent vertigo. ORL J Otorhinolaryngol Relat Sec 2013; 75: 91-107.
33. Platt M, Dilwali S, Elackattu A, Parikh JR, Stankovic KM. Mining immune epitopes in the inner ear. Otolaryngol Head Neck Surg 2014; 150: 460-3.
34. James AL, Thorp MA. Menière's disease. BMJ Clin Evid 2007; pii: 0505.
35. Gacek RR. Ménière's disease is a viral neuropathy. ORL J Otorhinolaryngol Relat Spec 2009; 71: 78-86.
36. Alexander TH, Harris JP. Current epidemiology of Meniere's syndrome. Otolaryngol Clin North Am 2010; 43: 965-70.
37. Derebery MJ. Allergic and immunologic features of Ménière's disease. Otolaryngol Clin North Am 2011; 44: 655-66.
38. Di Berardino F, Cesarani A. Gluten sensitivity in Meniere's disease. Laryngoscope 2012; 122: 700-2.
39. Di Berardino F, Alpini DC, Bavera PM, et al. Chronic cerebrospinal venous insufficiency in Ménière disease. Phlebology 2015; 30: 274-9.
40. Committee on Hearing and Equilibrium guidelines for the diagnosis and evaluation of therapy in Menière's disease. American Academy of Otolaryngology-Head and Neck Foundation, Inc. Otolaryngol Head Neck Surg 1995; 113: 181-5.
41. Lopez-Escamez JA, Carey J, Chung WH, et al. Diagnostic criteria for Menière's disease. J Vestib Res 2015; 25: 1-7.
42. Neuhauser H, Radtke A, von Brevern, et al. Migrainous vertigo: prevalance and impact on quality of life. Neurology 2006; 67: 1028-33.
43. Lempert T, Olesen J, Furman J, et al. Vestibular migraine: diagnostic criteria. Nervenarzt 2013; 84: 511-6.
44. Russo A, Tessitore A, Tedeschi G. Vestibular migraine. J Headache Pain 2015; 16(Suppl 1): A48.
45. Fasunla AJ, Ibekwe TS, Nwaorgu OG. Migraine-associated vertigo: a review of the pathophysiology and differential diagnosis. Int J Neurosci 2012; 122:107-13.
46. Basser LS. Benign paroxysmal vertigo of childhood. (A variety of vestibular neuronitis). Brain 1964; 87: 141-52.
47. Pagnini P, Vannucchi P, Giannoni B, Pecci R. Epigone migraine vertigo (EMV): a late migraine equivalent. Acta Otorhinolaryngologica Ital 2014; 34: 62-70.
48. Radtke A, Lempert T, Gresty MA, Brookes GB, Bronstein AM, Neuhauser H. Migraine and Ménière's disease: is there a link? Neurology 2002; 59: 1700-04.
49. Brandt T, Dieterich M. Vestibular paroxysmia: vascular compression of the eighth nerve? Lancet 1994; 343: 798-9.
50. Brandt T. Phobic postural vertigo. Neurology 1996; 46: 1515-19.
51. Rinne T, Bronstein AM, Rudge P, Gresty MA, Luxon LM. Bilateral loss of vestibular function: clinical findings in 53 patients. J Neurol 1998; 245: 314-21.
52. Pappas DG Jr. Autonomic related vertigo. Laryngoscope 2003; 113: 1658-71.
53. Guerraz M, Yardley L, Bertholon P, et al. Visual vertigo: symptom assesment, spatial orientation and postural control. Brain 2001; 124: 1646-56.
54. Page NG, Gresty MA. Motorist's vestibular disorientation syndrome. J Neurol Neurosurg Psychiatry 1985; 48: 729-35.
55. Bronstein AM. Visual vertigo syndrome: clinical and posturography findings. J Neurol Neurosurg Psychiatry 1995; 59: 472-6.
56. Minor LB. Clinical manifestations of superior semicircular canal dehiscence. Laryngoscope 2005; 115: 1717-27.
57. von Brevern M, Radtke A, Lezius F, et al. Epidemiology of benign paroxysmal positional vertigo: a population based study. J Neurol Neurosurg Psychiatry 2007; 78: 710-5.

2

Unità funzionale vestibolovertebrale

L'uomo è l'unico animale che trascorre la sua vita in stazione eretta e in appoggio solo sui due piedi. Questa condizione di potenziale equilibrio precario è una funzione complessa ed è controllata principalmente dal sistema vestibolare. Il vantaggio evoluzionistico della stazione eretta bipodalica è l'ottimizzazione di differenti funzioni che si integrano inconsciamente nella vita quotidiana:

- orientamento del sé nel tempo e nello spazio;
- esplorazione dello spazio circostante;
- navigazione nello spazio circostante in modo coordinato, ergonomico e finalistico.

Il sistema nervoso centrale (SNC) recepisce istante per istante, attraverso la vista, il tatto, l'udito e l'olfatto, informazioni dall'ambiente (*orientamento eterocentrico*), le confronta con i riferimenti gravitazionali prevalentemente di origine vestibolare (*orientamento geocentrico*) e con quelli relativi alla forma e alla posizione del corpo nell'ambiente (*orientamento egocentrico*). Sulla base di questa complessa integrazione multisensoriale, il sistema vestibolare elabora strategie motorie che consentono di muoversi armonicamente e finalisticamente nello spazio circostante.

Tuttavia, i principali recettori sensitivi che rilevano la posizione del corpo nello spazio e il suo movimento nell'ambiente sono quelli situati nell'orecchio interno.

Questo capitolo è dedicato alla complessa interazione funzionale tra il sistema vestibolare, che fornisce le principali informazioni sensoriali di orientamento e movimento, e la colonna vertebrale, che consente la postura eretta umana. Nel suo complesso, l'insieme delle strutture sensoriali del sistema vestibolare e di quelle muscoloscheletriche e vascolari della colonna vertebrale costituisce un *unicum* funzionale che si può definire **unità funzionale vestibolovertebrale** (UFVV).

Per descrizioni dettagliate dell'anatomia e della fisiologia dei singoli componenti dell'UFVV si rimanda a testi più specifici [1], mentre in questo capitolo si illustra come l'interazione vestibolovertebrale rappresenti la base fisiologica della connessione tra vertigine e colonna cervicale.

2.1 ANATOMIA FUNZIONALE DEL SISTEMA VESTIBOLARE

L'**orecchio interno** è contenuto nella parte petrosa dell'osso temporale, all'interno del cosiddetto **labirinto osseo**; questo è schematicamente suddiviso in una componente anteriore, la **coclea**, una centrale, il **vestibolo**, e una posteriore, i **canali semicircolari**. All'interno delle cavità che costituiscono il labirinto osseo si trova il **labirinto membranoso** con le strutture sensoriali. Il labirinto membranoso è fissato, mediante fibre connettivali, alle pareti del labirinto osseo. Lo spazio tra i labirinti osseo e membranoso è ripieno di una soluzione salina, la **perilinfa** (Fig. 2.1).

La coclea, così chiamata per via della forma a chiocciola, contiene al suo interno il **dotto cocleare** con l'organo recettoriale uditivo od **organo spirale**

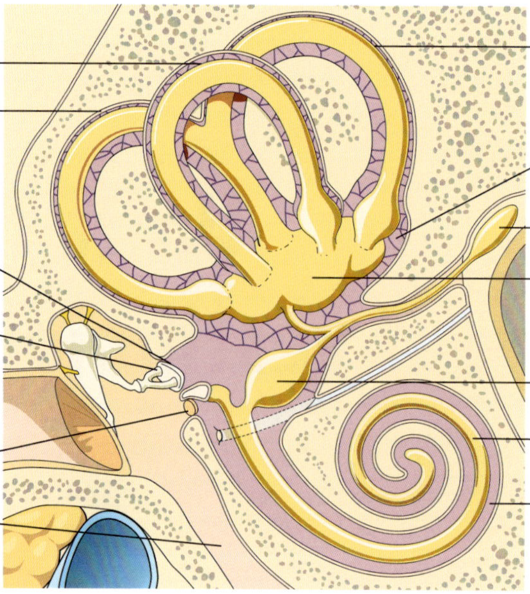

Figura 2.1 Orecchio interno in una sezione dell'osso temporale. Si noti il labirinto osseo, pieno di perilinfa (in violetto), e al suo interno il labirinto membranoso, pieno di endolinfa (in giallo). Si osservino anche gli ossicini dell'udito dell'orecchio medio.

(di Corti). Il vestibolo è in comunicazione con tre canali semicircolari disposti tra loro quasi ortogonalmente nei tre piani dello spazio.

L'orecchio interno contiene i recettori di base essenziali e fondamentali per il controllo dell'equilibrio umano bipodalico statico e dinamico: la coclea funge da recettore eterocentrico attraverso l'udito, il vestibolo rappresenta il recettore geocentrico, mentre i canali semicircolari rilevano le accelerazioni del soggetto in movimento.

I recettori sensitivi dell'orecchio interno sono le **cellule ciliate**, elementi epiteliali specializzati nella trasduzione sensoriale e situati in regioni specifiche dell'epitelio che ricopre la superficie interna del labirinto membranoso:

- nella coclea costituiscono l'organo spirale; le cellule ciliate sono suddivise, in relazione alla loro posizione lungo i giri cocleari, in **cellule acustiche esterne** e **interne**, con funzioni sensoriali differenti e specifiche;
- nel vestibolo formano le **macule dell'utricolo** e **del sacculo**, che sono deputate a recepire il vettore gravità e le accelerazioni lineari della testa e a costruire, quindi, la percezione dell'orizzontalità e della verticalità;
- nei canali semicircolari si organizzano all'estremità ampollare formando le **creste ampollari**, recettori sensibili alle accelerazioni angolari che il capo o il corpo subiscono durante il movimento.

Le informazioni rilevate dalle cellule ciliate labirintiche sono inviate al tronco encefalico attraverso il **nervo vestibolococleare** (VIII paio dei nervi cranici). I nervi cocleare e vestibolare, superiore e inferiore, fuoriescono dall'osso temporale attraverso il canale osseo del meato acustico interno, all'interno del quale si uniscono in un'unica entità anatomica per raggiungere, a livello della giunzione bulbopontina, i nuclei troncoencefalici di competenza (Fig. 2.2).

2.1.1 Recezione delle onde sonore: il labirinto anteriore

Il suono è costituito da onde di compressione e rarefazione che si propagano nell'aria, sono raccolte dal padiglione auricolare e percorrono il meato acustico esterno fino a raggiungere la membrana del timpano. Le vibrazioni del timpano così generate sono trasmesse da martello, incudine e staffa alla finestra ovale e da questa alla coclea (Fig. 2.3). Le caratteristiche dell'organo spirale fanno sì che le frequenze più elevate, i suoni acuti, stimolino so-

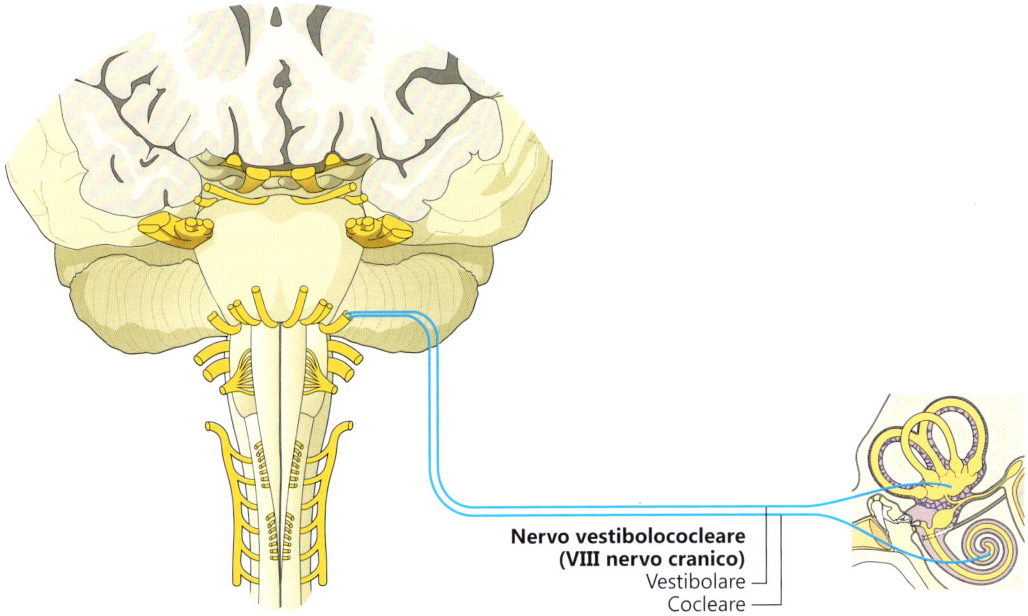

Figura 2.2 I nervi cocleare e vestibolare, superiore e inferiore, all'interno del meato acustico interno si uniscono in un'unica entità anatomica, il nervo vestibolococleare (VIII nervo cranico) per raggiungere, a livello della giunzione bulbopontina, i nuclei troncoencefalici di competenza.

prattutto le zone poste alla base della coclea, mentre le frequenze più basse, i suoni gravi, le porzioni apicali.

Solo un piccolo gruppo di cellule ciliate, ma non altre, saranno sollecitate da una specifica frequenza sonora. Questo permette ai nuclei cocleari, prima, e alla corteccia acustica, poi, di analizzare con grande precisione il segnale acustico e di percepire anche piccole differenze di tono dello stimolo sonoro (*tonotopismo cocleare*). La distribuzione tonotopica dei segnali si ritrova poi anche nei nuclei cocleari e lungo le vie acustiche fino alla corteccia acustica.

2.1.2 Recezione delle accelerazioni lineari: il vestibolo

La parte centrale dell'orecchio interno forma il vestibolo. Due pareti pressoché perpendicolari tra loro costituiscono gli organi recettoriali, il sacculo e l'utricolo; questi sono sensibili alle accelerazioni lineari cui sono sottoposti il capo o il corpo (Fig. 2.4 a) e che sono generate nel corso di movimenti di flessione o di traslazione lineare della testa, come nella deambulazione, e all'accelerazione di gravità. Quest'ultima è costante sul pianeta Terra e quindi la stimolazione che essa esercita continuamente sui recettori vestibolari rappresenta il riferimento oggettivo della verticalità.

La struttura recettoriale vera e propria è un ispessimento dell'epitelio, detto **macula**. Le ciglia delle cellule sensitive sporgono dalla superficie della macula e sono immerse in una sostanza gelatinosa al di sopra della quale è posta un membrana fibrosa, la membrana otolitica; qui sono dinamicamente ma saldamente fissati cristalli di carbonato di calcio, gli otoliti (cfr. Fig. 2.4 a). L'insieme degli otoliti, che risultano armonicamente incastrati l'uno nell'altro quasi come le pietre della pavimentazione di una strada dell'antica Roma, rende la membrana notevolmente più pesante rispetto alle strutture e ai liquidi circostanti. In tal modo quando la testa si flette, la forza di gravità determina uno spostamento relativo della membrana otolitica rispetto alle ciglia delle cellule sensitive, causandone la deflessione e quindi la generazione di un potenziale d'azione che si propaga poi lungo il nervo vestibolare.

In stazione eretta, la macula dell'utricolo è orizzontale, mentre quella del sacculo è verticale, per cui l'utricolo risulta sensibile a movimenti della testa sul piano orizzontale, come inclinazioni laterali

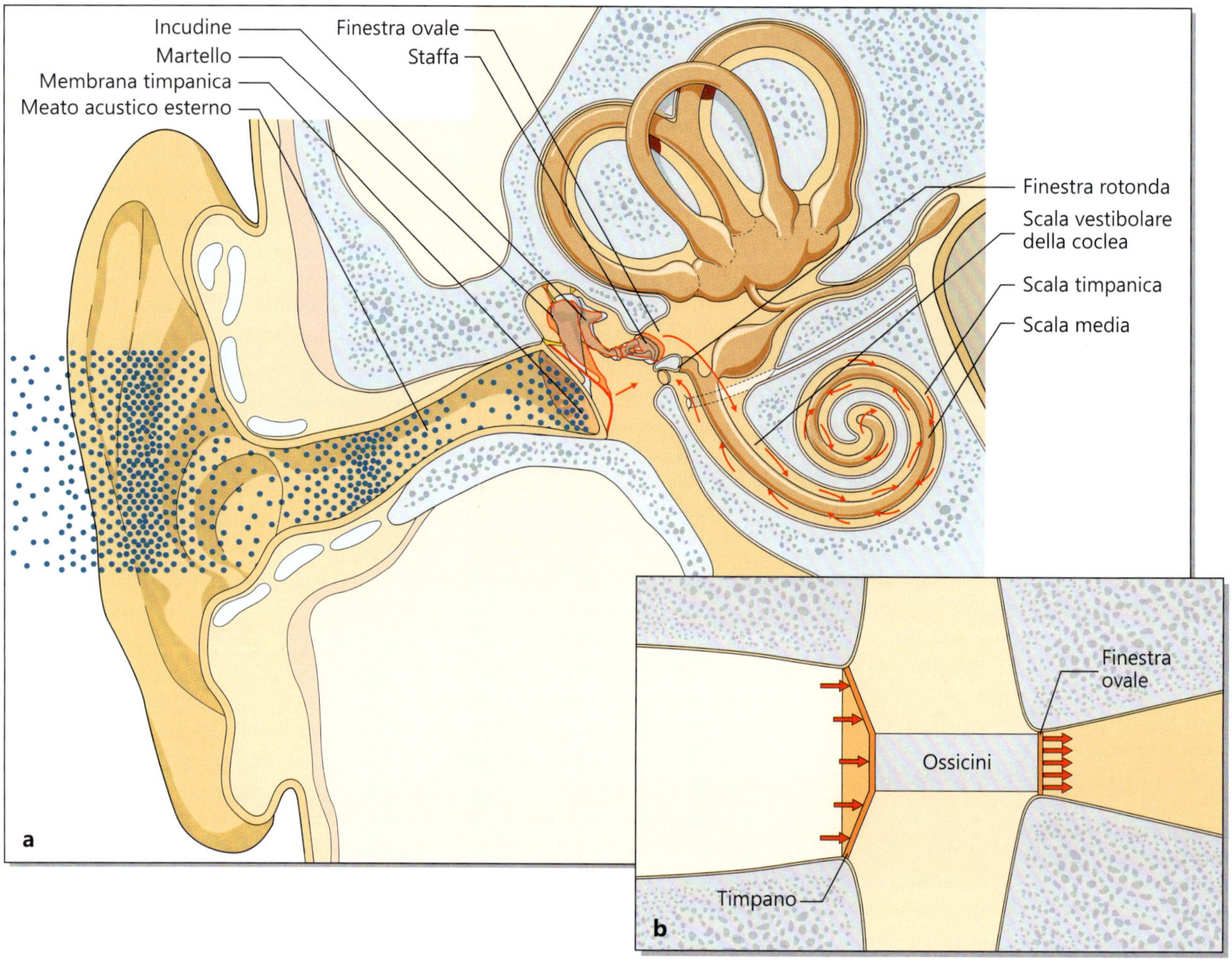

Figura 2.3 Anatomia funzionale dell'orecchio. **a**, Il suono si propaga per onde di compressione e rarefazione dal padiglione auricolare, lungo il meato acustico esterno fino alla membrana del timpano che chiude il meato acustico stesso. Gli ossicini dell'udito, martello, incudine e staffa, consentono di trasmettere le vibrazioni del timpano fino alla finestra ovale e da questa all'organo spirale. **b**, La diversa superficie della membrana del timpano e della finestra ovale su cui agisce la staffa determina l'amplificazione dello stimolo.

o movimenti traslatori in senso laterale, mentre il sacculo risponde a movimenti sul piano verticale, come movimenti dal basso verso l'alto o in direzione anteroposteriore sul piano sagittale, oltre che alla forza di gravità (Fig. 2.4 b-d). Il recettore geocentrico della verticalità è quindi l'utricolo in posizione supina e il sacculo in stazione eretta.

Durante il movimento, alla stimolazione delle macule di un lato corrisponde la stimolazione dei recettori controlaterali corrispondenti: il sistema nervoso centrale percepisce quindi il movimento tramite l'elaborazione di informazioni recettoriali combinate provenienti dai due lati. La soglia di attivazione delle macule è molto bassa, inferiore a $1°/s^2$.

I neuroni sensitivi del ganglio vestibolare presentano un'attività basale costante determinata dall'accelerazione di gravità ($9{,}8\ m/s^2$) che si annulla solo in assenza di gravità. La risposta al cambiamento di posizione o al movimento del capo modifica questa attività neuronale di base, per cui spostamento e posizione della testa nello spazio sono interpretati dall'SNC come variazioni del segnale costante di base. Le altre informazioni sensoriali propriocettive, tattili e visive sono parametrate al segnale di base gravitazionale.

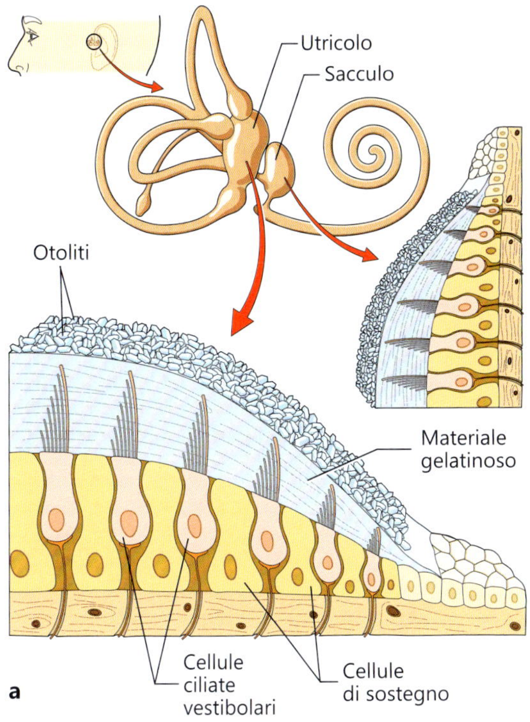

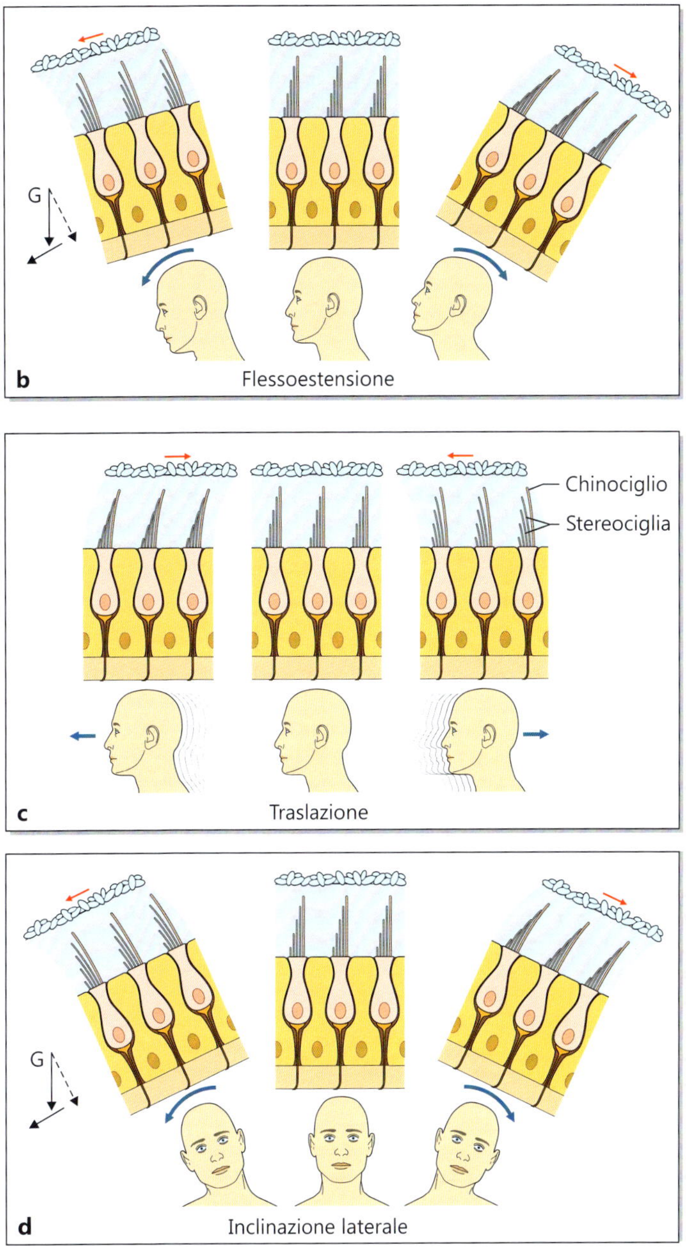

Figura 2.4 Organi recettoriali del vestibolo: le macule del sacculo e dell'utricolo. **a**, Le macule sono un ispessimento dell'epitelio sulla cui superficie sporgono le cellule sensitive ciliate; queste sono immerse in una sostanza gelatinosa al di sopra della quale è posta la membrana otolitica con lo strato degli otoliti. **b**, Quando la testa si flette, la forza di gravità determina uno spostamento relativo della membrana otolitica rispetto alla macula, che si traduce in una deflessione dei ciuffi di ciglia e quindi nella generazione di un potenziale d'azione che si propaga lungo il nervo vestibolare. **c**, Un simile spostamento relativo della membrana otolitica rispetto alla macula avviene anche quando la testa eretta è sottoposta a un movimento di traslazione lineare, come durante la deambulazione. **d**, L'utricolo è sensibile a movimenti della testa sul piano orizzontale, come inclinazioni laterali della testa.

2.1.3 Recezione delle accelerazioni angolari: il labirinto posteriore

La parte posteriore del labirinto, diretta continuazione del vestibolo, è costituita dai tre canali semicircolari. La differente composizione del liquido all'esterno del labirinto membranoso, la perilinfa, e di quello all'interno, l'endolinfa, è importante per la fisiopatologia dei canali semicircolari (cfr. Fig. 2.1). La perilinfa è simile ai liquidi extracellulari, ricca di sodio, povera di potassio e relativamente ricca di calcio; l'endolinfa è simile ai liquidi intracellulari: alta concentrazione di potassio, bassa di sodio e molto bassa di calcio.

I canali semicircolari sono disposti su tre piani approssimativamente perpendicolari tra loro: il canale semicircolare anteriore sul piano frontale, quello posteriore nel piano sagittale e il canale orizzontale sul piano trasversale. Nel cranio isolato il loro complesso ha un'inclinazione di circa 30° rispetto al piano orizzontale, ma nella stazione eretta la posizione naturale del cranio articolato con la colonna cervicale è tale per cui il complesso labirintico si orienta con l'orizzonte visivo (Fig. 2.5). In questo modo, il canale semicircolare orizzontale è nella posizione ottimale per rilevare le rotazioni pure di testa e/o corpo e al contempo il canale posteriore si allinea alla verticale visiva.

I canali semicircolari comunicano con l'utricolo e in prossimità di uno degli sbocchi presentano una dilatazione, detta **ampolla**, nella quale è contenuto l'epitelio sensitivo. All'interno dell'ampolla l'epitelio forma un rilievo disposto ortogonalmente all'asse del canale, la **cresta ampollare**, sulla quale sono situati i recettori (Fig. 2.6 a). Le ciglia delle cellule sensitive sono inglobate nella **cupola**, struttura gelatinosa che nell'insieme oblitera completamente il lume del condotto in corrispondenza della cresta ampollare (Fig. 2.6 b).

La cupola ha la stessa densità dell'endolinfa. Di conseguenza, le accelerazioni lineari non determinano alcuno spostamento relativo della cupola rispetto all'endolinfa e quindi non stimolano i recettori. Per contro, la stimolazione di questi recettori

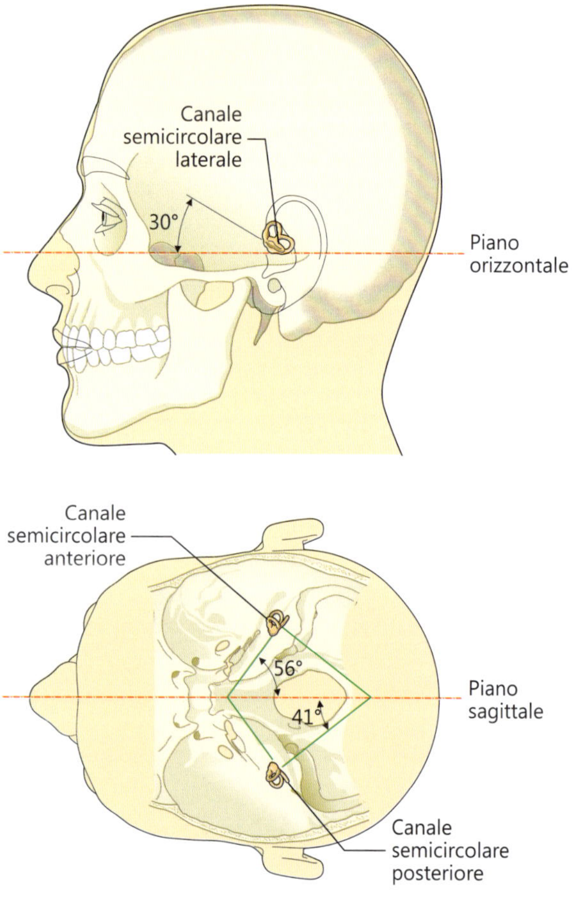

Figura 2.5 I canali semicircolari sono disposti su tre piani approssimativamente perpendicolari tra loro: il canale anteriore sul piano frontale, quello posteriore nel piano sagittale e il canale orizzontale sul piano trasversale. Nel cranio isolato il loro complesso ha un'inclinazione di circa 30° rispetto al piano orizzontale, ma nella stazione eretta la posizione naturale del cranio articolato con la colonna cervicale è tale per cui il complesso labirintico si orienta con l'orizzonte visivo.

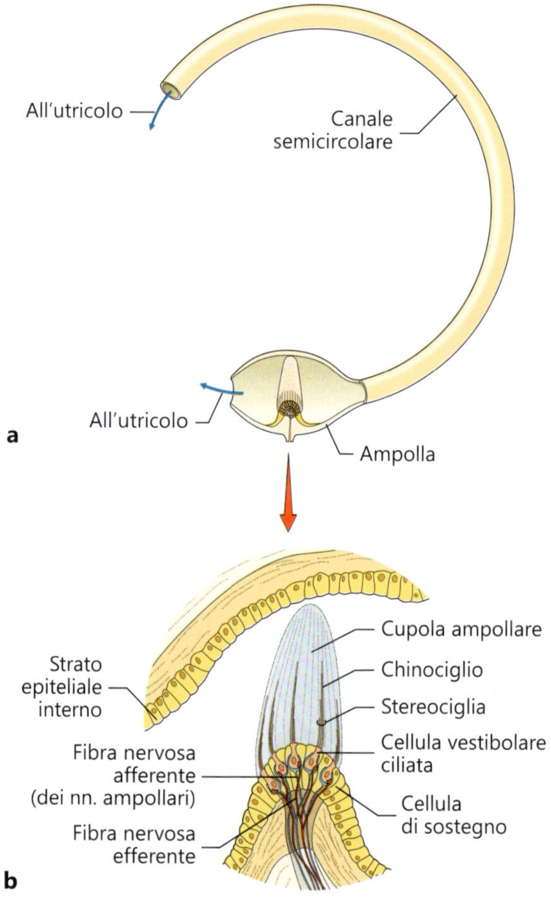

Figura 2.6 Cresta ampollare. **a**, I canali semicircolari comunicano con l'utricolo e in prossimità di uno degli sbocchi presentano una dilatazione, detta ampolla, nella quale è contenuto l'epitelio sensitivo. All'interno dell'ampolla l'epitelio forma la cresta ampollare, sulla quale sono situati i recettori. **b**, I ciuffi di ciglia delle cellule recettrici sono inglobati in una struttura gelatinosa, detta cupola, che oblitera completamente il lume del condotto in corrispondenza della cresta ampollare.

è prodotta dalle accelerazioni angolari cui è sottoposta la testa nel corso di movimenti complessi come camminare, ruotare, saltare, correre eccetera. Quando il capo si muove si genera, infatti, una corrente endolinfatica che tende a deformare la cupola in direzione opposta a quella del movimento. La deflessione della cupola determina la deflessione delle ciglia delle cellule sensitive e quindi l'attivazione del potenziale lungo il nervo vestibolare. È importante però ricordare che la cupola presenta una certa inerzia e pertanto si deflette con un certo ritardo rispetto all'inizio del movimento e ritorna in posizione di riposo ugualmente in ritardo rispetto alla fine del movimento stesso (Fig. 2.7 a, b).

La soglia di stimolazione della cupola è più alta di quella otolitica (2°/s^2). Se la velocità di rotazione diventa costante, la corrente endolinfatica si annulla, la cupola riacquista la sua posizione neutra e cessano la deflessione delle ciglia e la stimolazione dei recettori. Per contro, alla fine della rotazione, l'endolinfa continua per un breve tempo il suo movimento, generando una nuova corrente endolinfatica con direzione opposta a quella prodotta all'inizio del movimento, e la cupola nuovamente si distorce e le ciglia vengono deflesse. Questa è la base neurofisiologica delle sensazioni di vertigine, oscillopsia o instabilità che si hanno, per esempio, alla fine di un giro su una giostra, dopo un girotondo, scendendo da un *tapis roulant* eccetera.

Anche i segnali relativi alle accelerazioni angolari elaborati dal sistema nervoso centrale derivano dai canali semicircolari dei due lati: durante il movimento il canale di un lato viene eccitato, quello dell'altro lato inibito (Fig. 2.7 c). Nel loro complesso i sei canali semicircolari consentono di rilevare con estrema precisione, seppure – come si è detto – con un minimo fisiologico ritardo, movimenti della testa e/o del corpo in ogni senso e direzione.

È infine importante ricordare che la risposta dei canali semicircolari è il risultato dell'accoppiamento meccanico di cupola ed endolinfa e, pertanto, modificazioni delle caratteristiche biochimiche e di densità dell'endolinfa, come avviene, per esempio, in caso di assunzione di alcol, comportano un'alterazione dell'accoppiamento e quindi della risposta labirintica alle accelerazioni angolari.

Il labirinto è posizionato nella parte petrosa dell'osso temporale in modo tale che il canale semicircolare orizzontale risulta parallelo all'orizzonte

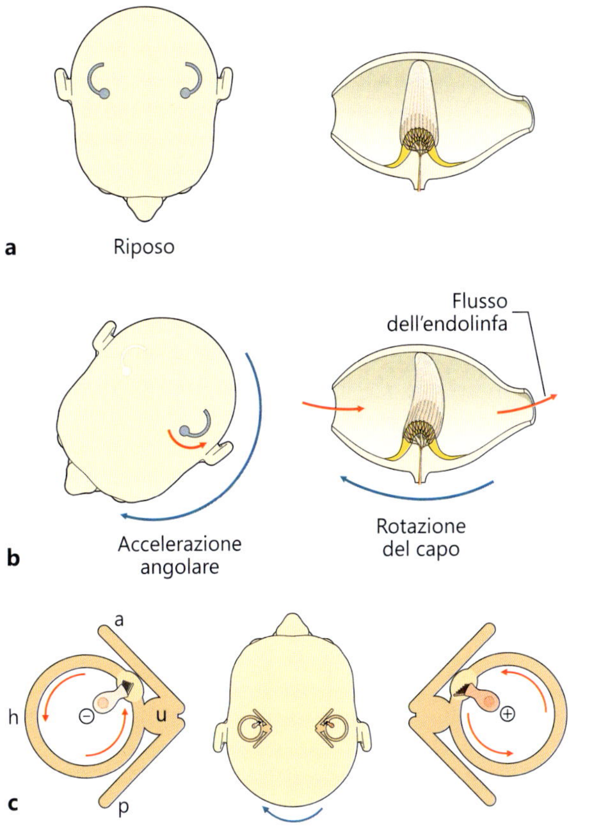

Figura 2.7 Accelerazioni angolari e spostamento relativo della cupola ampollare rispetto all'endolinfa. **a**, Situazione a riposo. **b**, In caso di rotazione della testa nel piano del canale semicircolare (frecce blu), si genera una corrente endolinfatica (frecce rosse) che la cupola ampollare, a causa della sua inerzia, segue con ritardo andando in direzione opposta a quella della testa. **c**, Ogni canale semicircolare è accoppiato funzionalmente con uno controlaterale, perché le coppie di canali hanno una disposizione speculare. Di conseguenza, la rotazione del capo comporta, pressoché contemporaneamente, l'attivazione dei recettori ampollari di un lato (+) e l'inibizione di quelli del canale controlaterale corrispondente (–). Per ciascun canale è indicata una sola cellula ciliata. a, p, h, canali semicircolari anteriore, posteriore e orizzontale, rispettivamente; u, utricolo.

solo con il capo lievemente anteroflesso di 30°, cioè nella posizione fisiologica in cui esso si trova rispetto alla colonna cervicale, venendo così a corrispondere alla posizione degli occhi in asse con l'orizzonte. Quindi, in condizioni fisiologiche, canali semicircolari e piano visivo sono correttamente allineati rispetto ai piani dello spazio. Tuttavia, le naturali involuzioni artrosiche dell'articolazione atlantoccipitale e/o modificazioni traumatiche della colonna cervicale portano a una modificazione, seppure di pochi gradi, della posizione del capo e quindi a un disallineamento dei canali rispetto ai piani spaziali. Inoltre, è da sottolineare che la posizione dei labirinti nei due lati non è simmetrica e quindi sia i canali sia i vestiboli, benché simultaneamente attivati dal movimento, rispondono in modo asimmetrico. Infine, esiste anche una differenza dimensionale di genere: nelle donne i labirinti sono un poco più piccoli che negli uomini. Queste asimmetrie di funzionamento recettoriale sono poi compensate a livello dei nuclei vestibolari integrando le informazioni visive, uditive, propriocettive e somatoestesiche in modo da determinare una fluida e armonica percezione della posizione e del movimento nello spazio.

2.1.4 Nervi e nuclei vestibolari

I potenziali delle cellule ciliate vestibolari raggiungono i neuroni del ganglio vestibolare (di Scarpa) e da qui i nuclei vestibolari. Questi ultimi rappresentano un complesso funzionale che occupa una vasta porzione della regione dorsale del midollo allungato e del ponte e che è costituito da quattro nuclei principali (nuclei vestibolari laterale, mediale, superiore e inferiore) e da tre gruppi accessori (nuclei X, Y e Z).

I **nuclei vestibolari laterale** (*di Deiters*) e **inferiore** (*di Roller*) ricevono informazioni sensoriali dalle macule vestibolari, dal midollo spinale e dalle cellule di Purkinje della corteccia vermiana del cervelletto. Questi nuclei, in particolare il nucleo vestibolare laterale attraverso il **tratto vestibolospinale laterale**, esercitano una potente azione eccitatoria facilitatoria ipsilaterale sui motoneuroni alfa e gamma della muscolatura estensoria dell'arto inferiore e flessoria dell'arto superiore (Fig. 2.8). Questa facilitazione tonica della muscolatura antigravitaria è fondamentale per il mantenimento della postura e della stazione eretta ed è modulata dal controllo tonico inibitorio cerebellare.

I **nuclei vestibolari mediale** (*di Schwalbe*) e **superiore** (*di Bechterew*) ricevono informazioni principalmente dai canali semicircolari. Dal nucleo vestibolare mediale origina il **tratto vestibolospinale mediale**, diretto ai segmenti cervicali del midollo spinale per il controllo riflesso della muscolatura cervicale profonda atta a mantenere la posizione della testa in asse con la gravità. Questi stessi nuclei, attraverso il **fascicolo longitudinale mediale**, proiettano sui nuclei oculomotori in modo da coordinare i movimenti degli occhi con quelli della testa (cfr. Fig. 2.8).

I nuclei vestibolari sono complessi *relais* polisensoriali che integrano i segnali labirintici diretti con quelli indiretti trigeminali, visivi, uditivi e olfattivi, che li raggiungono tramite la sostanza reticolare o il cervelletto.

I nuclei vestibolari hanno anche connessioni con l'ipotalamo, con il complesso ventrale posteriore del talamo e, di qui, con la corteccia somestesica I, in prossimità dell'area di rappresentazione della faccia, e con la zona di transizione fra le aree corticali somestesica e motoria. L'integrazione talamica e corticale è indispensabile per la percezione della geometria corporea e dell'orientamento del corpo nello spazio.

Occorre ricordare l'esistenza di **fibre efferenti** che dai nuclei vestibolari, attraverso il nervo vestibolare stesso, raggiungono le cellule ciliate o i prolungamenti periferici delle fibre afferenti dei neuroni del ganglio vestibolare. La funzione di queste fibre, assimilabili al fascio efferente uditivo olivococleare, è inibitoria. Si ritiene che svolgano un ruolo di controllo sull'attività recettoriale e sul flusso delle informazioni sensoriali e che facilitino l'interazione funzionale fra i labirinti dei due lati.

L'interdipendenza vestibolare dipende anche dalle **fibre intercommessurali** che mettono in comunicazione il complesso vestibolare di un lato con quello controlaterale. Attraverso queste fibre, infatti, i nuclei vestibolari di un lato comunicano con quelli controlaterali in modo che ogni risposta motoria riflessa dipenda non solo dall'accoppiamento funzionale dei labirinti dei due lati, ma anche dall'accoppiamento funzionale dei complessi vestibolari dei due lati.

In conclusione, i movimenti naturali del capo e/o del corpo non solo attivano i recettori labirintici nel loro complesso e da entrambi i lati, ma eccitano anche i complessi vestibolari di entrambi i lati. Le risposte riflesse da essi provenienti, descritte nei prossimi paragrafi, sono quindi il risultato di un'attivazione nucleare globale e multisensoriale.

2.1.5 Riflessi vestibolari

Dai nuclei vestibolari originano i riflessi muscolari. In relazione all'effetto sui muscoli antigravitari

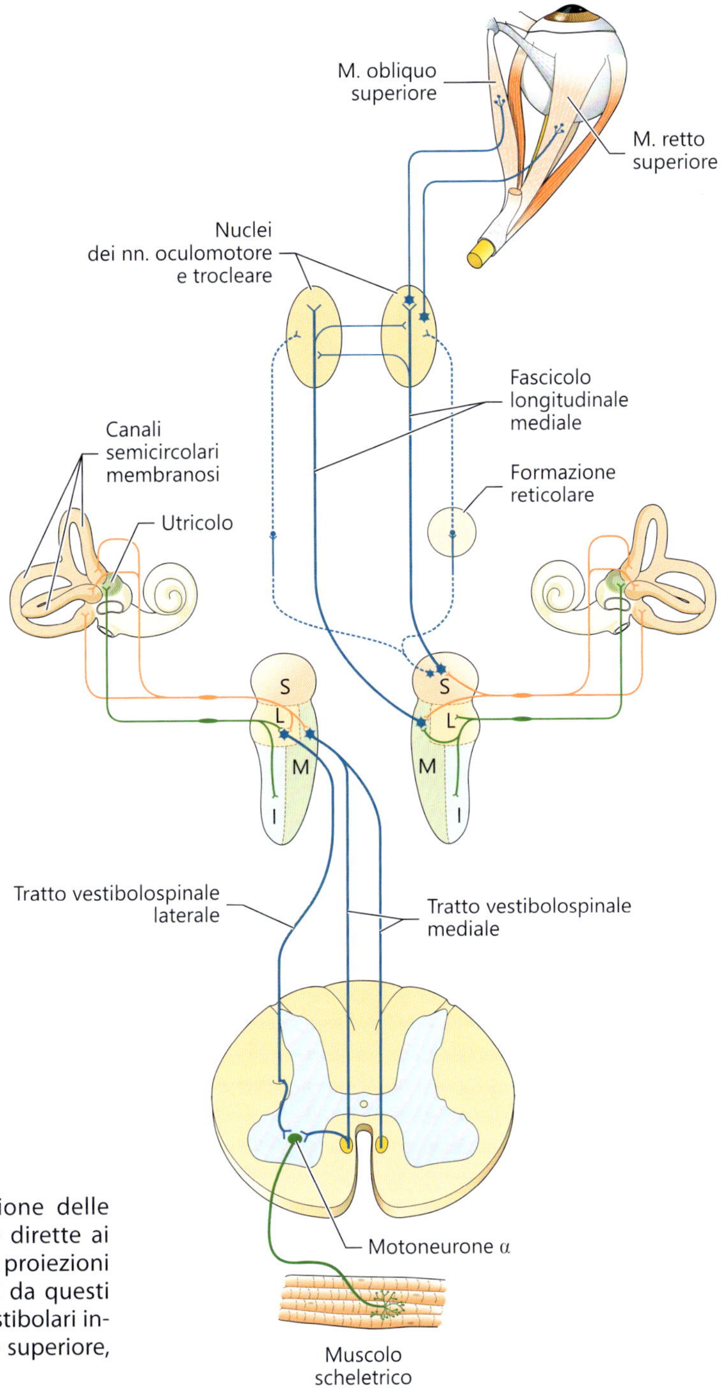

Figura 2.8 Organizzazione delle fibre vestibolari primarie dirette ai nuclei vestibolari e delle proiezioni ascendenti e discendenti da questi nuclei. I, L, M, S, nuclei vestibolari inferiore, laterale, mediale e superiore, rispettivamente.

o su quelli oculomotori, i riflessi vestibolari sono detti, rispettivamente, *vestibolospinali* e *vestibolo-culomotori*.

Riflessi vestibolospinali

I riflessi vestibolospinali, detti anche *otolitospinali*, derivano dai segnali maculari, per cui sono "vestibolari" in senso strettamente anatomico; agendo sulla muscolatura antigravitaria mantengono il tono posturale, *in primis* cervicale, sia in stazione eretta sia quando la testa o il corpo nel suo insieme sono sottoposti a un'accelerazione lineare, per esempio quando ci si trova in piedi su un autobus in partenza.

Riflessi vestiboloculomotori

I riflessi vestiboloculomotori che hanno origine dalle macule sono detti propriamente **otolitoculomotori**; essi compensano la flessoestensione della testa per spostamenti con accelerazioni di pochi gradi al secondo quadrato inducendo il movimento in direzione opposta degli occhi in modo da mantenere la normale direzione dello sguardo.

I riflessi oculomotori che sono provocati da movimenti angolari della testa originano dai canali semicircolari e per motivi anatomici e storici sono denominati **vestiboloculomotori**. Questi riflessi sono finalizzati alla stabilizzazione del campo visivo: in condizioni normali, la rotazione della testa, attraverso la stimolazione dei canali semicircolari, evoca un movimento dei bulbi oculari in direzione contraria, ma di uguale accelerazione, in modo da compensare il movimento del capo; in assenza di questo compenso l'immagine del mondo esterno scivola sulla retina rendendo impossibile la visione. Una tale condizione è patologica ed è nota come *oscillopsia*.

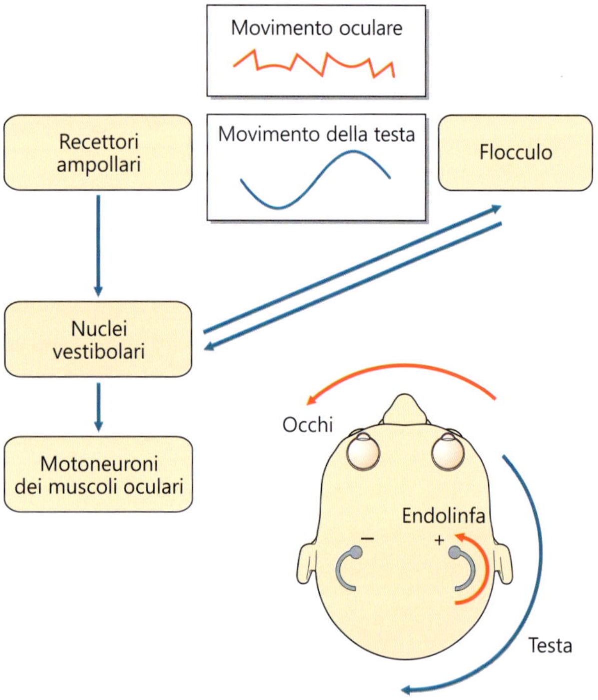

Figura 2.9 Stabilizzazione dei bulbi oculari tramite il riflesso vestiboloculomotorio. Nell'esempio, la testa ruota verso destra determinando un moto dell'endolinfa in direzione opposta. Sono quindi stimolati i recettori ampollari che attivano i nuclei vestibolari. Questi a propria volta attivano i motoneuroni dei muscoli oculari e il circuito cerebellare (flocculo). Quest'ultimo regola l'attività dei motoneuroni stessi dopo aver integrato il segnale vestibolare con altri segnali sensoriali e motorî. Nel caso di una rotazione della testa protratta, i bulbi oculari raggiungono ben presto il limite massimo della rotazione all'interno dell'orbita e lo sguardo viene repentinamente ridirezionato su un nuovo punto di fissazione. Si determina così il nistagmo vestibolare, caratterizzato dall'alternarsi di fasi lente e fasi rapide, che riportano velocemente i bulbi oculari verso il centro dell'orbita.

Il riflesso vestiboloculomotorio è un riflesso trineurale che prende origine dai recettori ampollari che inviano le informazioni relative alla rotazione della testa ai nuclei vestibolari attraverso le fibre dei neuroni sensitivi del ganglio vestibolare. I nuclei vestibolari, a loro volta, proiettano direttamente ai nuclei premotori dei muscoli oculomotori estrinseci attraverso il fascicolo longitudinale mediale, fascicolo che garantisce anche la coniugazione dei movimenti oculari stessi (cfr. Fig. 2.8). Un movimento rotatorio del capo sul piano dei canali semicircolari orizzontali induce la contrazione sia del muscolo retto laterale controlaterale sia del muscolo retto mediale ispilaterale, oltre al contemporaneo rilassamento dei relativi muscoli antagonisti, producendo così uno spostamento coniugato degli occhi sul piano orizzontale in direzione contraria al movimento della testa. Naturalmente, movimenti rotatori del capo nei diversi piani dello spazio, attraverso la stimolazione dei diversi canali semicircolari, evocano movimenti compensatori degli occhi nelle differenti direzioni appropriate e, quando necessario, anche movimenti oculari torsionali. È bene ricordare che, sebbene il riflesso vestiboloculomotore nasca da un arco riflesso semplice, trineurale, la risposta oculomotoria finale dipende sempre dall'accoppiamento funzionale dei due labirinti e dei due complessi vestibolari e quindi nella sua "semplicità" è un arco riflesso di fatto eptaneurale: tre neuroni per lato e il neurone intercommessurale.

Se la rotazione della testa e/o del corpo è di ampiezza tale da continuare anche quando gli occhi hanno raggiunto l'estremo dell'orbita, i bulbi oculari sono automaticamente riposizionati in posizione primaria di sguardo per poi essere nuovamente mossi dai riflessi vestiboloculomotori, generandosi così un movimento continuo di avanti e indietro degli occhi, denominato **nistagmo**. Il nistagmo è, quindi, un movimento bifasico caratterizzato dall'alternarsi di uno spostamento riflesso relativamente lento (*fase lenta del nistagmo*) e di uno automatico più rapido (*fase rapida del nistagmo*) (Fig. 2.9).

Integrazione visivovestibolocervicale

Nel movimento naturale della testa e/o del corpo non vengono attivati solo i riflessi labirintici, ma anche quelli visivi e propriocettivi, principalmente cervicali. I nuclei vestibolari, infatti, integrano, quasi in tempo reale, le informazioni visive e propriocettive con quelle dell'orecchio interno per ottimizzare sia il controllo oculomotorio sia quello posturale. I nuclei vestibolari "pesano" le varie informazioni sensoriali e le integrano in modo differente secondo le necessità specifiche di controllo.

Le afferenze visive ai nuclei vestibolari arrivano, *in primis*, dal sistema visivo extragenicolato forse più noto come tratto ottico accessorio e quindi da collicolo superiore e vestibolocerebello, specialmente nodulo e flocculo. In tal modo i nuclei vestibolari sono attivati sia dallo spostamento della testa sia dallo scivolamento in direzione opposta delle immagini sulla retina. La convergenza di informazioni visive sui nuclei vestibolari migliora la sensibilità e le risposte neurali in condizioni naturali di movimento in ambiente illuminato per ottenere una risposta oculomotoria ottimale durante il movimento della testa e/o del corpo. Questa convergenza funzionale consente, però, anche la corretta selezione delle informazioni sensoriali più appropriate durante situazioni contrastanti, come per esempio sui mezzi di trasporto. Le risposte oculomotorie provocate dalla stimolazione simultanea e congruente visiva e labirintica dipendono dal cosiddetto **riflesso visivovestiboloculomotore**. Nelle rotazioni del capo a bassa frequenza, inferiore a 0,06 Hz, e nelle oscillazioni lente del corpo, prevalgono le informazioni visive, mentre nelle altre situazioni prevale l'informazione proveniente dai labirinti.

La convergenza visivovestibolare consente, inoltre, sia di mantenere la fissazione di un oggetto mentre si ruota il capo, sia di inseguire un oggetto in movimento spostando contemporaneamente occhi e testa. Nel primo caso, quando si muove la testa e si fissa un oggetto che si muove solidarmente, per esempio quando si osserva il numero apparso sullo schermo del telefono cellulare e contemporaneamente ci si gira a parlare con il vicino, è indispensabile evitare i movimenti oculari involontari attivati dai riflessi labirintici: questi sono impediti dall'azione inibitoria esercitata dalla porzione flocculonodulare del cervelletto sui nuclei vestibolari; in pratica, si realizza la cosiddetta *inibizione visiva*, un blocco dei riflessi vestiboloculomotori finalizzato al mantenimento della fissazione di un oggetto durante il movimento del capo e/o del corpo. Nel secondo caso, quando si segue un oggetto in movimento ruotando sia gli occhi sia la testa e/o il corpo, il mantenimento della fissazione avviene grazie alla simultanea attivazione dei riflessi visivovestiboloculomotori e dei riflessi cervicali definiti **cervicoculari** e **cervicocollici**; questi sono riflessi a partenza dai propriocettori cervicali che contribuiscono alla stabilizzazione del capo rispetto al tronco e all'ottimizzazione del controllo visivo e posturale della testa nel movimento.

Riflessi vestiboloautonomici

Meritano un accenno anche i cosiddetti riflessi vestiboloautonomici, che riguardano la regolazione della pressione arteriosa nei cambi posturali e della respirazione nel movimento.

Il cambiamento di posizione del corpo, per esempio, nel passaggio dalla posizione supina a quella seduta, necessita l'adeguamento della pressione arteriosa in modo da mantenere costante l'apporto ematico al cervello. Tale adeguamento è innescato dai segnali labirintici e successivamente è ottimizzato dai baroriflessi carotidei.

Durante il movimento la respirazione deve essere adeguata alle richieste energetiche del sistema muscolare: la lunghezza relativa del diaframma e, di conseguenza, l'espansione delle basi polmonari e, in un certo senso, la frequenza respiratoria sono in prima istanza regolate dai sensori di movimento labirintici.

2.2 EVOLUZIONE DEL SISTEMA VESTIBOLARE

L'uomo è l'unico primate bipede abituale e obbligato che vive la sua quotidianità in posizione eretta, quanto meno seduta. Per tale scopo organizza il proprio corpo in modo multisegmentale armonizzando la posizione dei segmenti corporei in modo da mantenere sempre il controllo antigravitario.

Gli arti superiori sono, per la prima volta nella scala filogenetica, completamente liberati da compiti locomotori, recuperati solo in caso di specifiche richieste, come l'arrampicarsi. Il bipede obbligato e abituale è talmente alto, però, rispetto all'appoggio sul terreno e la sua multisegmentarietà verticale è talmente plastica che il rischio di caduta, anche molto traumatizzante, è elevato. Tuttavia, l'*Homo sapiens* interagisce dinamicamente con lo spazio circostante con una varietà di atti motorî ben maggiore di quella disponibile nei primati più evoluti, in ambienti completamente diversi tra loro, dal prato, all'asfalto, alla roccia, all'acqua, al ghiaccio, alle neve. Si pensi anche ai vari sport, dalla maratona, alla corsa, al salto in alto o degli ostacoli, al pattinaggio, ai tuffi, al nuoto, allo sci, al tennis e poi ancora agli sport di squadra come il calcio, la pallacanestro, l'hockey su ghiaccio, la pallanuoto eccetera.

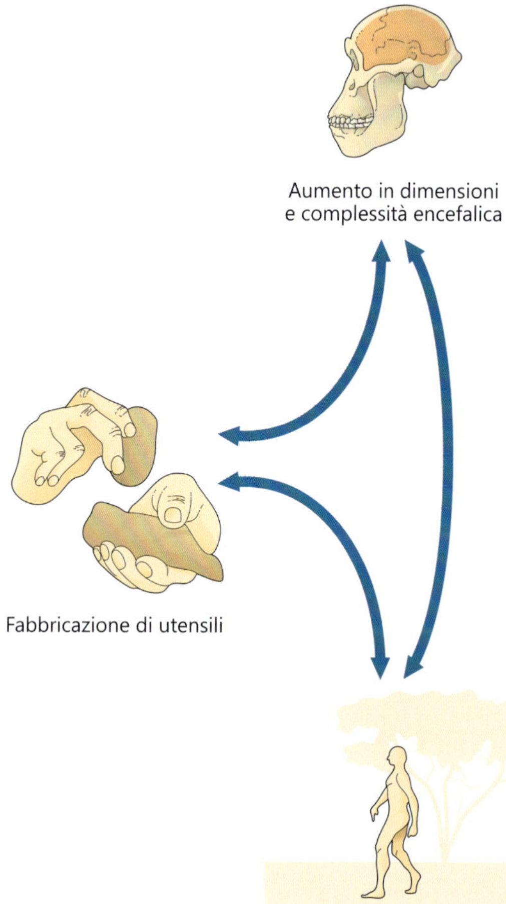

Figura 2.10 Il sistema vestibolare si è evoluto dai vertebrati inferiori all'*Homo sapiens* perfezionando le strutture già esistenti per raggiungere una plasticità di adattamento assolutamente unica per le richieste cognitive altrettanto uniche di un cervello evoluto. Tuttavia non è ancora chiaro se sia stata l'evoluzione cognitiva ad aver portato al bipedismo o se, al contrario, la conquista della stazione eretta abbia spinto il conseguente sviluppo cognitivo.

Il sistema vestibolare è, quindi, uno straordinario complesso neurofisiologico che si è evoluto dai vertebrati inferiori ai primati e infine all'*Homo sapiens* perfezionando a ogni passaggio evolutivo le strutture già esistenti per raggiungere una plasticità di adattamento assolutamente unica per le richieste cognitive altrettanto uniche di un cervello evoluto. Non è ancora chiaro se sia stata l'evoluzione cognitiva ad aver portato al bipedismo o se, al contrario, la conquista della stazione eretta abbia spinto il conseguente sviluppo cognitivo (Fig. 2.10).

Secondo Skoyles [2], la necessità di un continuo confronto tra informazioni egocentriche e geocentriche per interagire armonicamente in stazione eretta in uno spazio esplorato dai sensori eterocentrici (vista, udito, olfatto e tatto) ha costruito un solido legame tra equilibrio umano e cognizione spaziale corticale e quindi ha determinato un forte impulso all'espansione dimensionale e, soprattutto, funzionale del cervello. A riprova di questa possibile e/o probabile influenza dell'equilibrio umano sulle funzioni cognitive, alcuni Autori hanno identificato nella sindrome di Uner Tan, o del disequilibrio [3], un particolare modello interpretativo. Si tratta di una rara sindrome autosomica recessiva che riguarda un ristretto numero di individui dell'altopiano turco; questi soggetti anche da adulti non sono mai passati dalla fase quadrupedale alla stazione eretta, pur in assenza di difetti sensoriali, vestibolari o di coordinazione motoria. È interessante notare che questi individui si muovono appoggiando la palma delle mani a terra come i "cuccioli" di *Homo sapiens* e non i dorsi come fanno, invece, i primati superiori. Si tratta, cioè, di un blocco nell'evoluzione del bipedismo di tipo genetico che si accompagna a un severo *deficit* cognitivo.

Per raggiungere il bipedismo dell'*Homo sapiens* sia i labirinti sia la colonna vertebrale hanno subìto una certa evoluzione. Spoor e coll. [4]

hanno ricostruito, a partire da impronte fossili di piede di vari ominidi e da tomografie computerizzate (TC) dei labirinti dei primati superiori, il comportamento locomotorio dei predecessori dell'uomo. Le dimensioni dei canali semicircolari dell'*Australopithecus* e del *Paranthropus* sono quelle delle grandi scimmie, ma non quelle dell'*Homo sapiens*. Tuttavia, tra i vari campioni di labirinti primordiali, gli Autori hanno riscontrato che le dimensioni dei canali del StW 53, uno degli ominidi studiati, sono diverse sia da quelle di altri ominidi sia da quelle delle scimmie, mentre un altro ominide, SK 847, presenta un labirinto simile a quello dell'uomo moderno.

Spoor e Zonneveld [5] hanno comparato le dimensioni dei labirinti nell'uomo, nelle grandi scimmie e in 37 altre specie di primati correlandole con la massa corporea. In particolare, hanno evidenziato che gli archi dei canali anteriore e posteriore sono più larghi negli umani che nelle scimmie africane e questo corrisponderebbe, dal punto di vista funzionale, al diverso comportamento locomotorio. In particolare, i modelli biomeccanici consentono di comprendere come variazioni delle dimensioni dei canali si correlino alla capacità di rilevare la frequenza dei movimenti naturali del capo, movimenti che dipendono sia dalla massa del cranio sia dall'intrinseca mobilità del capo stesso sull'articolazione atlantoccipitale.

Anche l'articolazione atlantoccipitale si è infatti modificata nell'evoluzione passando dai primati agli ominidi e, infine, all'*Homo sapiens*. Tuttavia, la posizione del capo nello spazio è simile nell'*Homo sapiens* e nelle altre specie e questo spiegherebbe perché l'orientamento dei canali non si sia modificato. La forma complessiva del labirinto è, invece, differente in relazione alle caratteristiche dell'architettura del basicranio nelle diverse specie.

In conclusione, si può quindi ipotizzare che la forma unica del labirinto umano e la correlazione interspecifica labirinto-basicranio dipendano principalmente dalla crescita e dallo sviluppo del cervello.

2.2.1 Filogenesi dell'orecchio interno

Le strutture sensoriali periferiche del sistema vestibolare sono strettamente imparentate con quelle del sistema uditivo. Gli organi recettoriali dei due sistemi condividono, infatti, l'origine embrionale dal placode otico. Inoltre, il sistema uditivo è funzionalmente connesso con quello motorio, controllato a sua volta dal sistema vestibolare: compito primordiale dell'udito è, infatti, quello di consentire di localizzarsi nello spazio circostante superando i limiti del campo visivo e di permettere la ricezione di segnali d'allarme necessari ad attuare la fuga dal pericolo. Tutti i vertebrati hanno ereditato una struttura dell'orecchio interno che accoglie nello stesso spazio i recettori uditivi e quelli vestibolari. Inoltre, sia il senso dell'udito sia quello dell'equilibrio si basano sugli stessi meccanocettori, le cellule ciliate. La meccanorecettorialità è, infatti, la sensorialità più primordiale.

Studi di anatomia e fisiologia comparata hanno dimostrato che i canali semicircolari, prima, e la coclea, poi, sono di fatto l'evoluzione del vestibolo. La differenza tra l'organo sensitivo sacculare e quello cocleare non sta nell'utilizzo di cellule sensitive differenti, ma nell'organizzazione delle stesse nel contesto di strutture sempre più complesse. Basti pensare a come la differente struttura complessiva delle macule otolitiche, delle cupole endolinfatiche e del canale cocleare renda le stesse cellule recettori di accelerazioni lineari o angolari o di onde sonore. La specializzazione delle cellule ciliate, poi, nel trasdurre accelerazioni oppure onde di pressione, dipende dalla struttura anatomica dei labirinti osseo e membranoso: nei primati e, quindi, nell'uomo la rigidità della struttura ossea evita che le onde sonore – almeno quasi tutte – possano essere trasdotte come accelerazioni. In situazioni patologiche, al contrario, come nella deiscenza del canale semicircolare superiore o nella fistola perilinfatica, gli stimoli sonori eccitano anche le cellule ciliate vestibolari o canalari determinando il cosiddetto *fenomeno di Tullio*, una vertigine provocata da un suono a bassa frequenza relativamente intenso.

Nella scala evolutiva si osserva bene come sia la struttura complessiva dell'orecchio interno a "guidare" la funzione labirintica. Nello squalo, per esempio, si ha comunicazione tra ambiente e labirinto in modo che i meccanocettori vestibolari siano sensibili anche alle variazioni di profondità: il labirinto è quindi contemporaneamente un profondimetro e un accelerometro.

2.2.2 Embriogenesi dell'orecchio interno

L'origine sacculare dei canali semicircolari e della coclea, accertata sul piano filogenetico, si riproduce nell'embriogenesi del feto di *Homo sapiens*.

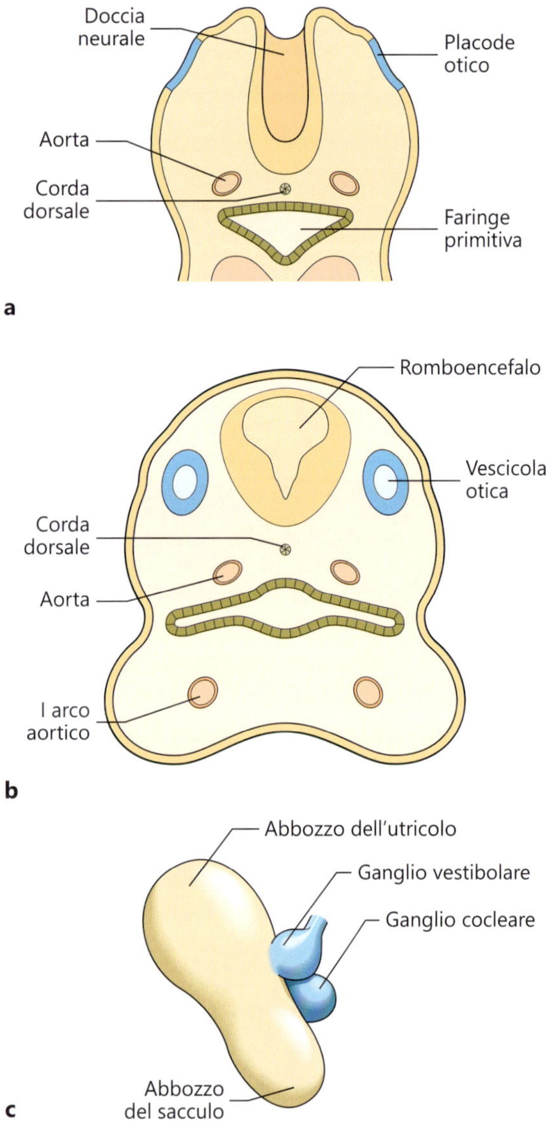

Figura 2.11 Embriogenesi dell'orecchio interno. **a**, Il labirinto membranoso deriva dal placode otico, ispessimento dell'ectoblasto che compare nel ventitreesimo giorno. **b**, Il placode si invagina durante la quinta settimana per formare la vescicola otica. **c**, La vescicola otica assume una forma bilobata: l'abbozzo del'utricolo forma in seguito anche i canali semicircolari, mentre l'abbozzo del sacculo dà origine anche al canale cocleare.

Il labirinto membranoso deriva dal placode otico, ispessimento dell'ectoblasto che compare nel ventitreesimo giorno. Il placode s'invagina durante la quinta settimana per formare la vescicola otica, che assume una forma bilobata: dalla porzione dorsale si formerà il vestibolo e da quella ventrale il canale cocleare. Un gruppo di cellule si stacca dal placode otico per formare il ganglio statoacustico, la cui estremità ventrale va ad affiancarsi al canale cocleare e segue il suo giro, fino a divenire il ganglio spirale (Fig. 2.11).

Il primo giro della coclea si forma in sette settimane e i due giri e mezzo sono completi in nove settimane. A questo stadio, la coclea misura 3 mm dalla base all'apice; essa aumenterà di dimensioni fino al quinto mese, quando raggiungerà le dimensioni dell'adulto. Gli spazi perilinfatici si approfondano nel mesenchima circondando il canale cocleare intorno all'undicesima settimana; successivamente, al quinto mese, avviene l'ossificazione del labirinto osseo.

Il vestibolo, almeno come utricolo, e i canali semicircolari, con il loro nervo vestibolare, il ganglio e i nuclei vestibolari, sono già attivi dal terzo mese: l'embrione prima ancora di diventare feto è già sensibile alla gravità e alle accelerazioni.

La coclea è funzionale a partire dal quinto mese, anche se la differenziazione cellulare è ancora incompleta. La formazione della galleria di Corti e degli spazi di Nuel continua fino all'ottavo mese.

I neuroni dei nervi cocleari sono di origine ectodermica dal rivestimento, mentre i gangli e la glia periferici derivano dalla cresta neurale.

2.2.3 Ontogenesi del controllo della postura eretta e del cammino

Il controllo della stazione eretta del tronco, prima, della stazione eretta bipodalica, poi, e, infine, del cammino richiede l'integrazione, sia nel bambino sia nell'adulto, delle informazioni vestibolare, visiva, propriocettiva e somatosensitiva. Ciascuna via sensoriale ha una propria soglia di attivazione e sensibilità. Non esiste una gerarchia sensoriale a priori, tranne quella gravitazionale otolitica di base, ma piuttosto una selezione e specifica ricalibrazione di ciascun canale sensoriale in relazione al contesto motorio e al momento dello sviluppo di ciascun soggetto. In particolare, il contributo di ciascuna informazione sensoriale cambia durante l'ontogenesi [6].

Nel neonato la vista svolge un ruolo determinante nella maturazione dell'organizzazione posturale. Dal punto di vista strettamente vestibolare, la gravicezione nel neonato deriva quasi esclusivamente dall'utricolo; solo quando il neonato viene sollevato, il sacculo svolge il ruolo gravicettivo principale, come avverrà poi a partire dal raggiungimento della postura eretta seduta.

Le oscillazioni del corpo, indotte dalla mamma prima e più tardi anche volontarie, determinano uno scivolamento dell'immagine retinica solo parzialmente compensato dai riflessi vestiboloculomotori e visivovestiboloculomotori. La stimolazione visiva, in tal modo, genera nel collo un'attività posturale tonica di stabilizzazione. La maturazione del movimento fasico del collo, che è di esplorazione attiva, deriva invece dagli stimoli sonori.

Raggiunta la stazione eretta, prima seduta poi bipodalica, questa è mantenuta con ampie oscillazioni posturali che diminuiscono con l'età passando dal bambino all'adolescente. Il controllo posturale è, infatti, globalmente meno efficiente nel bambino che nell'adolescente e nell'adulto. Le differenze nel controllo della postura bipodalica nel corso della crescita riguardano soprattutto la diversa e reciproca stabilizzazione nello spazio dei differenti segmenti corporei testa-tronco-bacino.

Il controllo della postura eretta necessita di due requisiti funzionali fondamentali: la scelta di un elemento di riferimento stabile su cui "appoggiare" il corpo, in senso sia neurofisiologico sia fisico, e la progressiva capacità di gestire i gradi di libertà delle varie articolazioni corporee [7].

La pelvi costituisce il primo elemento di appoggio stabile attorno al quale l'organizzazione dell'equilibrio può incominciare a costruirsi nel bambino di due-tre mesi che tenta di assumere la postura eretta seduta. Successivamente, si avrà il passaggio dalla pelvi ai piedi come elementi stabili, con anche una progressiva stabilizzazione della pelvi stessa che invece è ipermobile quando il bambino passa da seduto alla posizione in piedi. La difficoltà maggiore non dipende dalla forza degli arti inferiori, ma piuttosto dalla necessità di stabilizzare la pelvi e di ricalibrare l'informazione podalica, fino a quel momento pressoché assente, a sfavore di quella glutea [8].

Stabilizzata la pelvi e stabiliti i piedi quali elementi fisici e neurofisiologici di appoggio, il cammino può incominciare. La stabilizzazione del capo durante la locomozione, soprattutto in rotazione, è un aspetto peculiare dell'equilibrio dell'*Homo sapiens* ed è un'abilità motoria complessa che richiede lungo tempo per maturare [9].

L'adolescenza, in quanto passaggio dall'infanzia all'età adulta, è una fase che richiede un'ulteriore complessa ricalibrazione sensoriale. È infatti dimostrato che la visione svolge un ruolo predominante nell'orientamento e nella stabilizzazione corporea dell'adolescente. Si osservano anche differenze di genere: la maturazione dei processi di stabilizzazione segmentale è, infatti, più avanzata nelle femmine che nei maschi. In ogni caso l'adolescente è funzionalmente un *neglect* propriocettivo dal punto di vista del controllo posturale, controllo che diviene sì progressivamente più efficiente nel passaggio da infanzia ad adolescenza, ma che ancora non ha raggiunto le prestazioni posturali dell'adulto. Tuttavia, in questa età è stata evidenziata l'importanza del contributo otolitico nel controllo della stabilità della testa.

Riassumendo, l'integrazione delle informazioni labirintiche, visive e propriocettive varia nel passaggio dal neonato, al bambino, all'adolescente e, infine, all'adulto e, di volta in volta, il controllo dell'equilibrio statico e dinamico è il risultato di un adattamento plastico del sistema vestibolare che gestisce i vari segmenti corporei, e quindi la colonna vertebrale, ricalibrando in base all'età, in modo automatico e inconscio, la sensorialità [10, 11].

2.3 ANATOMIA FUNZIONALE DELLA COLONNA VERTEBRALE

La colonna vertebrale, o rachide, assolve a diversi compiti:

- sostegno meccanico del corpo, nello stesso tempo rigido e mobile, atto a supportare i movimenti della testa, del tronco e degli arti;
- mantenimento del corretto allineamento della testa rispetto all'orizzonte, in particolare, e della verticalità del corpo, in generale, sia nella stazione eretta sia durante i movimenti;

- protezione del midollo spinale, delle radici dei nervi spinali e di tutte le strutture che li circondano, site nel canale vertebrale.

La colonna vertebrale è costituita da 24 vertebre mobili, di cui 7 cervicali, 12 toraciche e 5 lombari, da 5 vertebre fuse tra loro a costituire l'osso sacro e da 4 rudimenti di vertebre, di cui rimangono solo i corpi, a formare il coccige. Nel piano sagittale presenta quattro **curve fisiologiche**: due a convessità anteriore (lordosi cervicale e lombare) e due a convessità posteriore (cifosi toracica e sacrale). Il coccige può avere diversi angoli di inserzione sull'osso sacro, ma continua la curva sacrale a convessità posteriore (Fig. 2.12).

Le vertebre sono articolate tra di loro mediante i dischi intervertebrali, le articolazioni zigapofisarie e un sistema legamentoso che comprende i legamenti longitudinale anteriore, longitudinale posteriore, gialli, intertrasversari, interspinosi e sopraspinoso. Il sistema muscolare vertebrale è multistrato ed è costituito da muscoli assiali, ad azione prevalentemente tonica e automatica, e muscoli trasversali, prevalentemente fasici a comando volontario.

2.3.1 Vertebre

Le vertebre, con l'eccezione delle prime due cervicali che hanno una struttura peculiare, sono formate da un **corpo**, di forma cilindrica e in posizione anteriore, e da un **arco vertebrale**, posteriore, che delimita il **forame vertebrale** entro cui alloggia il midollo spinale. L'arco vertebrale si mette in giunzione con il corpo della vertebra tramite due

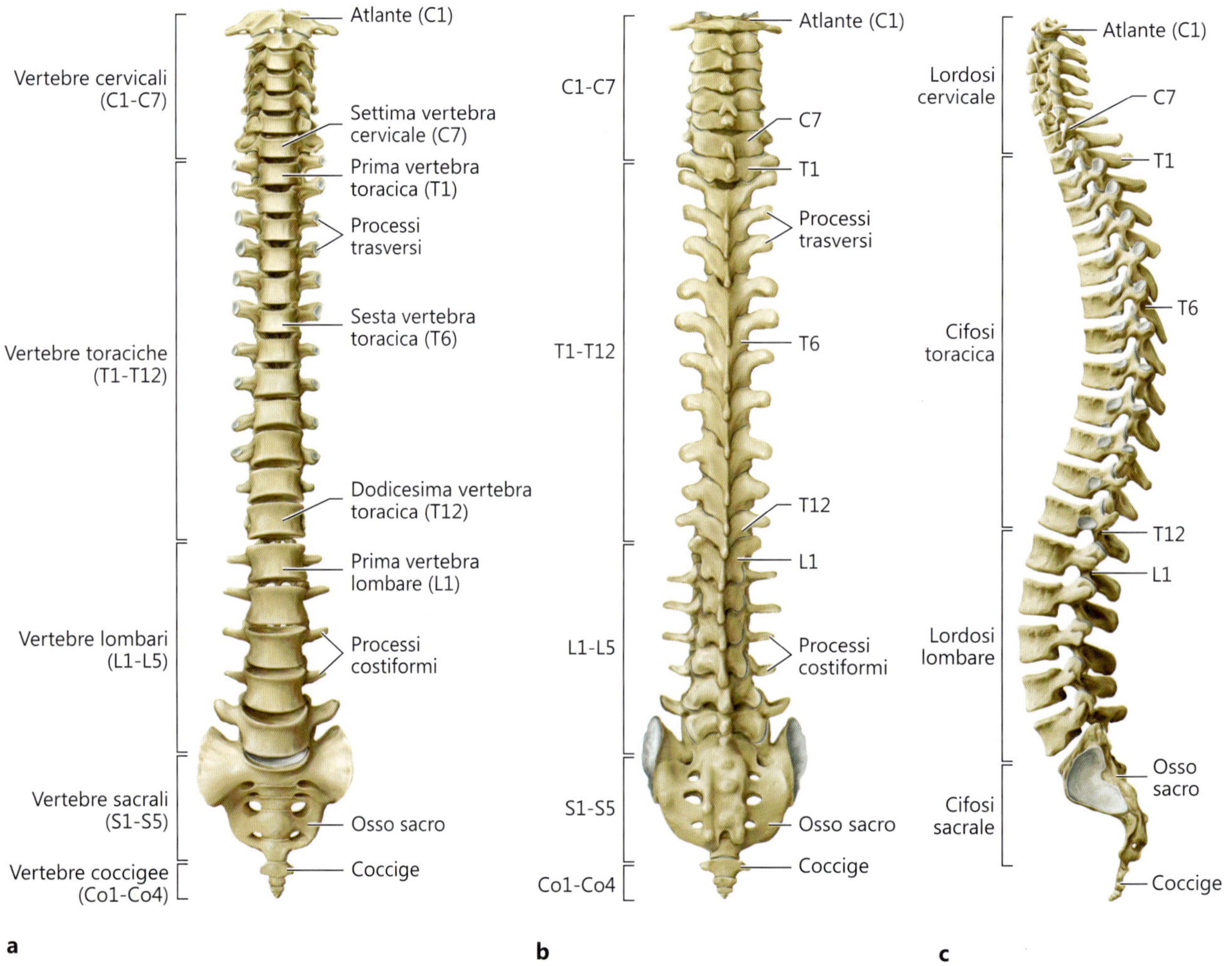

Figura 2.12 Colonna vertebrale in visione anteriore (**a**), posteriore (**b**) e laterale sinistra (**c**).

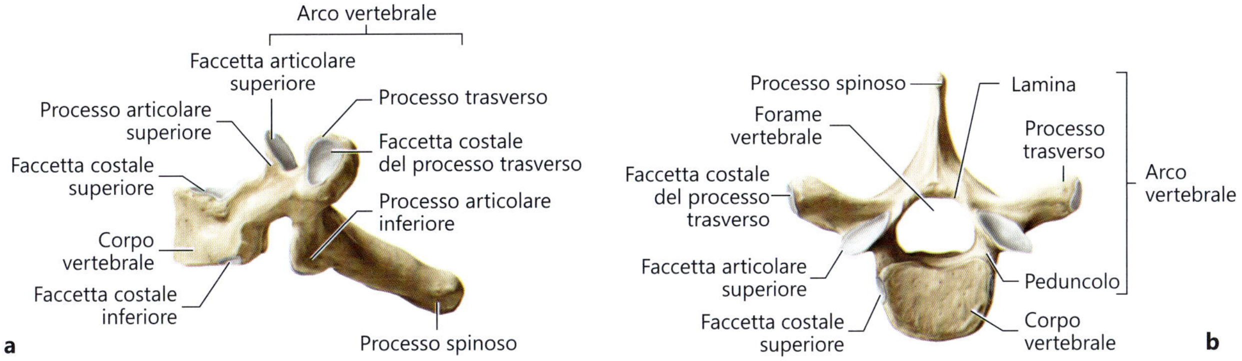

Figura 2.13 Seconda vertebra toracica (T2) in visione laterale sinistra (**a**) e superiore (**b**).

peduncoli che sostengono le **faccette articolari**; inoltre presenta il **processo spinoso**, in posizione mediana, e, lateralmente, le **lamine** e i **processi trasversi** (Fig. 2.13). La forma dei vari componenti delle vertebre è differente nei diversi tratti della colonna vertebrale.

Tra i corpi vertebrali, tranne che tra le prime due vertebre cervicali, è posto un **disco intervertebrale** formato da una parte centrale, il **nucleo polposo**, gelatinoso, ricco in acqua (80-90%) e fortemente idrofilo, e da una parte periferica, l'**anello fibroso** (o *anulus*) costituito da vari strati, fino a 20, di fibre soprattutto elastiche con disposizione obliqua incrociata verso il centro e verticale alla periferia, fissate solidamente ai piatti delle vertebre limitanti e ai legamenti longitudinale anteriore, in modo lasso, e longitudinale posteriore, in modo più solido (Fig. 2.14).

Il nucleo polposo del disco intervertebrale sopporta i carichi derivanti dalla stazione eretta e li ridistribuisce sull'anello fibroso; durante il movimento delle vertebre dimostra una certa mobilità nei tre piani dello spazio, per poi ritornare, alla fine del movimento della colonna vertebrale, nella posizione originale grazie alle fibre elastiche dell'anello fibroso. Durante questi movimenti, il nucleo polposo cede liquido al corpo vertebrale che lo restituisce a carico terminato. Carichi eccessivi o prolungati, nonché l'avanzare dell'età, conducono a una progressiva e permanente disidratazione dei dischi intervertebrali.

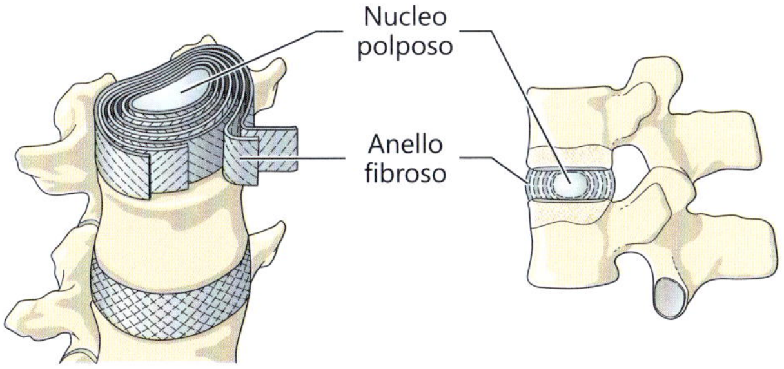

Figura 2.14 Il disco intervertebrale è formato da una parte centrale, il nucleo polposo, e una parte periferica, l'anello fibroso, costituito da vari strati di fibre con disposizione obliqua incrociata.

2.3.2 Articolazioni zigapofisarie

Le articolazioni zigapofisarie possiedono una capsula articolare molto ricca di fibre elastiche che mantiene le superfici articolari a stretto contatto; esse guidano il movimento vertebrale e per questo l'orientamento e la forma delle faccette articolari varia nei diversi tratti della colonna vertebrale.

2.3.3 Legamenti

I legamenti che rendono la colonna vertebrale un tutto solidale sia in stazione eretta sia nel movimento sono:

- **legamento longitudinale anteriore**: è composto da fibre profonde, che uniscono due vertebre vicine, e da fibre più lunghe, che uniscono vertebre più lontane; si inserisce sulla faccia anteriore e laterale dei corpi vertebrali estendendosi dall'osso occipitale e dal tubercolo anteriore dell'atlante fino alla parte anterosuperiore dell'osso sacro;

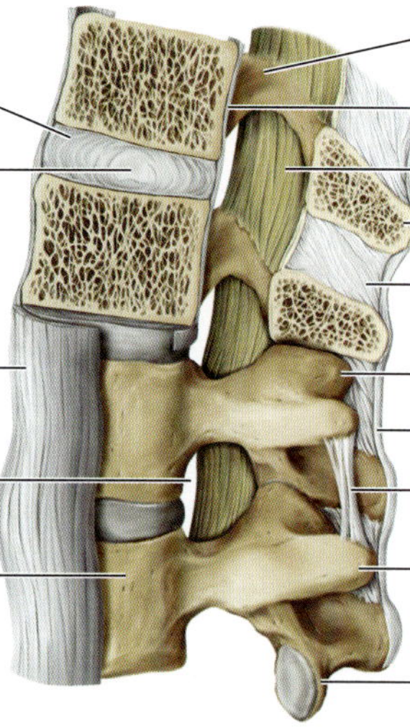

Figura 2.15 Legamenti della colonna vertebrale in una visione laterale.

- **legamento longitudinale posteriore**: è costituito anch'esso da fibre corte e lunghe; si inserisce sulla faccia posteriore dei corpi vertebrali, all'interno del canale vertebrale, estendendosi dall'osso occipitale fino al canale sacrale;
- **legamenti gialli**: si inseriscono tra le lamine e delimitano la parete posteriore del canale vertebrale;
- **legamenti intertrasversari**: sono tesi tra i processi trasversi;
- **legamenti interspinosi**: sono tesi tra i processi spinosi;
- **legamento sopraspinoso**: è posto sopra i processi spinosi (Fig. 2.15).

2.3.4 Canale vertebrale e midollo spinale

Nella loro sovrapposizione le vertebre delimitano il **canale vertebrale** che contiene il midollo spinale, esteso dal forame magno alla dodicesima vertebra toracica (T12); canale vertebrale e midollo spinale seguono, ovviamente, le curve fisiologiche, paramorfiche o dismorfiche della colonna. Tra il disco intervertebrale e l'articolazione zigapofisaria è posto il **forame intervertebrale** (cfr. Fig. 2.15), delimitato in alto e in basso dai peduncoli e contenente le radici anteriore e posteriore del nervo spinale con il ganglio spinale e un ramo dell'arteria spinale e le vene radicolari e intervertebrali.

Il midollo spinale è protetto da un sistema meningeo complesso composto da:

- **dura madre**: è la membrana esterna che avvolge il midollo spinale ed è separata dal periostio delle lamine e dai legamenti gialli dallo **spazio epidurale** dove passa il plesso venoso vertebrale interno posteriore;
- **aracnoide**: è la membrana intermedia separata dalla dura madre da uno spazio virtuale (**spazio subdurale**) e dalla pia madre dallo **spazio subaracnoideo** dove circola il liquido cerebrospinale;
- **pia madre**: è la membrana più interna e mantiene il midollo spinale sospeso nel liquido cerebrospinale tramite i legamenti denticolati inseriti all'aracnoide, con il fine di ammortizzarne gli spostamenti durante i movimenti della colonna vertebrale (Fig. 2.16 a).

Le **radici dei nervi spinali**, motoria quella anteriore e sensitiva quella posteriore, costituiscono il nervo spinale che, fuoriuscito dal forame intervertebrale, si divide in un ramo anteriore e uno posteriore. Il ramo anteriore, più importante, innerva la parte anteriore della testa e del tronco e gli arti; quello posteriore, le articolazioni zigapofisarie, i muscoli erettori e una zona di cute soprastante le vertebre. I primi due nervi spinali non escono dai forami intervertebrali: C1 esce dalla membrana occipitoatlantoidea e C2 da un forame tra l'arco

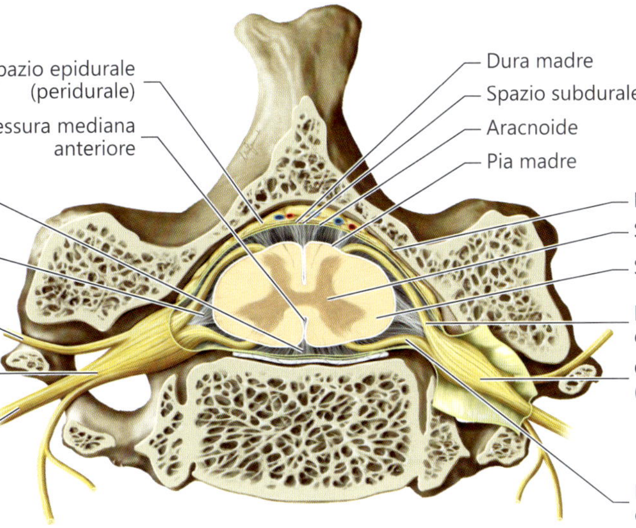

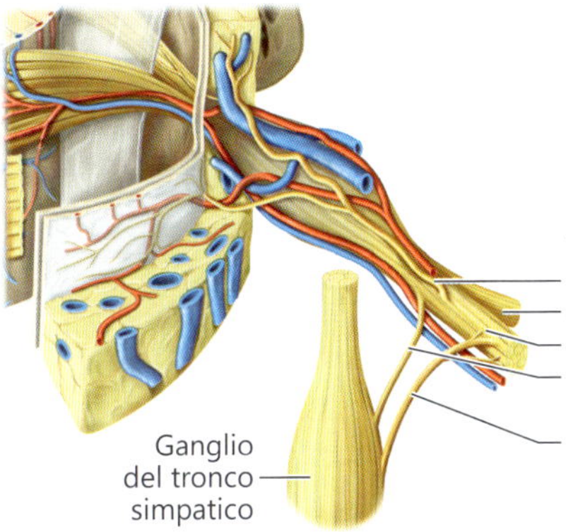

Figura 2.16 Colonna vertebrale. **a**, Dura madre e spazio epidurale. **b**, Particolare dei rami anteriore e posteriore del nervo spinale.

vertebrale dell'atlante e la lamina dell'epistrofeo, occupato in gran parte dal ganglio spinale.

A seguito delle modalità di sviluppo embrionale, ogni radice spinale è collegata a una zona cutanea (*dermatomo*), connettivale (*sclerotomo*), muscolare (*miotomo*) e viscerale (*viscerotomo*), cui fornisce l'innervazione sensitiva, motoria e simpatica.

I **nervi autonomici**, o simpatici, originano nel corno laterale della sostanza grigia del midollo spinale, dal primo metamero toracico al secondo lombare; le fibre seguono il ramo anteriore del nervo spinale, che dà origine al ramo comunicante bianco per il ganglio del tronco simpatico e da questo riceve il ramo comunicante grigio. Il ramo meningeo origina dal nervo spinale prima della divisione in anteriore e posteriore, riceve un ramo comunicante grigio dal ganglio del tronco simpatico e rientra nel canale vertebrale per provvedere all'innervazione sensitiva e simpatica del legamento longitudinale posteriore, della superficie dell'anello fibroso e della parte anteriore della dura madre (Fig. 2.16 b).

Nella colonna cervicale i tre gangli del tronco simpatico (superiore, medio e inferiore) sono posti anteriormente ai processi trasversi; il ganglio inferiore prende il nome di ganglio stellato, o cervicotoracico, quando è fuso con il primo ganglio toracico. Questi gangli non ricevono i rami comunicanti bianchi dai nervi cervicali, ma dalle radici anteriori dei nervi spinali T1-T5 (Fig. 2.17); quindi il primo ramo del *simpatico cervicale* origina a livello T1-T2 e, mediante le fibre postgangliari, provvede all'innervazione degli organi di senso della testa, tra cui l'orecchio medio e interno. Il ganglio spinale T1-T2 risulta comunque connesso tramite il tratto interspinale con le radici dei nervi spinali C1-C2.

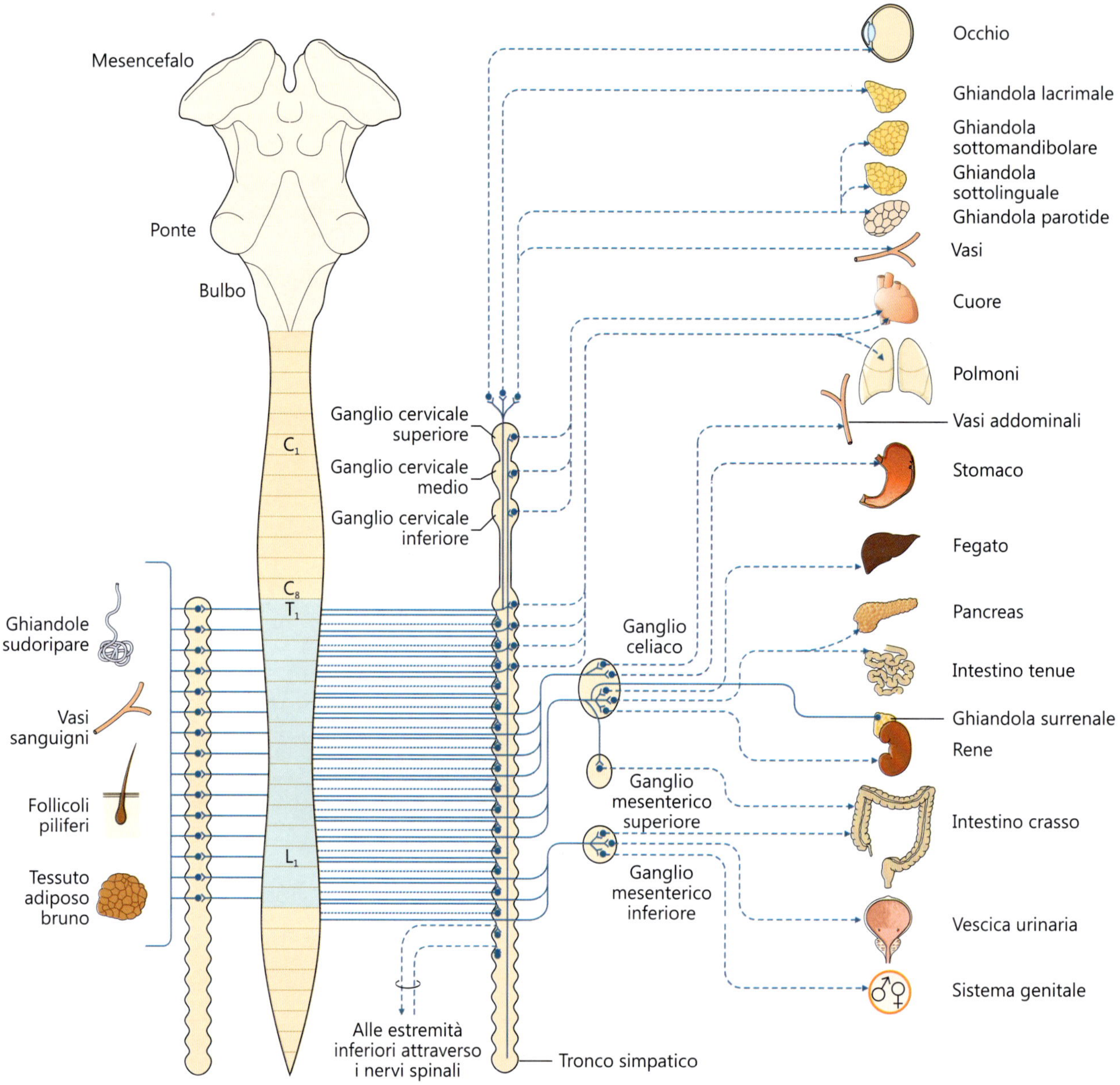

Figura 2.17 Sistema nervoso autonomo: vie efferenti simpatiche e organi bersaglio. Le linee continue rappresentano le fibre pregangliari e quelle tratteggiate le fibre postgangliari.

2.3.5 Sistema muscolare

Il sistema muscolare della colonna vertebrale (Fig. 2.18) è sostanzialmente un sistema miofasciale molto complesso. Si possono distinguere muscoli più o meno brevi, primariamente tonici e in cui prevalgono le fibre lente, e muscoli lunghi, primariamente fasici, in cui prevalgono le fibre rapide e che agiscono a distanza sulla colonna vertebrale.

I muscoli intrinseci si possono suddividere in muscoli:

- anteriori ai processi trasversi:
  - a livello cervicale, sono i muscoli lungo del collo e retto anteriore;
  - a livello lombare, è il muscolo ileopsoas, che costituisce due colonne muscolari che completano anteriormente l'azione stabilizzatrice dei grandi muscoli posteriori;

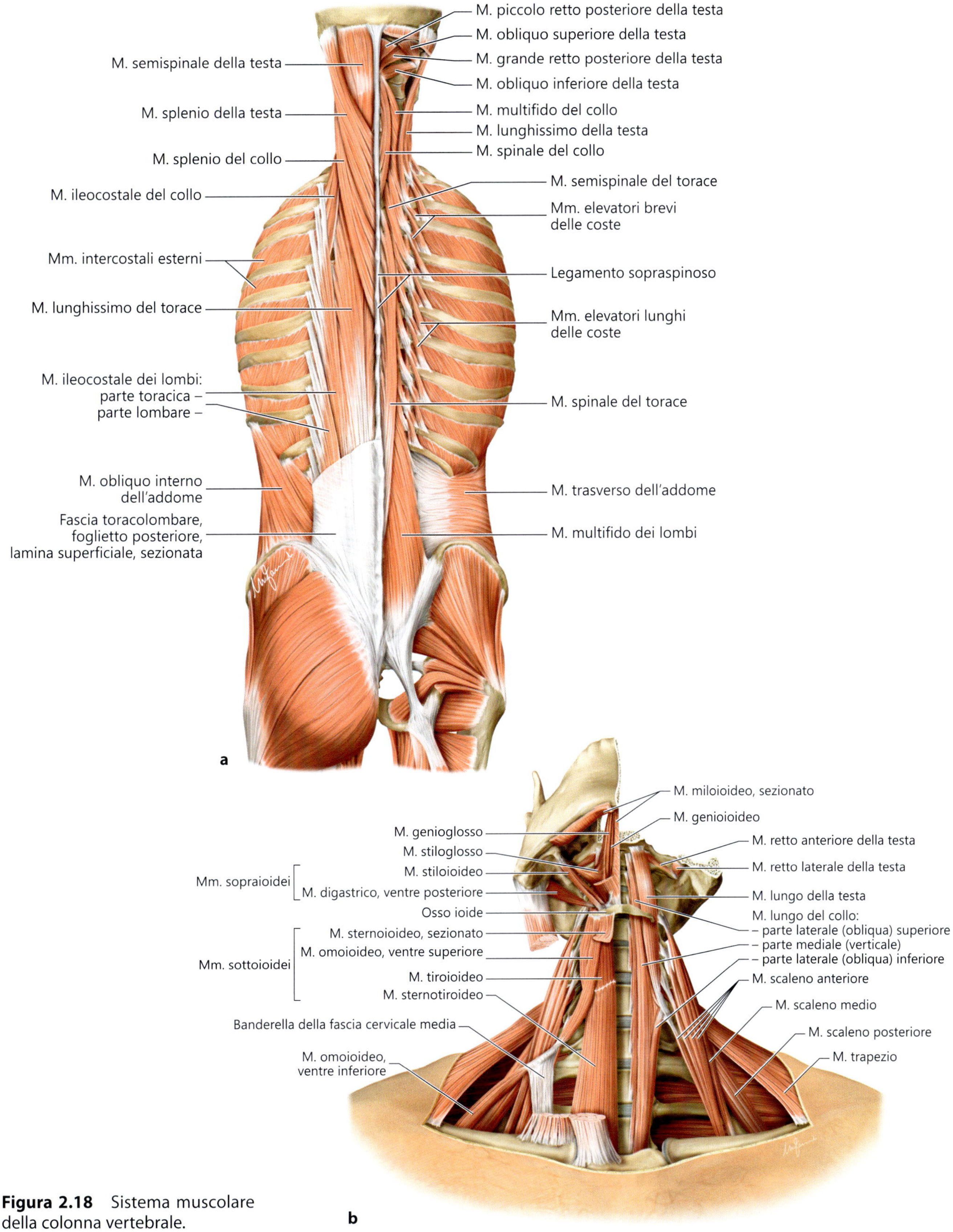

Figura 2.18 Sistema muscolare della colonna vertebrale.

- laterali, tra i processi trasversi:
  - i muscoli scaleni, a livello cervicale, e i muscoli quadrato dei lombi, intercostali e intertrasversari, che, a differenza dei precedenti, sono innervati dai rami posteriori dei nervi spinali;
- posteriori, dietro i processi trasversi, nelle docce paravertebrali:
  - i piccoli muscoli suboccipitali (piccolo retto e grande retto posteriori, obliquo superiore e obliquo inferiore della testa);
  - il muscolo trasversospinale, costituito dai muscoli semispinale e multifido;
  - il muscolo spinale del torace;
  - i muscoli ileocostale e lunghissimo del torace, che costituiscono il muscolo erettore della colonna.

A livello cervicale si devono aggiungere i muscoli semispinali della testa e del collo e splenio della testa e del collo. Tutti questi muscoli sono innervati dai rami posteriori dei nervi spinali.

Alcuni muscoli non sono considerati propriamente della colonna vertebrale, ma agiscono indirettamente su di essa; per esempio, a livello cervicale, i muscoli trapezio e sternocleidomastoideo e, a livello toracico e lombare, i muscoli addominali, quali i muscoli retto, obliquo esterno, obliquo interno e trasverso dell'addome.

2.3.6 Caratteristiche funzionali della colonna vertebrale

Colonna cervicale superiore

La colonna cervicale superiore è composta dalle prime tre vertebre cervicali, delle quali C1 (atlante) e C2 (epistrofeo) sono articolate tra di loro e con l'occipite oltre che con C3; l'articolazione fra occipite, atlante ed epistrofeo costituisce la *cerniera occipitocervicale* (Fig. 2.19).

Il compito motorio della colonna cervicale superiore è sia quello di mantenere (funzione tonica) i labirinti e gli occhi allineati secondo i piani orizzontale e verticale per permettere la corretta percezione dello spazio, sia quello di far muovere (funzione fasica) il capo per permettere l'esplorazione dello spazio circostante. La rotazione associata a modesta flessione anteriore è il movimento principale della colonna cervicale superiore, mentre quasi nulla è l'inclinazione laterale (o lateroflessione) (Fig. 2.20).

Le prime due vertebre hanno una struttura del tutto particolare: l'atlante è costituito da due archi vertebrali uniti da due massicci per le faccette articolari; l'epistrofeo è simile alle vertebre sottostanti, ma il corpo presenta alla faccia superiore il dente dell'epistrofeo, residuo del corpo dell'atlante, che si

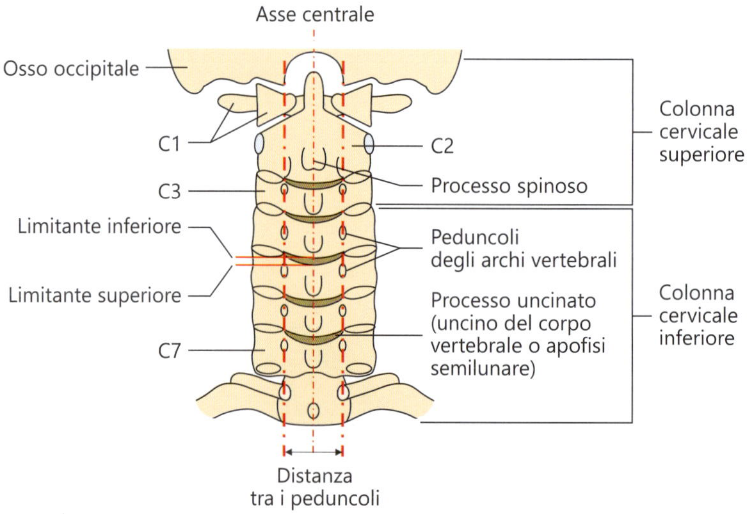

Figura 2.19 Colonna cervicale superiore e inferiore: proiezione anteroposteriore.

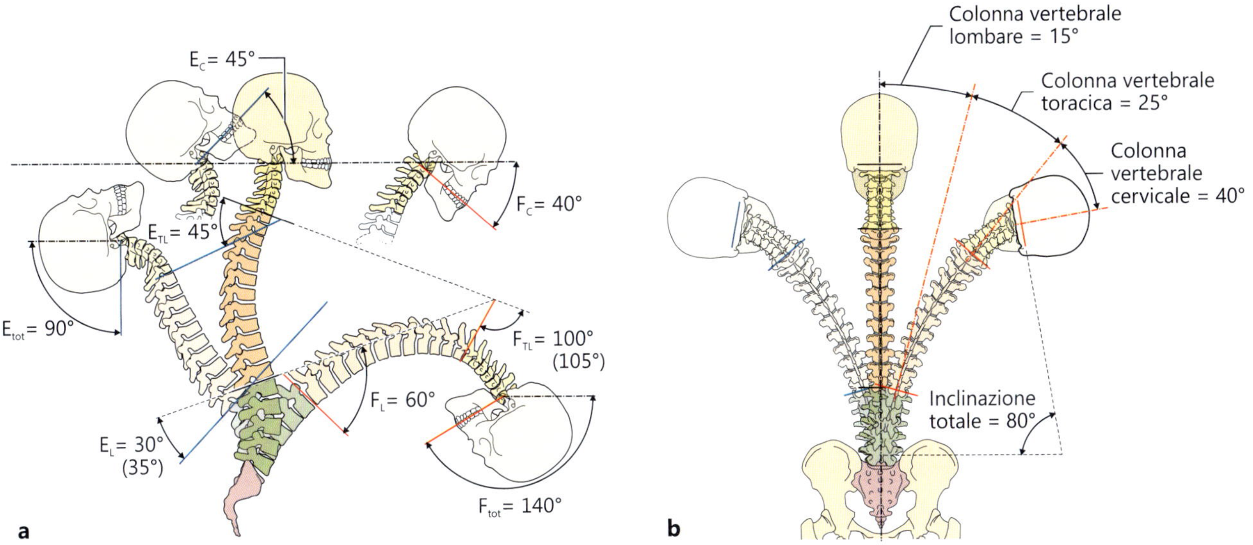

Figura 2.20 Movimenti della colonna vertebrale. **a**, Flessoestensione. **b**, Inclinazione laterale. E, estensione; F, flessione; L, lombare; tot, totale; TL, toracolombare; C, cervicale.

articola con l'arco vertebrale anteriore dell'atlante stesso.

Le complesse funzioni motorie della colonna cervicale sono espletate da un sistema di muscoli posti sia anteriormente sia posteriormente alla colonna vertebrale. I muscoli del piano posteriore sono i muscoli piccolo retto posteriore e grande retto posteriore della testa, obliquo superiore e obliquo inferiore della testa e il retto laterale della testa. Questi muscoli permettono piccoli aggiustamenti per compensare le componenti motorie provenienti dalla colonna vertebrale sottostante e ottimizzano la funzione oculomotoria estrinseca (convergenza) e intrinseca (messa a fuoco) (Fig. 2.21).

Sul piano anteriore si trovano i muscoli sopraioidei, sottoioidei, lungo del collo e retto anteriore della testa.

Colonna cervicale inferiore

La colonna cervicale inferiore è composta da quattro vertebre simili tra loro; caratteristica è la presenza dei processi uncinati (cfr. Fig. 2.19), siti nella parte laterale della faccia superiore e inferiore dei corpi vertebrali e articolati tra di loro mediante due faccette cartilaginee, a costituire le articolazioni uncovertebrali che contribuiscono alla stabilizzazione biomeccanica. I processi trasversi presentano un foro ove passano le arterie e la vena vertebrali e un ramo del nervo autonomico. Le faccette articolari superiori sono dirette in alto e indietro e le inferiori in basso e in avanti.

Il movimento principale della colonna cervicale è la flessoestensione. La rotazione e l'inclinazione laterale sono per lo più movimenti associati con prevalente rotazione della parte inferiore della colonna cervicale.

I muscoli del piano posteriore sono i muscoli intrinseci trasversospinale e intertrasversario; al di sopra si trovano i muscoli splenio, semispinale del collo, semispinale del torace, intertrasversario del collo, elevatore della scapola e lunghissimo del torace, mentre il piano più superficiale è costituito dal muscolo trapezio. Anteriormente si trovano i muscoli lungo del collo, retto anteriore della testa e retto laterale della testa; più lateralmente i muscoli scaleni e sternocleidomastoideo (cfr. Fig. 2.21).

Colonna toracica

La colonna toracica è costituita da dodici vertebre, su cui si inseriscono le coste, articolandosi con le faccette costali poste sul corpo vertebrale di due vertebre contigue (**articolazione della testa della costa**) e con una faccetta costale posta sul processo trasverso di una vertebra (**articolazione costotrasversaria**). Le faccette articolari zigapofisarie sono disposte sul piano frontale, verticalmente.

La colonna toracica nel suo insieme presenta una curva a convessità posteriore, la **cifosi toracica**, e

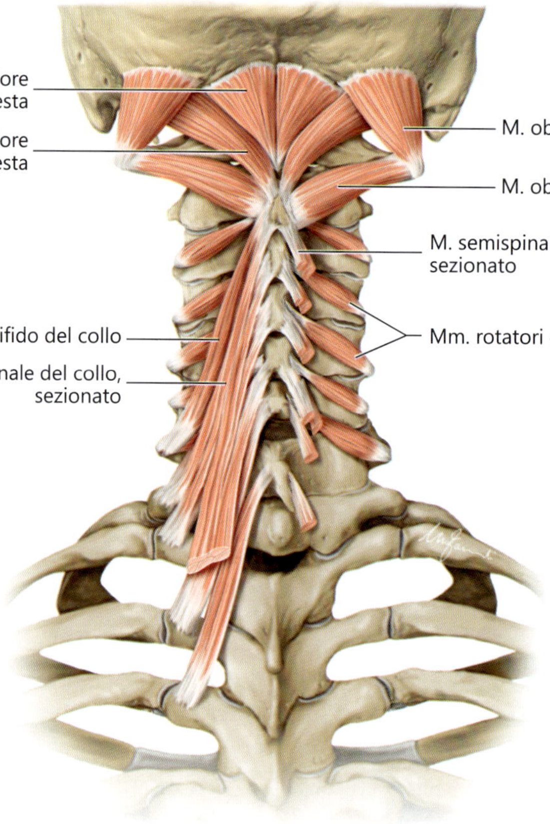

Figura 2.21 Muscoli della colonna cervicale.

può essere funzionalmente suddivisa in *superiore*, *media* e *inferiore*.

La **colonna toracica superiore** (T1-T3) è sostanzialmente solidale ai movimenti di rotazione e inclinazione laterale delle ultime vertebre cervicali: il tratto di passaggio tra le ultime vertebre cervicali e le prime toraciche costituisce la **cerniera cervicotoracica**.

La mobilità della **colonna toracica media** (T4-T7) è condizionata dalla presenza della gabbia toracica; all'altezza della vertebra T7 si ha la massima convessità della colonna *in toto* e questo passaggio anatomico è identificato come **cerniera mediotoracica**.

Il movimento principale della **colonna toracica inferiore** è la rotazione, che è condizionata dalla posizione delle faccette articolari; la rotazione risulta più evidente a livello delle vertebre T11 e T12, che, essendo articolate con le coste libere, hanno maggior libertà di movimento. Questo tratto della colonna toracica è integrato al tratto lombare costituendo la **cerniera toracolombare**: si tratta di una cerniera anatomica e funzionale, perché la vertebra T12 presenta le faccette articolari superiori di tipo toracico e quelle inferiori di tipo lombare. La cerniera toracolombare ha un ruolo biomeccanico di grande importanza nella deambulazione e il suo compito motorio principale è la flessoestensione, mentre sono limitati i movimenti di inclinazione laterale ed è quasi impossibile la rotazione (cfr. Fig. 2.20).

I muscoli toracici peculiari di questo tratto sono i muscoli spinocostali.

Colonna lombare

La colonna lombare si compone di cinque vertebre, di cui l'ultima articolata con l'osso sacro mediante il quinto disco lombare. Le faccette articolari sono rivolte indietro e all'interno, le superiori, e in avanti e in fuori, le inferiori.

La **cerniera lombosacrale** rappresenta l'inserzione della colonna vertebrale sulla pelvi; è mobile solo in flessoestensione, anche per la presenza del legamento ileolombare.

Osso sacro

L'osso sacro è costituito dalla fusione di cinque vertebre che proteggono le strutture nervose della *cauda equina*. È articolato con l'ileo mediante le **articolazioni sacroiliache**; queste, assai complesse ma con movimenti molto limitati, sono dotate di un poderoso sistema legamentoso, costituiscono una seconda cerniera tra colonna vertebrale e pelvi e, insieme alla sinfisi pubica, concorrono alla stabilizzazione dinamica della pelvi nel suo complesso.

Il **coccige** è formato dai rudimenti dei corpi di quattro vertebre, residuo della coda. La prima vertebra coccigea presenta, quali rudimento degli archi vertebrali, due piccole apofisi, e si articola con l'osso sacro mediante un normale disco intervertebrale, anche se in alcuni casi è sostituito da un'articolazione di tipo sinoviale, con due superfici cartilaginee, la sinovia e una capsula articolare. Sinoviale è anche l'articolazione tra la prima e la seconda vertebra coccigea. Nel maschio adulto le vertebre sottostanti possono essere fuse.

Il coccige può flettersi attivamente di qualche grado sotto l'azione dei muscoli anteriori; inoltre, può sia flettersi sia estendersi passivamente nel sedersi.

2.4 RIFLESSI MUSCOLARI ANTIGRAVITARI

I muscoli striati sono suddivisibili in due gruppi: fasici e tonici. I primi sono muscoli del movimento, mentre i secondi sono caratterizzati da una contrazione continua, tonica, delle loro fibre, al fine di mantenere la posizione dei segmenti corporei, e sono responsabili del tono muscolare e quindi della funzione antigravitaria e posturale.

La maggior parte dei muscoli correlati alla colonna vertebrale e all'UFVV contengono fibre sia fasiche sia toniche e, quindi, è più corretto considerarli come muscoli "prevalentemente fasici" o "prevalentemente tonici". Solo i profondi e "piccoli" muscoli intertrasversari sono esclusivamente tonici, tanto da essere gli unici muscoli della colonna vertebrale a essere controllati solo dai riflessi vestibolospinali e non a livello corticale.

In generale, i principali muscoli coinvolti nell'azione antigravitaria per il mantenimento della postura eretta sono i muscoli tibiale, quadricipite femorale, tricipite della sura e paravertebrali.

Il tono muscolare è un fenomeno complesso dato dalla costante attività di un certo numero di unità motorie e dal corretto funzionamento del **riflesso miotatico** (o *di stiramento*). Lo stimolo che attiva il riflesso miotatico è il rapido allungamento del muscolo e la risposta si manifesta con una contrazione involontaria dello stesso muscolo. Si tratta di un riflesso monosinaptico che fornisce una regolazione automatica all'allungamento dei muscoli scheletrici. Una serie secondaria di neuroni determina anche il rilassamento del muscolo antagonista (Fig. 2.22). Il riflesso è regolato a livello del midollo spinale, ma è modulabile, mediante inibizione o stimolazione, dai centri sovrassiali secondo il contesto e l'utilità funzionale dello stesso.

I recettori che trasformano lo stimolo (estensione del muscolo) in potenziale d'azione sono i cosiddetti **fusi neuromuscolari**: si tratta di una forma specializzata di fibra muscolare che contiene elementi contrattili e terminazioni sensitive. I fusi neuromuscolari sono in parallelo con le fibre extrafusali e ricevono la loro stessa innervazione motoria attraverso piccole fibre efferenti mielinizzate, denominate fibre gamma (fusimotorie). I recettori dei fusi neuromuscolari rispondono ai cambiamenti in lunghezza e tensione del muscolo attraverso due classi di terminazioni sensitive. Quando un muscolo viene stirato, le terminazioni primarie segnalano sia l'allungamento istantaneo sia il ritmo di stiramento, mentre le terminazioni secondarie segnalano principalmente l'allungamento istantaneo. Le terminazioni principali sono innervate da fibre afferenti di gruppo Ia di largo diametro, ad alta velocità di conduzione e bassa soglia, particolarmente sensibili allo stiramento dinamico. Ciascun fuso neuromuscolare contiene parecchie fibre contrattili (fibre intrafusali). Le fibre efferenti che stimolano le fibre intrafusali sono note come fibre gamma. La scarica efferente nei motoneuroni gamma provoca la contrazione delle fibre intrafusali. Le terminazioni fusali controllano la contrazione delle fibre extrafusali. In questo modo si stabilisce un circuito completo di retroazione.

Il tono muscolare antigravitario dipende anche dai riflessi tendinei di stiramento attivati dagli **or-**

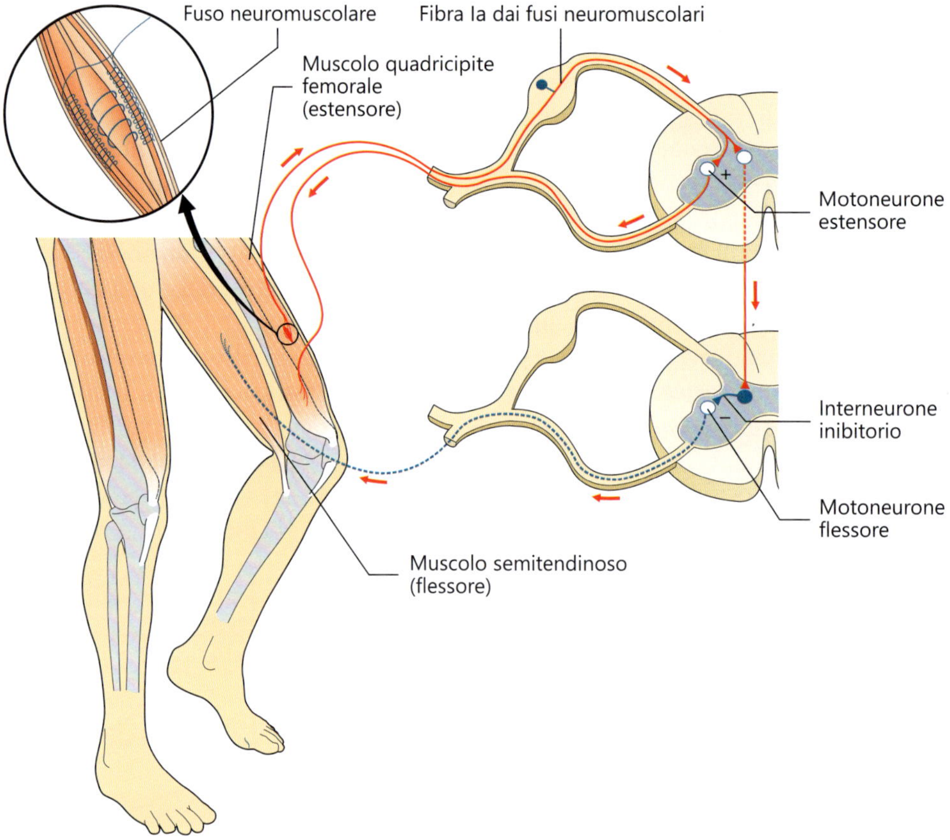

Figura 2.22 Circuito del riflesso miotatico (o di stiramento). Una fibra Ia, che origina da un fuso neuromuscolare posto a livello del muscolo quadricipite femorale (estensore), forma nel midollo spinale contatti monosinaptici eccitatori con motoneuroni alfa, che innervano lo stesso muscolo, e con interneuroni inibitori, che formano contatti sinaptici con motoneuroni diretti al muscolo antagonista (flessore).

gani muscolotendinei (*di Golgi*) nella giunzione miotendinea. Gli organi muscolotendinei rispondono alla tensione totale del muscolo provocata da una contrazione attiva o da uno stiramento passivo. Essi generano riflessi monosinaptici inibitori.

L'arco del riflesso miotatico agisce come meccanismo di retroazione che permette al muscolo di mantenere la sua lunghezza costante. Il tono dei muscoli della colonna vertebrale mantiene la naturale posizione della colonna vertebrale nello spazio, in asse rispetto al piano frontale e con le già descritte curve nel piano sagittale. I motoneuroni alfa ricevono:

- influenze facilitatorie dalle terminazioni dei fusi neuromuscolari;
- influenze inibitorie dalle afferenze tendinee;
- influenze inibitorie dai livelli intrasegmentali e sopraspinali.

Il controllo sovrasegmentario del tono posturale dipende dai riflessi vestibolospinali già descritti (cfr. § 2.1.5).

I riflessi vestibolospinali derivano principalmente dall'orecchio interno, ma vengono perfezionati dai nuclei vestibolari che elaborano contemporaneamente anche i segnali provenienti dai cosiddetti **gravicettori somatici**; questi si definiscono *gravicettori*, perché contribuiscono sensibilmente alla percezione della posizione del corpo rispetto al vettore gravitazionale, e *somatici*, perché si trovano nel corpo. Sono gravicettori somatici:

- i meccanocettori della parete della vena cava superiore: la pressione del sangue sulla parete della vena dipende dalla posizione del torace rispetto all'asse gravitazionale;
- i meccanocettori del fondo dello stomaco: la pressione del cibo e/o dei liquidi sulla parete gastrica dipende dalla posizione dell'addome rispetto al vettore gravitazionale;

- i meccanocettori dei legamenti sospensori dei reni; i reni, organi pari e simmetrici, si trovano ai lati delle ultime vertebre toraciche e delle prime lombari, sono immersi nel tessuto adiposo perirenale – nel quale, in un certo senso, galleggiano – e rimangono fissati alle strutture circostanti grazie alla loro sottile capsula fibrosa, la fascia renale, che si fonde con lo strato fasciale che avvolge i muscoli grande psoas e quadrato dei lombi. Pertanto i reni hanno una certa, modesta, mobilità intrinseca e la loro posizione istantanea nel grasso addominale che li avvolge dipende dalla posizione dell'addome rispetto al vettore gravitazionale.

In conclusione, quindi, ogni segmento corporeo, testa, torace o addome, ha un suo proprio specifico gravicettore e la percezione della verticalità del corpo nel suo complesso dipende dalla simultanea integrazione a livello dei nuclei vestibolari delle informazioni maculari, della vena cava, del fondo gastrico e delle capsule renali.

2.5 MOVIMENTI OCULARI

Una delle funzioni fondamentali nel mantenimento dell'equilibrio è quella di stabilizzare l'immagine sulla retina al fine di mantenere la visione foveale distinta durante il movimento attivo e/o passivo del corpo e/o della testa nello spazio.

Secondo la classificazione tradizionale, si distinguono movimenti oculari:

- **volontari** con i quali, volontariamente, gli occhi sono portati in una data direzione;
- **automatici**, provocati da una stimolazione periferica (per lo più visiva), che permettono la visione definita dell'oggetto che suscita interesse. Tali movimenti comprendono:
  - movimenti di fissazione, che consentono un aggiustamento dello sguardo per portare l'immagine dell'oggetto sulla fovea quando questo compare nel campo retinico periferico,
  - movimenti di inseguimento, che mantengono l'immagine sulla retina durante lo spostamento dell'oggetto,
  - nistagmo optocinetico (NOC), che si determina quando nel campo visivo compaiono più immagini in successione;
- **riflessi**, che sono di due tipi:
  - deviazioni oculari che compensano i cambiamenti di posizione della testa in rapporto al corpo,
  - deviazioni oculari provocate dai movimenti della testa nello spazio.

A questi tre tipi di movimenti oculari sono fatti corrispondere tre differenti livelli di organizzazione neuronale:

- per i movimenti volontari, la corteccia prefrontale dorsolaterale (o area 8 di Brodmann o area oculomotoria frontale) e la via oculocefalogira anteriore;
- per i movimenti automatici, la corteccia parietoccipitale e la via oculocefalogira posteriore;
- per la motilità oculare riflessa, che non necessita di alcun controllo da parte della vigilanza, il tronco encefalico e, in particolare, il sistema vestibolare.

Secondo una visione più funzionale, si distinguono movimenti oculari:

- **di vergenza**, disconiugati, che hanno la finalità di focalizzare oggetti fermi, a distanza inferiore a 20 cm (convergenza e/o divergenza);
- **di versione**, che hanno lo scopo di portare sulla fovea oggetti in movimento che si trovano a una distanza superiore a 20 cm. A loro volta sono funzionalmente suddivisibili in movimenti oculari lenti e rapidi.

I movimenti di vergenza sono funzionalmente correlati all'attività dei muscoli cervicali tonici che regolano la posizione del capo nella messa a fuoco di un oggetto a breve distanza, come nella lettura di un libro o dello schermo del computer.

I movimenti di versione, lenti e rapidi, sono invece funzionalmente correlati ai muscoli della colonna vertebrale fasici, cervicali *in primis*, che consentono di ruotare il capo e il corpo per l'esplorazione dell'ambiente circostante.

2.5.1 Movimenti oculari lenti

I movimenti oculari lenti sono caratterizzati da bassa latenza (120-150 ms) e ridotta velocità (inferiore a 80°/s). I movimenti lenti sono utilizzati principalmente:

- in risposta a uno stimolo visivo:
  - inseguimento di una mira in movimento (movimento di conduzione, *smooth pursuit* o *poursuite oculaire*),

- fase lenta del nistagmo optocinetico (NOC)
  - microglissadici di fissazione;
- in risposta a uno stimolo labirintico:
  - fase lenta del nistagmo;
- in risposta a uno stimolo propriocettivo:
  - fase lenta del riflesso cervicoculare.

Movimenti oculari da stimolo visivo

I movimenti oculari da stimolo visivo hanno lo scopo di mantenere distinta la visione di oggetti in movimento in un ambiente visivo stabile. I **riflessi di inseguimento** producono movimenti oculari che assicurano la continua visione foveale compensando il movimento degli oggetti nello spazio (Fig. 2.23). Correlate a questa funzione principale sono:
- la riduzione degli scivolamenti involontari degli occhi durante la fissazione foveale di un oggetto stazionario (microglissadici di fissazione);
- la cooperazione con il riflesso vestiboloculomotore nello stabilizzare l'immagine della retina durante la rotazione della testa.

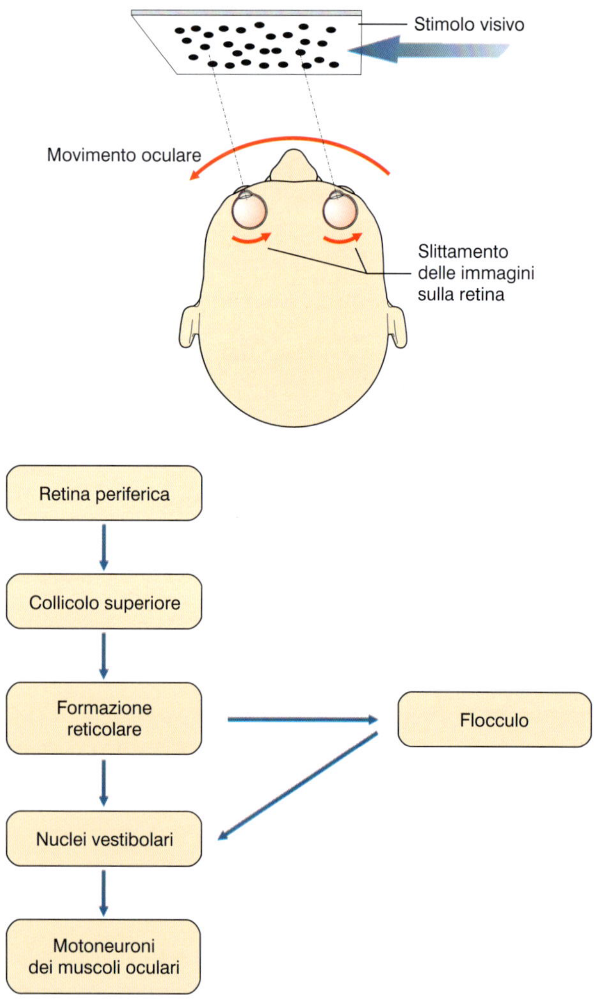

Figura 2.23 I riflessi di inseguimento producono movimenti oculari che assicurano la continua visione foveale compensando il movimento degli oggetti nello spazio. Il riflesso inizia con uno slittamento dell'immagine sulla retina: la retina parafoveale attiva in sequenza il collicolo superiore, la formazione reticolare, i nuclei vestibolari e i motoneuroni dei muscoli oculari. Inoltre, un circuito collaterale passa per il flocculo del cervelletto.

Un ruolo fondamentale per il controllo dei movimenti lenti è svolto dal cervelletto; in particolare, il flocculo ha il compito di controllare i movimenti d'inseguimento: le proiezioni flocculari ai nuclei vestibolari aggiustano il guadagno dei riflessi vestiboloculomotori garantendo la stabilizzazione dell'immagine retinica durante i movimenti del capo mediante un processo di adattamento continuo che tiene conto anche dell'informazione visiva re-afferente (cfr. Fig. 2.9).

I centri e le vie nervose implicate nella genesi dei movimenti lenti da stimolo visivo sono la via afferente visiva, costituita dal sistema visivo extragenicolato-striato, e i centri di controllo corticale (la corteccia visiva occipitale, la corteccia associativa del lobo parietale, i campi oculomotori frontali). Il sistema extragenicolato-striato svolge la funzione localizzatoria della vista, atta cioè alla localizzazione di un oggetto nello spazio, ed è genericamente detto anche "via del dove". La funzione visiva discriminatoria è attuata dal sistema visivo genicolato-striato atto a identificare le caratteristiche dell'oggetto localizzato e che è genericamente detto anche "via del cosa" (Fig. 2.24).

La "**via del dove**" è strettamente connessa al sistema vestibolare e al controllo posturale del capo e del corpo. Origina dalle cellule ganglionari della retina che hanno sensibilità direzionale. Tramite il tratto ottico accessorio le afferenze retiniche terminano alla regione pretettale ipsi- e controlaterale, al collicolo superiore ipsi- e controlaterale, al nucleo accessorio del tratto ottico controlaterale, al nucleo pregenicolato (nucleo ventrale del corpo genicolato laterale) controlaterale, alla porzione ventrale del corpo genicolato laterale ipsi- e controlaterale e alla porzione più laterale del complesso dei nuclei ventrolaterali e posteriori (principalmente il pulvinar) del talamo. Dal nucleo accessorio del tratto ottico originano proiezioni che raggiungono i nuclei

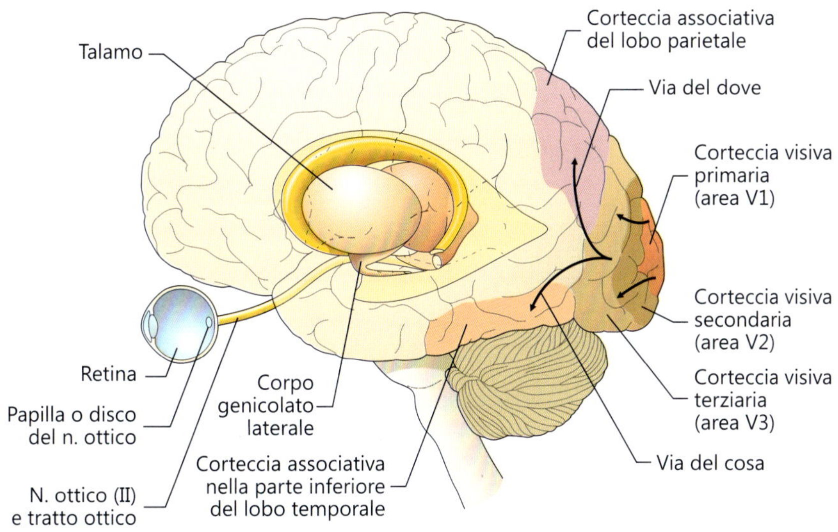

Figura 2.24 I centri di controllo corticale implicati nella genesi dei movimenti lenti da stimolo visivo sono la corteccia visiva occipitale, la corteccia associativa del lobo parietale e i campi oculomotori frontali. Il sistema extragenicolato-striato svolge la funzione localizzatoria della vista, atta cioè alla localizzazione di un oggetto nello spazio, ed è genericamente detto anche "via del dove". La funzione visiva discriminatoria è attuata dal sistema visivo genicolato-striato atto a identificare le caratteristiche dell'oggetto localizzato e che è genericamente detto anche "via del cosa".

oculomotori pontini, il *nucleus prepositus*, la formazione reticolare mesencefalica, l'oliva inferiore. I nuclei pretettali proiettano al nucleo reticolotegmentale e da lì ai nuclei vestibolari.

2.5.2 Movimenti oculari rapidi di versione

I movimenti oculari rapidi volontari rappresentano la modalità abituale di movimento oculare quando nella vita quotidiana si desidera spostare lo sguardo da un oggetto a un altro e rappresentano i movimenti utilizzati nella lettura. Questo tipo di movimento è caratterizzato da una latenza di circa 200-250 ms e una velocità proporzionale all'ampiezza dello spostamento degli occhi che può arrivare anche a 700°/s.

I movimenti saccadici sono utilizzati:

- in risposta a uno stimolo visivo:
  - richiamo dell'attenzione verso una mira periferica o rifissazione per il cambiamento di posizione della mira (per esempio, nella lettura),
  - inseguimento di una mira che si sposta a una velocità maggiore di quella controllabile dal sistema lento,
  - microsaccadici di rifissazione,
  - fase rapida del nistagmo optocinetico (NOC);
- come movimento rapido volontario o automatico verso una mira immaginaria o una sorgente sonora;
- come ritorno riflesso degli occhi in posizione primaria di sguardo in risposta a una deviazione lenta dovuta, per esempio, a uno stimolo labirintico o propriocettivo (fase rapida del nistagmo).

I circuiti per la genesi dei movimenti saccadici che rappresentano le fasi rapide del nistagmo sono sottocorticali, mentre quelli per la genesi e il controllo dei movimenti saccadici automatici e volontari sono principalmente corticali.

La visione frontale binoculare necessita di una perfetta coniugazione degli occhi ed è il risultato dell'equilibrio tra muscoli agonisti e antagonisti. La coniugazione dei movimenti di versione orizzontali è principalmente espletata dalle fibre decorrenti nel fascicolo longitudinale mediale. Attraverso le fibre di controllo internucleare decorrenti nel fascicolo longitudinale mediale, il nucleo premotore del VI diviene il centro attivatore della lateralità e realizza l'abduzione dell'occhio omolaterale e l'adduzione di quello controlaterale.

Come per i movimenti lenti, anche per quelli rapidi il cervelletto svolge un ruolo molto importante nel consentire una visione oculare perfetta.

2.6 INTEGRAZIONE SENSORIALE

Il mantenimento della postura eretta avviene mediante l'attività della muscolatura tonica antigravitaria. Il tono posturale è regolato da una serie di riflessi finalizzati al mantenimento della postura di riferimento o all'adattamento ai cambiamenti nella posizione reciproca dei vari segmenti corporei per lo più mediante tre reazioni:
- visiva
- labirintica
- tattile, in cui l'attivazione dei recettori cutanei della pianta dei piedi provoca l'attivazione dei muscoli estensori delle gambe; questa reazione necessita dell'integrazione della corteccia motoria.

2.6.1 Controllo vestibolospinale del tono posturale

Il controllo vestibolospinale del tono posturale dipende principalmente dall'integrazione nei nuclei vestibolari dei segnali gravitazionali e di accelerazione provenienti dal labirinto e di quelli propriocettivi relativi allo stato di tensione muscolare, alle condizioni di appoggio sul terreno, tramite i propriocettori e i pressocettori podalici, e alla posizione reciproca dei vari segmenti corporei (geometria corporea).

I propriocettori da cui originano le informazioni che raggiungono anche i nuclei vestibolari sono i fusi neuromuscolari, gli organi muscolotendinei, i corpuscoli di Pacini-Vater e i recettori articolari.

Afferenze spinali

Le informazioni propriocettive afferenti si distinguono, in base alla loro localizzazione nel midollo spinale, nei contingenti **laterale**, più piccolo, e **mediale**, con fibre di maggior calibro. In base alla loro lunghezza si distinguono, invece, **fibre corte**, per la maggior parte in rapporto crociato con le cellule del tratto spinocerebellare anteriore, **fibre medie**, che afferiscono in via diretta alle cellule del tratto spinocerebellare posteriore, e **fibre lunghe**, che raggiungono i nuclei gracile e cuneato nel bulbo e, da lì, il talamo lungo il lemnisco mediale.

In base all'organizzazione in fasci, le afferenze spinali che cooperano con i riflessi vestibolospinali nel controllo della postura si distinguono principalmente nei **fasci spinobulbotalamico** e **spinocervicotalamico**. La caratteristica di entrambi è quella di far convergere ai nuclei del tronco encefalico, prima, e al talamo, poi, differenti informazioni sensoriali: muscolari, cutanee, articolari.

Altri fasci sono lo spinolivare, lo spinoreticolare, gli spinocerebellari anteriore, posteriore e rostrale, lo spinovestibolare – le cui fibre, almeno in parte, sono collaterali del fascio spinocerebellare dorsale e raggiungono le parti più caudali dei nuclei vestibolari inferiore, mediale, laterale e, soprattutto, il gruppo cellulare X –, lo spinoreticolovestibolare, lo spinotalamico e lo spinotettale.

Nuclei vestibolari

Il **nucleo vestibolare laterale** integra afferenze labirintiche principalmente ipsilaterali e afferenze cutanee, muscolari e articolari di origine soprattutto lombare e cervicale e prevalentemente controlaterali attraverso proiezioni dirette (vie spinovestibolari) e indirette (via spinocerebellovestibolare, spinolivocerebellovestibolare, spinoreticolovestibolare).

I **nuclei vestibolari mediale** e **inferiore** e i **gruppi cellulari X** e **Y** integrano afferenze labirintiche e propriocettive cervicali. Queste ultime hanno sia azione eccitatrice diretta, sia attività modulatrice indiretta attraverso l'oliva bulbare, il cervelletto e la formazione reticolare.

Afferenze propriocettive cervicali

Le afferenze propriocettive cervicali ai nuclei vestibolari sono prevalentemente crociate e provengono principalmente dai fusi neuromuscolari della muscolatura paravertebrale posteriore, in particolare dai muscoli piccolo retto e grande retto posteriori della testa, obliquo superiore e obliquo inferiore della testa, semispinali del collo e della testa, trasverso della nuca, splenio della testa e splenio del collo. Questi rappresentano la muscolatura posteriore, estensoria della colonna vertebrale, assiale e tonica. A questi si associano, per l'importanza "recettoriale", la muscolatura assiale anteriore fasica, principalmente il muscolo sternocleidomastoideo, e, soprattutto, la muscolatura trasversale fasica, in particolare i muscoli elevatore della scapola e trapezio.

I muscoli tonici nucali presentano una quantità di fusi neuromuscolari comparabile solo con quella della corda vocale e dei muscoli oculari estrinseci e interossei della mano.

A livello degli interneuroni spinali e soprattutto nel nucleo cervicale centrale si ha la convergenza delle afferenze propriocettive cervicali con quelle labirintiche, in particolare dal canale semicircolare verticale. Da questo, fibre proiettano al cervelletto. La cooperazione tra riflessi cervicali e maculari ha la funzione di stabilizzare la postura della testa e degli arti rispetto al tronco durante i movimenti della testa nello spazio e si esplica attraverso i riflessi cervicocollico, cervicospinale e cervicoculomotore, di tipo segmentario miotatico, dati dalla convergenza delle afferenze dai nervi spinali C2 e C3 al nucleo vestibolare mediale controlaterale (facilitatrice) e a quello ipsilaterale (inibitrice).

In generale, le afferenze propriocettive cervicali fungono da servomeccanismo nel controllo muscolare dinamico, in grado di attenuare o di amplificare i riflessi posturali conseguenti alla stimolazione labirintica. Inoltre, rappresentano sia un meccanismo di sostituzione sensoriale nell'instaurarsi del compenso di un danno labirintico sia una valida alternativa, in ambito fisiologico, ai riflessi vestibolari alle più basse frequenze e alle minori intensità di stimolo.

Afferenze propriocettive lombari

Anche dalla regione lombare giungono importanti informazioni propriocettive ai nuclei vestibolari con regolazione non solo dei riflessi vestibolospinali ma anche di quelli oculomotori. Infatti, è stato dimostrato che l'anestesia unilaterale della muscolatura lombare mediante procaina in soggetti sani determina, oltre all'alterazione dei riflessi di raddrizzamento, la comparsa di nistagmo nel 71,4% dei casi.

Afferenze propriocettive oculari

Anche dai muscoli oculomotori giungono ai nuclei vestibolari informazioni propriocettive importanti nel controllo dell'oculomozione. I muscoli oculari presentano un alto numero di propriocettori, sia come fusi neuromuscolari sia come terminazioni sensitive a palizzata a livello della giunzione miotendinea, ma anche terminazioni libere e corpuscoli lamellari (di Pacini). Le fibre primarie di questi recettori si trovano con le fibre motrici dei nervi cranici II, IV e VI per poi raggiungere, attraverso la branca oftalmica del nervo trigemino, il ganglio trigeminale (di Gasser).

Afferenze propriocettive oculari giungono ai nuclei cervicali del midollo spinale, alla formazione reticolare mesencefalica, al collicolo superiore, al corpo genicolato laterale, al talamo, nonché ai nuclei oculomotori stessi, al cervelletto e, infine, ai nuclei vestibolari con il principale fine di ottimizzare i riflessi spinali. Tuttavia, la soppressione o l'alterazione dei movimenti oculari o delle afferenze propriocettive dei muscoli estrinseci comportano ambliopie funzionali che impediscono o alterano lo sviluppo della selettività dell'orientamento visivo modificando, perciò, anche l'informazione visiva.

2.6.2 Controllo della postura

Tre distinti sistemi di senso rispondono allo spostamento del corpo relativamente alla superficie di supporto orizzontale:

- accelerometri dei canali semicircolari e delle macule;
- occhi;
- recettori di pressione dei piedi insieme ai propriocettori della caviglia e dei muscoli degli arti inferiori.

La postura è più stabile quando tutti i sistemi sensoriali operano contemporaneamente.

I segnali provenienti dal labirinto e le informazioni propriocettive cervicali convergono sui neuroni spinali, principalmente del nucleo cervicale centrale. Da qui, le informazioni raggiungono il cervelletto. L'interazione tra informazioni vestibolari e propriocettive modula i riflessi vestibolospinali in modo da stabilizzare la testa nello spazio e le braccia rispetto al tronco, durante il movimento della testa nello spazio.

Similmente all'informazione cervicale, l'*input* podalico ha lo stesso valore di informazione "secondaria" nel controllo della postura. L'interazione tra collo e riflessi labirintici sugli arti stabilizza la posizione del tronco rispetto alla verticale comportamentale. L'interazione dei riflessi cervicali influenza l'attività di supporto negli arti in relazione alla posizione della testa e del collo. L'interazione tra collo e labirinto contribuisce alla stabilizzazione del tronco, permettendo alla testa di muoversi liberamente sul corpo senza comprometterne la stabilità. I riflessi cervicali sono quindi importanti quanto quelli labirintici nel mantenimento dell'equilibrio posturale.

L'interazione tra informazioni vestibolari e propriocettive riguarda non solo il collo, ma tutta la catena propriocettiva. Infatti, per qualunque posizione data della testa nel piano orizzontale l'informazione propriocettiva dai meccanocettori lungo il corpo è convogliata ai centri di controllo dell'equilibrio informando sulla posizione della testa in relazione alla superficie di supporto.

L'organizzazione posturale può avvenire secondo due diverse strategie neurofisiologiche. Nella **strategia "dall'alto verso il basso"** il controllo dell'equilibrio è mediato in primo luogo dai segnali provenienti dai recettori vestibolari e il capo è orientato e mantenuto stabile in relazione al vettore gravitazionale. Nella **strategia "dal basso verso l'alto"** viene prima di tutto stabilizzato l'appoggio e il controllo antigravitario è affidato primariamente ai segnali provenienti dai piedi e dalle caviglie; in questa condizione il capo non è vincolato in una posizione, ma è libero di muoversi per esplorare l'ambiente.

Grazie a questi due diversi meccanismi, il capo risulta essere ben stabilizzato quando deve far fronte alle oscillazioni del corpo ma, allo stesso tempo, ha una grande libertà di movimento rispetto al tronco, libertà necessaria per l'esplorazione dell'ambiente. Il corretto allineamento del capo rispetto all'orizzonte è indispensabile per fornire al resto del corpo una cornice di riferimento per l'orientamento del soggetto rispetto sia alla gravità sia all'ambiente.

2.6.3 Unità funzionale vestibolovertebrale e controllo della stabilità della testa e del campo visivo

Lo scopo principale della cosiddetta UFVV, soprattutto nella componente prossimale, cioè cervicale, è la stabilizzazione dinamica del capo durante il movimento del corpo.

Le **informazioni vestibolari** intervengono nel controllo della posizione della testa e degli arti in condizioni dinamiche durante i movimenti del corpo o della base di appoggio (*riflessi di bilanciamento*), per mezzo delle informazioni provenienti dai canali semicircolari, e nel mantenimento della postura statica, tramite le informazioni otolitiche. Esse, inoltre, durante gli spostamenti della testa, stabilizzano la direzione dello sguardo mediante movimenti compensatori degli occhi (*riflesso vestiboloculomotore*).

Le **afferenze propriocettive miotendinee** e **articolari dalla colonna vertebrale** informano sulla posizione dei segmenti corporei e sullo stato di contrazione muscolare, concorrono al mantenimento del tono muscolare tramite i riflessi miotatici ed elicitano i riflessi posturali; inoltre contribuiscono alla fine regolazione della pressione arteriosa durante i cambiamenti posturali.

L'**informazione visiva**, ottimizzata dalla stabilizzazione del capo rispetto al tronco, permette un controllo diretto dell'ambiente circostante, della posizione della testa e del corpo nello spazio e guida con maggiore precisione i movimenti.

L'integrazione dei segnali vestibolari e propriocettivi con il **sistema simpatico** concorre all'ottimizzazione delle funzioni cardiocircolatoria e respiratoria nei cambiamenti posturali e nel movimento.

La base anatomofisiologica dell'unità funzionale vestibolovertebrale è schematizzata nella figura 2.25 che descrive il rapporto tra informazioni propriocettive cervicotoraciche e trigeminali e la regolazione neurovegetativa oculare e labirintica. Il modello si basa sulla dimostrazione anatomica della connessione intramidollare tra i metameri C2 e T2 e il risultato degli esperimenti eseguiti da Franz [12, 13, 14] sul controllo neurovegetativo della funzione tubarica e dell'orecchio interno.

L'interazione vestibolovertebrale finalizzata alla stabilità del capo durante il movimento trova le sue basi nel **modello *spinal engine* di Gracovetsky** [15]. Secondo gli studi di questo Autore, la biomeccanica vertebrale è funzionalmente organizzata in modo da esaurire l'energia cinetica prodotta dal cammino, per garantire la stabilizzazione del capo da parte dei muscoli cervicali. In base a questo modello, l'energia dell'impulso che ritorna dal passo è trasmessa verso l'alto e determina una serie di rotazioni e controrotazioni dei vari segmenti di tutta la colonna vertebrale. L'anatomia delle articolazioni zigapofisarie cervicali è tale da comportare un'inversione della coppia assiale dell'energia propagata dalla colonna toracica. L'effetto di questa inversione è il bilanciamento del movimento dell'arto inferiore attraverso un movimento in direzione opposta delle spalle e degli arti superiori (sincinesie pendolari della marcia). In questo modo la testa resta stabile durante il cammino e gli occhi possono percepire in modo altrettanto stabile l'ambiente.

Ogni modificazione di questa sequenza di rotazioni e controrotazioni comporta un'oscillazione del capo e l'attivazione dei riflessi vestibolooculomotori come compenso; se tali riflessi non risultano adeguati a compensare le oscillazioni del capo, si presenterà la condizione patologica nota come oscillopsia.

La stabilità dell'immagine visiva durante il movimento dipende dall'integrazione dei riflessi labirintici oculomotori, di quelli visivi (visivovestiboloculomotore e optocinetico) e dei riflessi cervicoculomotori che originano dai propriocettori articolari e muscolari, soprattutto della colonna cervicale superiore (cfr. § 2.15).

Secondo il modello di Gracovetsky, la contrazione unilaterale della muscolatura verticale lombare, in relazione alla lordosi fisiologica della colonna lombare, induce un'inclinazione laterale-rotazione dei segmenti mobili. L'anatomia delle vertebre lombari determina, quindi, la trasformazione delle forze muscolari verticali in una coppia assiale in grado di generare la rotazione della pelvi. L'arto inferiore segue il movimento di rotazione della pelvi al momento dell'impatto del piede al suolo; quando il piede respinge il suolo, i muscoli estensori dell'anca si contraggono e in tal modo l'energia muscolare generata dai muscoli dell'arto inferiore è restituita alla colonna vertebrale attraverso i legamenti dell'articolazione sacroiliaca, legamenti che costituiscono il rapporto biomeccanico tra gli estensori dell'anca (muscoli gluteo e bicipite femorale) e i muscoli erettori della colonna vertebrale.

Grazie a questo rapporto, l'energia del passo è riconvertita in coppia assiale a livello della colonna lombare e attraverso la cerniera toracolombare restituita alla muscolatura paravertebrale controlaterale per realizzare il secondo passo. L'energia dell'impulso che ritorna dal passo ed è trasmessa verso l'alto non è né assorbita né trasformata in calore nei dischi intervertebrali, ma è capace di far girare l'articolazione intervertebrale. In tal modo l'energia si propaga anche in senso craniale, de-

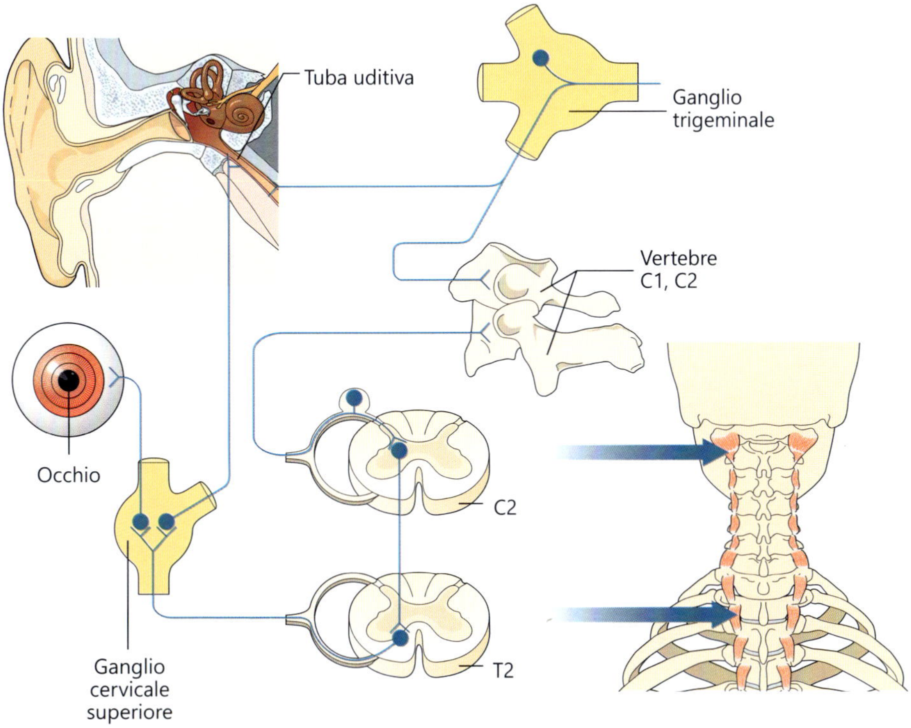

Figura 2.25 Unità funzionale vestibolovertebrale: interazione funzionale tra controllo vestibolospinale, muscoli intertrasversari cervicali, segmenti midollari C2 e T2, nervo trigemino e ganglio cervicale superiore.

terminando una rotazione della colonna toracica e cervicale. L'anatomia delle vertebre cervicali comporta, però, che l'energia propagata dalla colonna toracica inverta la direzione della coppia assiale: l'effetto è quello che porta a controbilanciare il movimento di un arto inferiore con quello controlaterale della spalla e del braccio opposti (sincinesie pendolari della marcia).

La finalità biomeccanica delle sincinesie pendolari è quella di esaurire le rotazioni e controrotazioni dei vari segmenti vertebrali a livello della cerniera cervicotoracica in modo da ridurre le oscillazioni del capo durante il cammino e favorire così la stabilizzazione dinamica del campo visivo.

In conclusione quindi, lo schema di Franz dimostra la stretta correlazione neurofisiologica tra labirinto e colonna cervicale e il modello di Gracovetsky evidenzia la stretta correlazione biomeccanica tra stabilizzazione del campo visivo e colonna vertebrale. Si può affermare, quindi, che l'efficienza funzionale della colonna vertebrale e, soprattutto, della zona cervicale è indispensabile per una corretta integrazione neurofisiologica tra segnali labirintici e segnali vertebrali e per una corretta integrazione biomeccanica tra capo e tronco in modo da mantenere sia un adeguato controllo della postura sia un'efficiente esplorazione del campo visivo [16].

2.7 VASCOLARIZZAZIONE DELL'UNITÀ FUNZIONALE VESTIBOLOVERTEBRALE

2.7.1 Afflusso arterioso

Il cervello umano pesa circa 1.400-1.500 g ed è irrorato da una quantità di sangue che corrisponde a circa il 15-20% del flusso ematico totale (circa 700 mL/min provenienti da entrambe le arterie carotidi interne e 300 mL/min dalle due arterie vertebrali).

L'irrorazione arteriosa dell'orecchio interno dipende dalle **arterie vertebrali**. Anatomicamente, l'arteria vertebrale origina dall'arteria succlavia come sua prima ramificazione, alla base del collo, nel settore superiore del mediastino. Si dirige cranialmente fino a divenire intracranica dopo aver oltrepassato il forame magno, riunendosi con l'arteria controlaterale per dare origine all'arteria basilare. È lunga circa 25 cm e mantiene un diametro massimo compreso tra 3 e 6 mm.

Generalmente, le arterie vertebrali non hanno diametro equivalente: la vertebrale dominante è abitualmente la sinistra, che presenta un diametro maggiore rispetto alla controlaterale nel 45-50% dei casi; solo nel 20% circa dei casi è dominante la destra e nel 30% circa non vi è asimmetria di calibro. L'arteria basilare nasce dall'arteria vertebrale dominante, mentre l'arteria vertebrale minore, soprattutto se ipoplasica, confluisce direttamente nell'arteria cerebellare inferiore posteriore omolaterale. L'ipoplasia monolaterale si riscontra nel 10% circa dei casi, 6% per l'arteria vertebrale destra e 4% per l'arteria vertebrale sinistra. La presenza di un'agenesia completa con un'unica arteria vertebrale è riscontrabile nel 3-6% dei casi.

Convenzionalmente l'arteria vertebrale viene divisa in quattro segmenti (Fig. 2.26):

- V1: dal margine posterosuperiore dell'arteria succlavia fino alla vertebra C6, cioè sino all'immissione nel canale osseo costituito dall'allineamento dei forami trasversari dei processi trasversi delle prime sei vertebre cervicali. V1 si estende per 3-5 cm, è libera da connessioni e tende all'elongazione e all'inginocchiamento (*kinking*) per evitare, con il movimento del collo, trazioni sull'arteria succlavia, segmento relativamente più fisso. Con l'età si verifica il progressivo innalzamento dell'arco aortico e l'arteria vertebrale presenta maggior tendenza al *kinking*;
- V2: dal processo trasverso della vertebra C6 a quello di C2, con decorso all'interno dei forami trasversari. In questo tratto l'arteria contrae rapporti di fissità, tramite bande fibrose, con i dispositivi ossei che possono, se deformati da processi artrosici, esercitare compressioni estrinseche; fenomeni simili possono essere provocati da protrusioni discali;
- V3: l'arteria vertebrale dalla vertebra C2 curva lateralmente e quindi medialmente intorno alla vertebra C1 fino a penetrare nella membrana atlantoccipitale. Si tratta di un segmento orizzontale, non perfettamente simmetrico tra i due lati, mobile, sinuoso per permettere gli ampi movimenti del capo sulla colonna cervicale, ma particolarmente esposto ai traumi diretti o indiretti come nel colpo di frusta;
- V4: dalla membrana atlantoccipitale attraverso

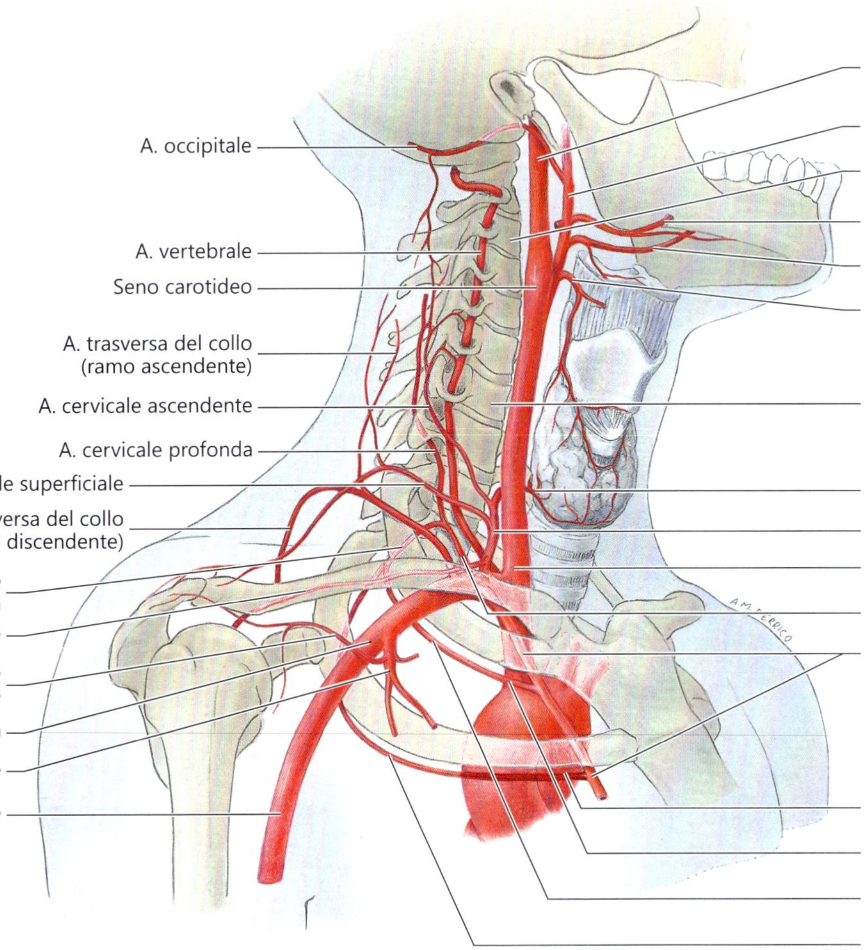

Figura 2.26 Arteria succlavia di destra e suoi rami. Si noti il decorso dell'arteria vertebrale che, raggiunta la sesta vertebra cervicale (C6), risale nel collo percorrendo i forami trasversari.

il forame magno prosegue con decorso intracranico fino a riunirsi con l'arteria vertebrale controlaterale nella formazione dell'arteria basilare a livello del solco bulboprotuberziale (Fig. 2.27). Questo è l'unico caso in cui due grandi arterie confluiscono anziché dividersi in collaterali.

È importante rilevare che il sangue proveniente da ogni arteria vertebrale non si mescola a livello dell'arteria basilare, ma si distribuisce alle collaterali omolaterali, comprese le arterie labirintiche.

L'**arteria basilare** decorre lungo il solco basilare della superficie ventrale del ponte e termina al di sopra dell'origine apparente del nervo oculomotore (III nervo cranico) dividendosi nelle due arterie cerebrali posteriori, che entrano a far parte del circolo arterioso cerebrale vicariante di Willis. L'arteria basilare vascolarizza ponte, cervelletto, talamo e ipotalamo attraverso rami circonflessi brevi per il ponte e il peduncolo cerebellare medio e rami circonflessi lunghi rappresentati dall'arteria cerebellare inferiore anteriore e dall'arteria cerebellare superiore rispettivamente per il lobo flocculonodulare e la faccia superiore del cervelletto (cfr. Fig. 2.27).

Nell'80-85% dei casi l'**arteria labirintica**, o uditiva interna, è il primo ramo dell'arteria cerebellare inferiore anteriore; nel restante 15-20% dei casi origina invece direttamente dall'arteria basilare. L'arteria labirintica entra nel meato acustico interno con il nervo facciale e con il nervo vestibolococleare (VIII nervo cranico) e si divide quindi nei rami vestibolare e cocleare (Fig. 2.28).

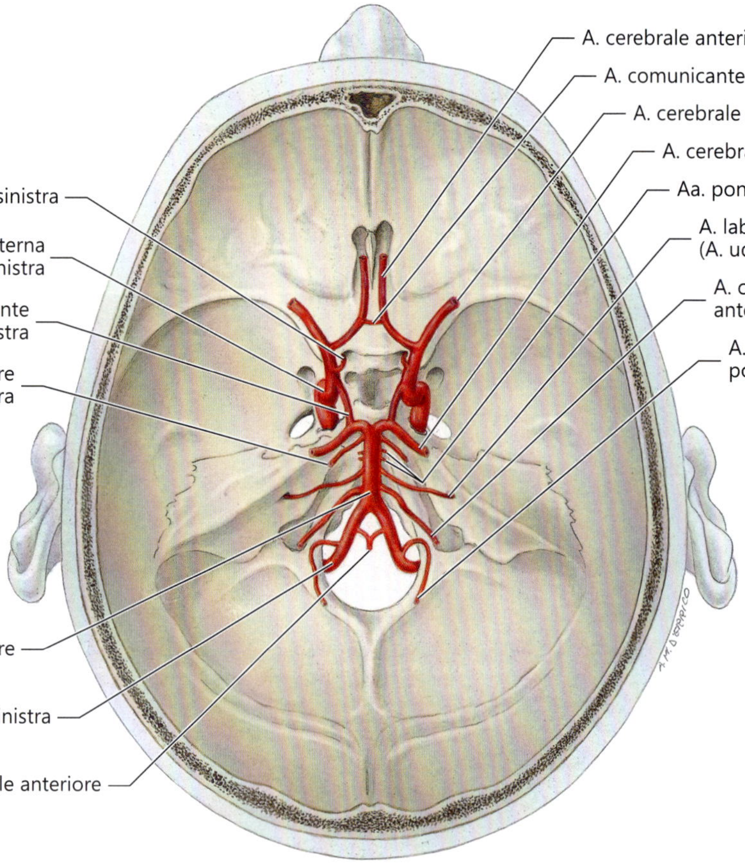

Figura 2.27 Circolo arterioso cerebrale vicariante di Willis e rami intracranici dell'arteria basilare.

In relazione all'emodinamica arteriosa vestibolare, è importante sottolineare due aspetti fondamentali: l'arteria labirintica non fa parte del circolo arterioso cerebrale vicariante di Willis e il flusso diretto al labirinto non può quindi essere compensato da nessun altro vaso arterioso cerebrale; il labirinto riceve unicamente l'arteria labirintica e la sua vascolarizzazione è quindi considerata "a prato terminale".

I movimenti del capo influenzano la portata ematica delle arterie vertebrali: una rotazione la può ridurre di due volte e, quando vi si associa un'iperestensione, di circa tre volte. Tale diminuzione avviene controlateralmente alla rotazione del capo.

Nell'arteria basilare la pressione arteriosa è inferiore del 10% rispetto a quella dell'arteria succlavia; di conseguenza, una caduta di pressione del 10% per una stenosi dell'arteria succlavia può arrestare la circolazione dell'arteria vertebrale, mentre una diminuzione del 20% o superiore ne inverte la direzione di flusso che diventa centripeto, determinando la sindrome da furto della succlavia con possibile ischemia cerebrale.

Il circolo posteriore è molto più sensibile al sistema di autoregolazione posturale, basato su meccanismi neurogeni, rispetto a quello anteriore, per via di una minore e più irregolare innervazione periarteriosa.

Le arterie vertebrali e basilare irrorano anche il midollo spinale cervicale e le relative radici spinali, parte del lobo occipitale e di quello temporale, il talamo e una parte del peduncolo e dell'ipotalamo.

La colonna toracica è fornita dall'aorta toracica, attraverso le **arterie intercostali posteriori**, dirette posteriormente, da cui derivano i rami dorsali e spinali.

A livello della colonna lombare il sistema arterioso origina direttamente dall'**aorta addominale**, con quattro arterie a livello dei primi quattro corpi vertebrali: il quinto può ricevere dall'**arteria sacrale mediana** (Fig. 2.29).

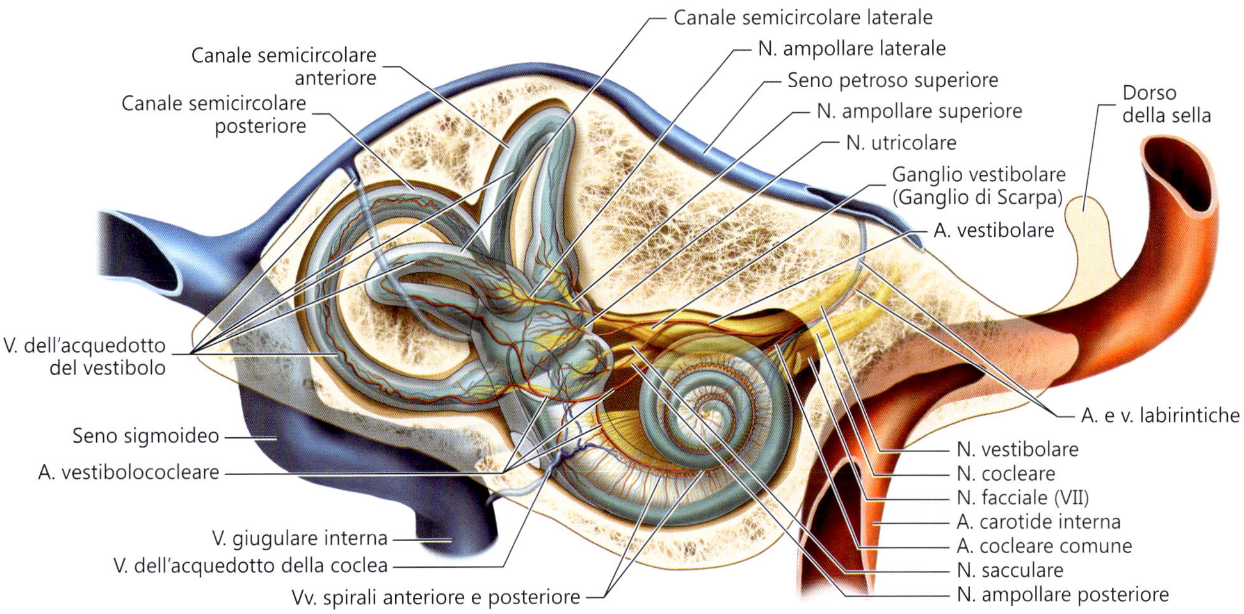

Figura 2.28 Vascolarizzazione dell'orecchio interno.

2.7.2 Drenaggio venoso

Le vene del vestibolo e dei canali semicircolari accompagnano le arterie e dalla coclea alla base del modiolo vengono a formare le **vene labirintiche**, o uditive interne, che terminano nella parte superiore del seno petroso superiore o nel seno trasverso [17] (cfr. Fig. 2.28).

Le **vene comuni del modiolo** entrano nei canali ossei immediatamente in prossimità dell'acquedotto della coclea per divenire la **vena dell'acquedotto della coclea** che drena attraverso il seno petroso inferiore nelle vene giugulari interne (cfr. Fig. 2.28). Lesioni, occlusioni o malformazioni di queste vene possono portare a importanti alterazioni del drenaggio venoso cocleare. L'acquedotto cocleare e il meato acustico interno comunicano con lo spazio subaracnoideo [18].

Le vene labirintiche confluiscono nel sistema venoso cerebrospinale. Il sistema venoso cerebrale è costituito dalle **vene corticali** o superficiali, dalle **vene centrali** o profonde e dalle **vene basali**. Le vene corticali prendono origine da una ricca rete venosa che occupa tutta la pia madre che avvolge il cervello (rete venosa piale) e sulla quale confluiscono in grandissimo numero le vene provenienti dalla corteccia (vene corticali propriamente dette) e quelle derivanti dalla sostanza bianca del centro ovale (vene del midollo spinale).

Le vene cerebrali confluiscono poi nei **seni venosi della dura madre** che scaricano il sangue direttamente o indirettamente nella vena giugulare interna. I seni venosi della dura madre si dividono in seni impari (sagittale superiore, sagittale inferiore e retto) e seni pari (trasverso che prosegue nel seno sigmoideo, occipitale, petroso superiore, petroso inferiore, sfenoparietale o di Brechet e cavernoso) (Fig. 2.30).

Il **seno sagittale superiore** (SSS) decorre lungo il margine superiore della falce del cervello e si apre nella confluente dei seni o torculare di Erofilo, un'ampia cavità venosa scavata nella dura madre a ridosso della protuberanza occipitale interna, nella quale convergono anche il seno retto e i due seni occipitali e da cui si dipartono i due seni trasversi.

Il **seno sagittale inferiore** (SSI) decorre lungo il margine inferiore della falce del cervello e si apre all'estremità anteriore del seno retto.

Il **seno retto** è alquanto voluminoso e decorre lungo la base della falce del cervello sul tentorio del cervelletto. Anteriormente è in continuità con l'SSI e posteriormente si apre nella confluente dei seni. Alla sua estremità anteriore, subito sotto l'SSI, riceve lo sbocco dalla grande vena cerebrale (di Galeno) che drena le vene profonde del cervello.

Il **seno trasverso**, o laterale, nasce dalla confluente dei seni e si dirige verso il forame giugulare

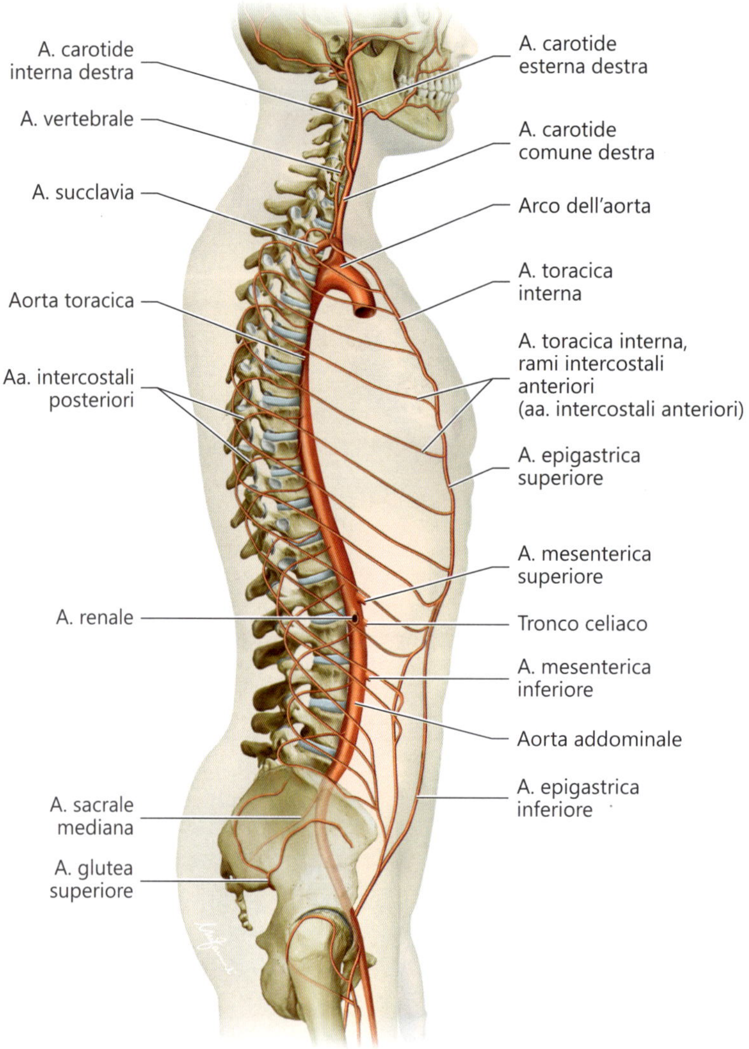

Figura 2.29 Irrorazione arteriosa della colonna vertebrale.

(o forame lacero posteriore) alla base del cranio, dove continua direttamente nella vena giugulare interna, convogliando pertanto in quest'ultima la quasi totalità del sangue dei seni venosi della dura madre.

Il **seno occipitale** origina in corrispondenza del contorno laterale del forame magno, aderente alla falce del cervelletto, dove si fonde in parte con il suo seno controlaterale per aprirsi, infine, nella confluente dei seni.

Il **seno petroso superiore** decorre lungo il margine superiore della parte petrosa dell'osso temporale. Comunica medialmente con l'estremità posteriore del seno cavernoso e lateralmente si apre nel seno trasverso, dove si piega per farsi discendente.

Il **seno petroso inferiore** scorre seguendo il tratto mediale dell'articolazione del margine posteriore della parte petrosa dell'osso temporale con l'osso occipitale. Origina dall'estremità posteriore del seno cavernoso e si porta in basso e lateralmente fino a raggiungere il forame giugulare, dove si immette in una vena che fuoriesce dal forame stesso e si apre poi nella vena giugulare interna. Riceve le vene labirintiche, le vene flocculari del cervelletto e le vene del ponte.

Il **seno cavernoso suboccipitale** è la regione suboccipitale che contiene il complesso dell'arteria vertebrale, il suo plesso neurale autonomico pe-

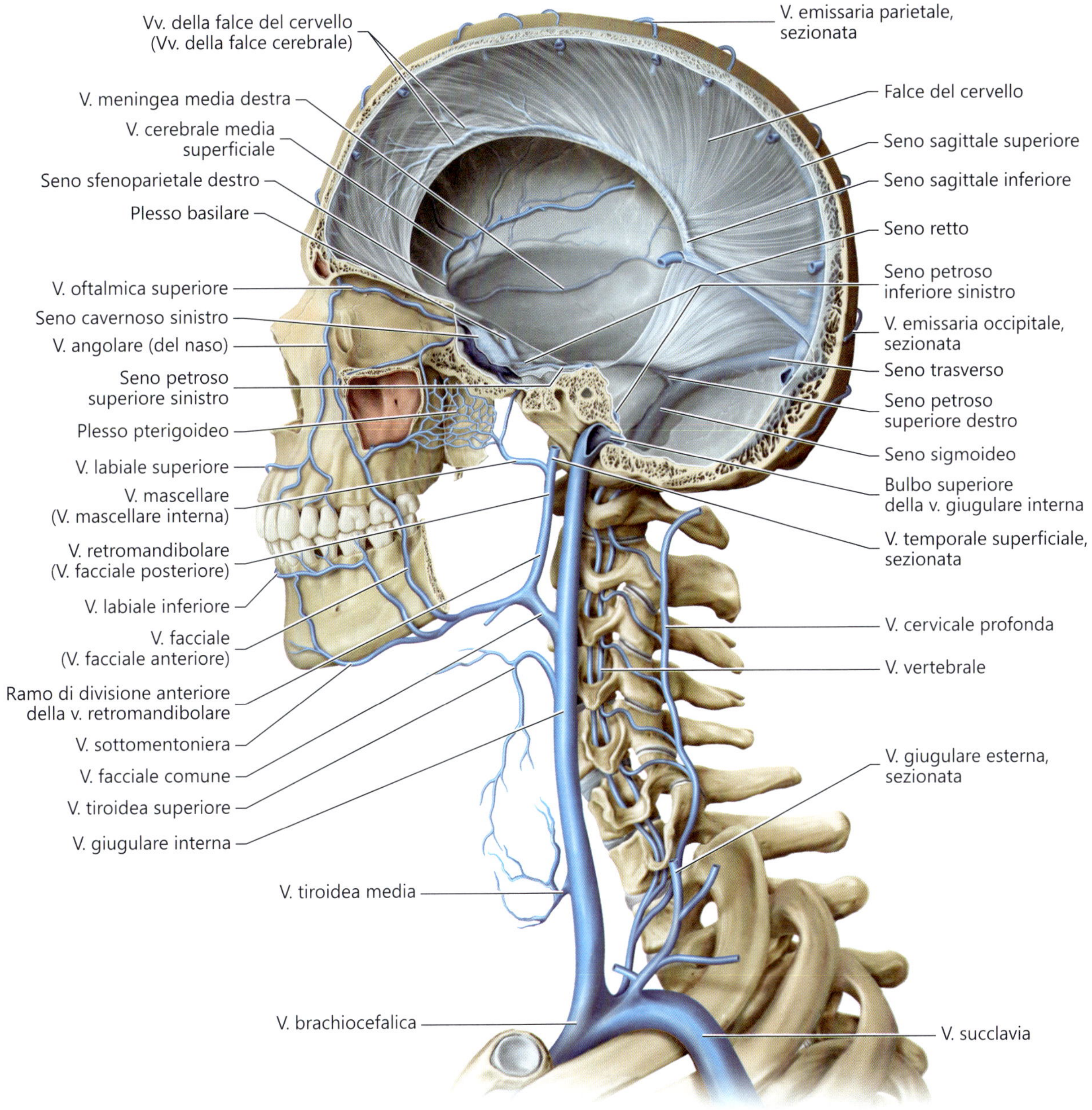

Figura 2.30 Drenaggio venoso del cranio e della colonna cervicale.

riarterioso, le sue branche, i nervi spinali adiacenti e un complesso venoso.

Il drenaggio venoso del collo e della testa è assicurato da tre sistemi venosi: il **sistema delle grandi vene anterolaterali**, costituito dalle vene giugulare interna, succlavia e brachiocefalica; il **sistema venoso anteriore**, formato dalle vene giugulare esterna e giugulare anteriore; il **sistema venoso posteriore**, costituito dai plessi vertebrali interno ed esterno e dalle vene vertebrale e giugulare posteriore.

La **vena giugulare interna** è in continuità con il seno trasverso e ha la sua origine nel forame giugulare della fossa cranica posteriore, alla base del cranio; la sua origine è alquanto dilatata e prende il nome di bulbo superiore, detto anche golfo della giugulare (cfr. Fig. 2.30). La vena decorre poi verticalmente lungo il collo, lateralmente all'arteria carotide inter-

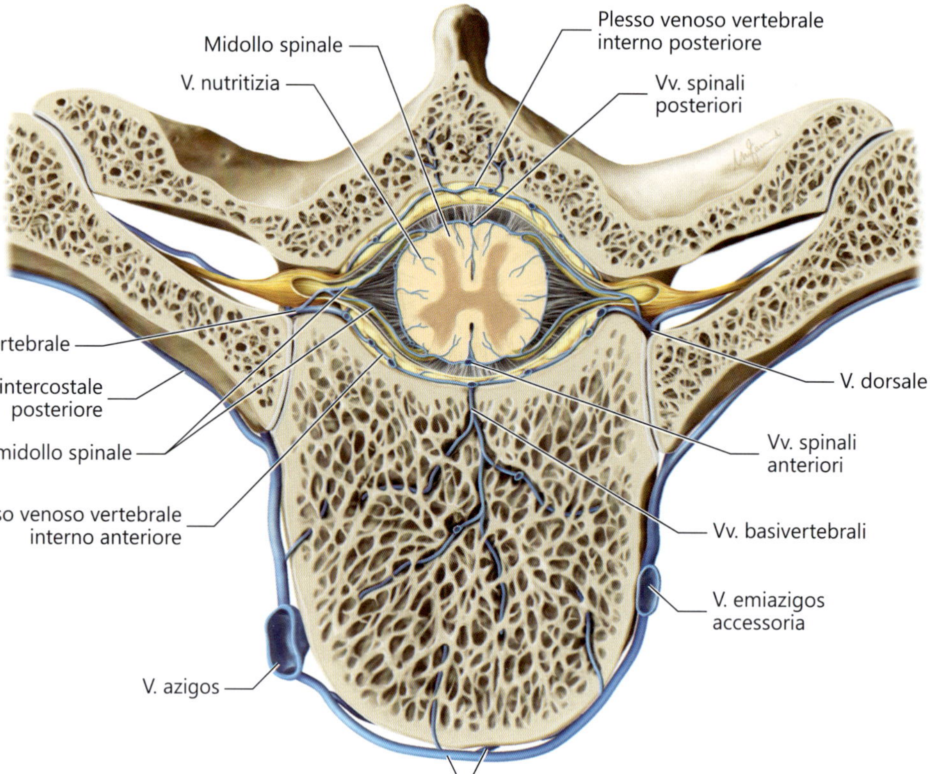

Figura 2.31 Plessi venosi vertebrali interni in una sezione trasversale della colonna toracica.

na e, quindi, all'arteria carotide comune. Alla base del collo si unisce alla vena succlavia per formare la vena brachiocefalica e, poco al di sopra della sua terminazione, si dilata nuovamente nel cosiddetto bulbo inferiore. Nella parte superiore la vena giugulare interna costituisce il fascio vascolonervoso del collo ed è situata dietro l'arteria carotide interna. Più in basso la vena e l'arteria giacciono sullo stesso piano e passano tra loro i nervi glossofaringeo e ipoglosso; il nervo vago scende tra la vena e l'arteria nella stessa guaina, in una posizione posteriore. Alla base del collo la vena giugulare interna destra è posizionata a breve distanza dall'arteria carotide comune e attraversa la prima parte dell'arteria succlavia, mentre la vena giugulare interna sinistra solitamente si sovrappone all'arteria carotide comune. La vena giugulare interna di sinistra è generalmente più piccola di quella di destra e ognuna di esse può contenere una coppia di valvole, posizionata circa 2,5 cm sopra la terminazione del vaso.

Nel proprio decorso la vena giugulare interna riceve il seno petroso inferiore e le vene facciale comune, linguale, faringea, tiroidea superiore, tiroidea media e talvolta la vena occipitale. Il dotto toracico sul lato sinistro e il dotto linfatico destro si aprono a destra nel punto di congiunzione delle vene giugulare interna e succlavia. Il seno petroso inferiore esce dalla cavità cranica passando attraverso la parte anteriore del forame giugulare e si unisce al bulbo superiore della vena giugulare interna.

Il **sistema venoso intrinseco del midollo spinale** è costituito da un reticolo di capillari venosi anastomizzati su un piano assiale e organizzato simmetricamente. Diversamente dalle arterie, le vene di drenaggio raccolgono il sangue radialmente lungo un territorio assiale quasi ugualmente distribuito. È importante anche la complessa rete venosa intrinseca di anastomosi: predomina a livello toracico ma si trova in tutta la lunghezza del midollo spinale (Fig. 2.31).

Il **sistema venoso estrinseco del midollo spinale** include la rete venosa piale, i collettori longitudinali e le vene radicolari.

I canali venosi localizzati all'interno dello spazio epidurale possono essere comparati a quelli che si trovano alla base del cranio e con cui si anastomizzano; sono importanti anche le loro connessioni con il sistema venoso extraspinale. Le vene dorsali sono di piccolo calibro e difficilmente visualizzabili durante una venografia lombare. L'intero plesso è adeso all'osso e drena principalmente i corpi vertebrali.

La pressione venosa nei seni venosi durali intracranici varia da 10 cmH_2O in decubito supino a valori negativi in posizione eretta, mentre agli arti inferiori varia da 10 cmH_2O in decubito supino a 100 cmH_2O in posizione eretta. Questa è la ragione per cui le caratteristiche del flusso venoso del midollo spinale sopra il livello del cuore sono molto diverse da quelle del flusso al di sotto del livello del cuore.

Il ciclo respiratorio gioca un ruolo significativo nel favorire il drenaggio venoso caudale, producendo una pressione negativa e promuovendo un flusso centripeto durante l'inspirazione. Le vene renali sono un elemento essenziale del drenaggio spinale e rappresentano il collegamento tra gli effetti dei cambiamenti di pressione durante la respirazione (meccanici/emodinamici) e il flusso emodinamico netto che drena gli arti inferiori. Con l'inspirazione, infatti, la colonna venosa è aspirata da una pressione negativa. Nella circolazione craniale il flusso diastolico costituisce un sistema antireflusso che conserva un flusso anterogrado nelle vene con una pressione venosa comunque negativa.

Il midollo spinale, vista la sua posizione longitudinale, collega sistemi pressori con valori differenti e manifesta una caratteristica capacità adattativa che tuttavia è ancora poco nota. In particolare, il flusso diastolico nel sistema arterioso, la circolazione del liquido cerebrospinale e i cambiamenti di pressione influenzano il ruolo dell'anastomosi transmidollare. Per ciò che riguarda il midollo toracolombare e sacrale, il flusso arterioso è regolato dal ritmo cardiaco e il ritorno venoso dal ciclo respiratorio.

L'anatomia degli spazi venosi extradurali costituisce un sistema venoso continuo che si estende dall'osso sacro alla base del cranio.

La relazione tra il sistema venoso spinale e la circolazione del liquido cerebrospinale è difficile da stabilire, anche se c'è una chiara evidenza di un riassorbimento di liquido cerebrospinale a livello spinale. Una struttura deputata al riassorbimento di liquido cerebrospinale è il glomerulo di Manelfe.

A livello cervicale il plesso venoso vertebrale comunica cranialmente con il sistema venoso suboccipitale e termina nelle vene giugulari interne e cervicali profonde. Queste vene efferenti presentano valvole alla loro giunzione.

A livello toracico, dalla vertebra T3 a T8, sul lato sinistro le vene sono collegate alla vena emiazigos accessoria; sotto la vertebra T8 esse drenano nella vena emiazigos come si può vedere nella figura 2.31. Dal lato destro, invece, si collegano alla vena azigos.

A livello lombosacrale la vena lombare ascendente dal lato sinistro può anche collegarsi al sistema azigos e può aprirsi nella vena cava inferiore da entrambi i lati. Il sistema è collegato anche con la vena renale sinistra e la vena del crus. Le vene sacrali convergono nella vena iliaca interna.

Il **sistema azigos** è costituito dalla vena azigos, dai suoi omologhi del lato sinistro e dalle vene emiazigos ed emiazigos accessoria. Insieme formano un'anastomosi tra la vena cava superiore e la vena cava inferiore.

La **vena azigos** decorre sul lato destro della colonna vertebrale toracica e fornisce al sangue un percorso alternativo rispetto alla vena cava inferiore. Trasporta il sangue dalle pareti posteriori del torace e dell'addome alla vena cava superiore e il suo decorso può essere abbastanza variabile. La vena azigos è spaiata, non ha vene simmetriche corrispondenti sul lato sinistro del corpo: su questo lato, infatti, le vene emiazigos ed emiazigos accessoria sono considerate affluenti della vena azigos, piuttosto che suoi equivalenti del lato di sinistra.

La **vena vertebrale** (cfr. Fig. 2.30) si forma nel triangolo suboccipitale da numerosi piccoli affluenti che nascono dai plessi venosi vertebrali interni che provengono dal canale vertebrale sopra l'arco posteriore dell'atlante. Questi si uniscono a piccole vene provenienti dai muscoli profondi nella parte superiore del dorso del collo e formano un vaso che entra nel forame trasversario dell'atlante e scende formando un plesso intorno all'arteria vertebrale, nel canale formato dai forami trasversari delle vertebre cervicali. Questo plesso termina in un unico tronco, che emerge dal forame trasversario della sesta vertebra cervicale e si apre alla base del collo nella parte posteriore della vena brachiocefalica vicino alla sua origine.

La vena vertebrale comunica con il seno trasverso mediante una vena che passa attraverso il canale condilare, quando esiste. Essa riceve rami dalla vena occipitale e dai vasi dei muscoli prevertebrali, dai plessi venosi vertebrali interno ed esterno e dalle vene vertebrale anteriore e cervicale profonda; vicino alla sua terminazione talvolta si unisce alla prima vena intercostale.

La **vena vertebrale anteriore** origina da un plesso attorno ai processi trasversi delle vertebre cervicali superiori, discende in compagnia dell'arteria cervicale ascendente tra il muscolo scaleno anteriore e il muscolo lungo della testa e si apre nella parte terminale della vena vertebrale.

La **vena cervicale profonda** (cfr. Fig. 2.30) origina nella regione suboccipitale dai rami comunicanti della vena occipitale e da piccole vene dei muscoli posteriori del collo. Riceve affluenti dai plessi circostanti i processi spinosi delle vertebre cervicali e termina nella parte inferiore della vena vertebrale.

2.8 UNITÀ FUNZIONALE VESTIBOVERTEBRALE NEL CONTROLLO DELLA REGOLAZIONE CARDIORESPIRATORIA

I cambiamenti della postura del corpo influenzano la distribuzione della massa ematica principalmente a carico degli arti inferiori e dei visceri addominali. Per esempio, il volume del flusso venoso portale diminuisce più significativamente in decubito laterale sinistro piuttosto che in decubito supino e, contemporaneamente, la velocità di flusso nel ramo destro dell'arteria epatica propria aumenta. Analogamente, le velocità di flusso variano significativamente nella vena polmonare in relazione non solo alla posizione del corpo in generale, ma anche alla posizione reciproca dei segmenti corporei superiore e inferiore. L'efficacia della regolazione pressoria in varie situazioni, specialmente nel passaggio dalla posizione supina a quella eretta, è essenziale nella vita quotidiana (Fig. 2.32). Inoltre, la fine regolazione degli adattamenti pressori è particolarmente importante nelle persone anziane o disabili per consentire un adeguato e costante afflusso ematico cerebrale.

Il baroriflesso carotideocardiaco e i riflessi di stiramento dai recettori della parete dei vasi contribuiscono significativamente alla regolazione pressoria ortostatica e nei cambiamenti posturali, ma è il sistema vestibolare che realizza il controllo sensoriale e motorio dei cambiamenti posturali. Per mezzo delle informazioni veicolate dai canali semicircolari, per quanto riguarda le accelerazioni angolari della testa, come per esempio nel passaggio da clino- a ortostatismo, e dalle macule otolitiche, per le accelerazioni lineari come, per esempio, l'accelerazione di gravità, il sistema vestibolare regola il tono sia muscolare sia simpatico.

La regolazione cardiorespiratoria nei cambiamenti posturali del corpo e di posizione della testa si realizza per mezzo di importanti modificazioni dell'attività circolatoria e ventilatoria in modo da garantire un'adeguata ossigenazione del sangue e una corretta perfusione cerebrale. Il sistema vestibolare interviene precisamente nella regolazione del flusso cerebrovascolare indipendentemente dalla pressione arteriosa e dalla pressione parziale di anidride carbonica.

L'interazione tra controllo della postura e regolazione cardiovascolare è determinata dall'azione diretta o indiretta del sistema vestibolare sul sistema simpatico. Doba e Reis [19] hanno dimostrato già molti anni fa che il sistema vestibolare nell'animale è coinvolto nella regolazione pressoria durante i cambiamenti posturali: la dissezione bilaterale del nervo vestibolare comporta instabilità della pressione arteriosa durante tilt nei gatti sia anestetizzati sia svegli e l'attività dei nervi simpatici è alterata dall'attivazione delle afferenze vestibolari. Studi successivi hanno poi evidenziato che anche nell'uomo fattori quali pressione arteriosa, distribuzione del flusso sanguigno cutaneo e termoregolazione non sono solo strettamente interconnessi dal punto di vista funzionale, ma, in qualche modo, sono anche dipendenti dai fattori regolanti la postura. Nel soggetto affetto da diabete, per esempio, si osservano alterazioni sia della regolazione posturale sia della regolazione pressoria ortostatica soprattutto in ambiente caldo con difficoltà a distribuire il flusso sanguigno adeguatamente secondo le condizioni ambientali.

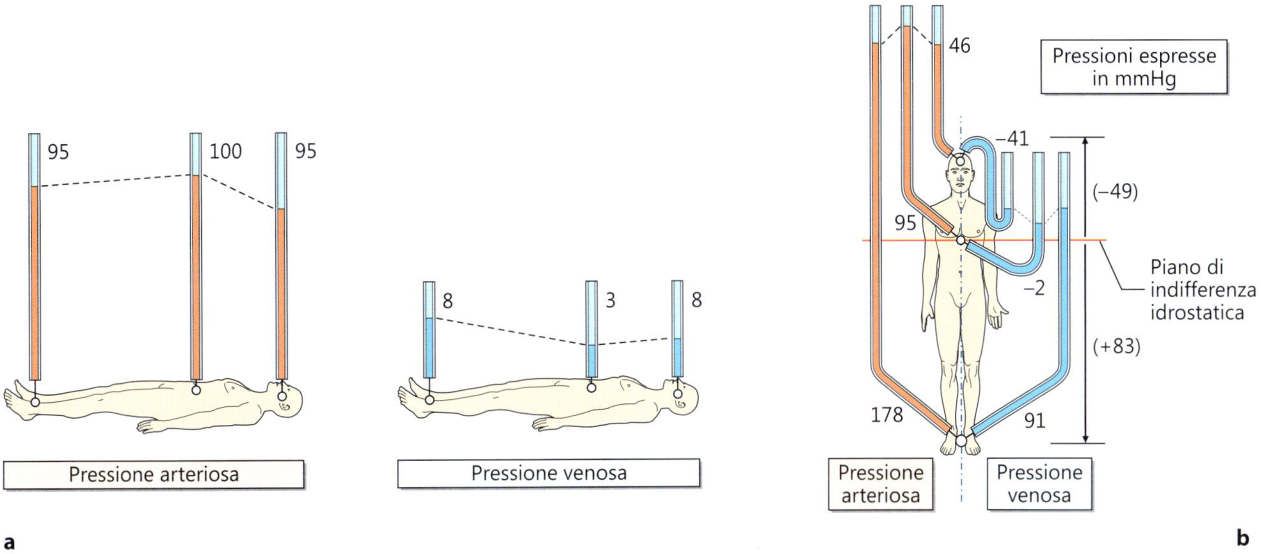

Figura 2.32 Variazioni delle pressioni arteriosa e venosa in clinostatismo (**a**) e in ortostatismo (**b**).

L'interazione tra riflessi vestibolosimpatici e baroriflesso assume particolare importanza in ambito angiologico, poiché la prevenzione del ristagno venoso negli arti inferiori e l'ipotensione ortostatica dipendono anche da un'adeguata vasocostrizione nei muscoli degli arti inferiori.

La registrazione dell'attività muscolare simpatica vasocostrittrice aumenta linearmente nel passaggio dalla posizione orizzontale a quella verticale. Durante i movimenti di flessoestensione del capo (che accompagnano i passaggi posturali dall'ortostatismo al clinostatismo e viceversa) la stimolazione labirintica porta a un piccolo ma significativo incremento sia della frequenza cardiaca (2 battiti al minuto) sia della pressione arteriosa media (3 mmHg) e alla vasocostrizione muscolare degli arti inferiori, mentre la stimolazione dei muscoli cervicali contribuisce solo a quest'ultimo riflesso simpatico [20, 21].

L'attivazione simpatica muscolare è, inoltre, proporzionale all'intensità della stimolazione vestibolare. Questa stimolazione, peraltro, influenza il ritmo respiratorio anche in stazione eretta durante la flessoestensione del capo [21].

Interazioni tra sistema vestibolare e sistema simpatico si registrano anche per variazioni della postura relativamente meno rilevanti del passaggio da clino- a ortostatismo.

La stimolazione dei muscoli del collo e del labirinto, come per esempio nella flessione della testa, determina un marcato incremento dell'attività nervosa simpatica muscolare con incremento della resistenza vascolare dei polpacci. Questa relazione tra stimolazione vestibolare e reattività simpatica è denominata riflesso vestibolosimpatico. Sebbene sia dimostrato che la regolazione simpatica e, quindi, vascolare nei muscoli degli arti inferiori non sia tanto correlabile alla stimolazione dei propriocettori cervicali ma derivi da una specifica attivazione del sistema vestibolare, sono state riportate influenze sul **riflesso vestibolosimpatico** da stimoli visivi, questi ultimi con funzione di miglioramento nel controllo della circolazione durante il movimento. Tuttavia, durante la flessione del capo, gli effetti della stimolazione otolitica e dei muscoli cervicali determina effetti vascolari opposti relativamente allo spostamento ematico verso gli arti inferiori.

La posizione della testa rispetto al tronco in relazione al vettore gravitazionale svolge un ruolo delicato nella regolazione vascolare. Nella prevenzione dell'ipotensione ortostatica, per esempio, si propone di mantenere il capo rialzato durante la notte alzando la testata del letto. A causa dell'inclinazione della parte petrosa dell'osso temporale (in cui si trovano il labirinto e, quindi, le macule otolitiche) di 30° verso l'alto rispetto al piano orizzontale del cranio, in posizione supina le macule (ortogonali tra loro) vengono a trovarsi inclinate rispetto al vettore gravitazionale. In questo modo subiscono una stimolazione vettoriale il cui effetto simpatico va ad associarsi a quello idrostatico dovuto alla riduzione dello scarico venoso cefalico. Il ruolo principale è comunque svolto dal sacculo che interagisce con l'attività alfa-simpatica piuttosto che con il flusso simpatico vagale al cuore. Tali effetti combinati intervengono nell'attivazione del sistema renina-angiotensina-aldosterone che sembra essere responsabile dell'attivazione della diuresi notturna, che porta a una riduzione della massa liquida circolante facilitando quindi i fenomeni ipotensivi ortostatici mattutini. Su tale sistema, infatti, la postura di per sé non avrebbe un effetto statisticamente significativo.

L'attività simpatica vestibolare risulta modulata dal nodulo e dall'uvola cerebellare anche se le due regioni svolgono ruoli differenti nella regolazione cardiovascolare.

Ray [22] ha riportato che la stimolazione otolitica (accelerazioni lineari) può aumentare l'attività simpatica neuromuscolare quando i baroriflessi cardiopolmonari e arteriosi sono diminuiti, ipotizzando un'interazione tra riflessi vestibolosimpatici e baroriflessi di tipo additivo, con la finalità di aiutare a difendersi dalla "sfida ortostatica". Tuttavia Kaufmann e coll. [23] hanno evidenziato che alcune risposte pressorie alle variazioni posturali hanno latenze troppo brevi per essere indotte dai baroriflessi e le hanno quindi attribuite a riflessi vestibolari di origine otolitica. L'interazione vestibolovascolare è quindi complessa e, probabilmente, contesto-dipendente. La stimolazione mediante effetto Corioli degli organi otolitici (facendo ruotare i soggetti su una sedia rotatoria ma in posizione eccentrica) con registrazione contemporanea dell'attività pressoria ha permesso di identificare il sacculo piuttosto che l'utricolo quale responsabile dell'eccitazione simpatica. Stimolazioni di questo tipo si possono riscontrare anche in alcune situazioni quotidiane come, per esempio, quando si è i passeggeri di un'auto che percorre una strada tortuosa.

Tuttavia la rotazione della testa sul proprio asse, come avviene nella maggior parte delle situazioni quotidiane, determina l'eccitazione dei canali semicircolari e, se gli occhi sono aperti, della retina. In tale contesto le stimolazioni vestibolari canalare e oculomotoria inibiscono il controllo baroriflesso del ritmo cardiaco. Esiste, infatti, un riflesso vestibolocardiaco eccitatorio che accelera il ritmo cardiaco con una latenza di circa 500-600 ms. La pressione sistolica e il flusso ematico sono influenzati con una latenza maggiore.

La stimolazione labirintica, nell'intervenire in modo riflesso sulla regolazione simpatica posturale, interagisce anche con la regolazione vascolare periferica. I riflessi vestibolosimpatici, di breve latenza, aumentano l'attività vasocostrittrice nei muscoli degli arti inferiori. La pressione arteriosa è regolata dall'interazione tra baroriflesso e riflessi vestibolosimpatici; per prevenire l'ipotensione ortostatica i riflessi vestibolosimpatici di origine canalare intervengono nella re-distribuzione della massa ematica con una pronta risposta vasocostrittrice negli arti inferiori durante gli stress gravitazionali. Al contrario le accelerazioni lineari che non coinvolgono passaggi posturali (stimolazioni otolitiche da movimento passivo) inibiscono l'attività simpatica muscolare determinando una rapida re-distribuzione ematica da diminuita vasocostrizione periferica.

La stimolazione vestibolare induce comunque anche, in una sorta di circuito di autocontrollo vascolare, un aumento del flusso ematico vestibolare che non è dipendente dai cambiamenti pressori sistemici indotti dal movimento.

Queste interazioni riflesse sono influenzate dall'età: l'invecchiamento attenua il riflesso vestibolosimpatico e in tal modo rallenta la redistribuzione della massa ematica dagli arti inferiori facilitando, stante la rapidità di intervento di questi riflessi, la prevalenza dell'ipotensione ortostatica con l'età [24].

Bibliografia

1. Anastasi G, Tacchetti C. Anatomia Umana. Atlante. Milano: Edi.Ermes; 2014.
2. Skoyles JR. Human balance, the evolution of bipedalism and disequilibrium syndrome. Medical Hypotheses 2006; 66: 1060-8.
3. Tan U. A new syndrome with quadrupedal gait, primitive speech, and severe mental retardation as a live model for human evolution. Int J Neurosci 2006; 116: 361-9.
4. Spoor F, Wood B, Zonneveld F. Implications of early hominid labyrinthine morphology for evolution of human bipedal locomotion. Nature 1994; 369: 645-8.
5. Spoor F, Zonneveld F. Comparative review of the human

bony labyrinth. Am J Phys Anthropol 1998; Suppl 27: 211-51.
6. Fontan A, Cignetti F, Nazarian B, Anton JL, Vaugoyeau M, Assaiante C. How does the body representation system develop in the human brain? Dev Cogn Neurosci 2017; 24: 118-28.
7. Assaiante C, Amblard B. An ontogenetic model for the sensori-motor organization of balance control in humans. Hum Mov Sci 1995; 14: 13-43.
8. Assaiante C, Mallau S, Viel S, Jover M, Schmitz C. Development of postural control during childhood. Neural Plast 2005; 12: 109-18.
9. Viel S, Vaugoyeau M, Assaiante C. Adolescence: a transient period of proprioceptive neglect in sensory integration of postural control. Motor Control 2009; 13: 25-42.
10. Hicheur H, Vieilledent S, Berthoz A. Head motion in humans alternating between straight and curved walking path: combination of stabilizing and anticipatory orienting mechanisms. Neurosci Lett 2005; 383: 87-92.
11. Nadeau S, Amblard B, Mesure S, Bourbonnais D. Head and trunk stabilization strategies during forward and backward walking in healthy adults. Gait Posture 2003; 18: 134-42.
12. Franz B, Altidis P, Altidis B, Collis-Brown G. The cervicogenic otoocular syndrome: a suspected forerunner of Ménière's disease. Int Tinnitus J 1999; 5: 125-30.
13. Franz B, Anderson C. The potential role of joint injury and eustachian tube dysfunction in the genesis of secondary Ménière's disease. Int Tinnitus J 2007; 13: 132-7.
14. Franz B, Anderson CR. The effect of the sympathetic and sensory nervous system on active eustachian tube function in the rat. Acta Otolaryngol 2007; 127: 265-72.
15. Gracovetsky S. Le rôle des membres supérieurs dans le contrôle du pelvis et du cou durant la marche. Revue de Médecine Vertébrale 2002; 8: 4-8.
16. Cesarani A, Alpini D. Vertigo and Dizziness Rehabilitation. Milano: Springer; 1999.
17. San Millán Ruíz D, Gailloud P, Rüfenacht DA, Delavelle J, Henry F, Fasel JH. The craniocervical venous system in relation to cerebral venous drainage. AJNR Am J Neuroradiol 2002; 23: 1500-8.
18. Ciuman RR. Communication routes between intracranial spaces and inner ear: function, pathophysiologic importance and relations with inner ear diseases. Am J Otolaryngol 2009; 30: 193-202.
19. Doba N, Reis DJ. Changes in regional blood flow and cardiodynamics evoked by electrical stimulation of the fastigial nucleus in the cat and their similarity to orthostatic reflexes. J Physiol 1972; 227: 729-47.
20. Yates BJ, Bolton PS, Macefield VG. Vestibulo-sympathetic responses. Compr Physiol 2014; 4: 851-87.
21. Yates BJ. Vestibular influences on the autonomic nervous system. Ann N Y Acad Sci 1996; 781: 458-73.
22. Ray CA. Interaction of the vestibular system and baroreflexes on sympathetic nerve activity in humans. Am J Physiol Heart Circ Physiol 2000; 279: H2399-404.
23. Kaufmann H, Biaggioni I, Voustianiouk A, et al. Vestibular control of sympathetic activity. An otolith-sympathetic reflex in humans. Exp Brain Res 2002; 143: 463-9.
24. Abboud FM, Thames M. Interaction of cardiovascular reflexes in circulatory control. In: Shepherd JT, Abboud FM, eds. Handbook of Physiology. Section 2: The Cardiovascular System. Volume III: Peripheral Circulation and Organ Blood Flow. Bethesa (MD): American Physiological Society; 1983.

3

Diagnosi differenziale per un trattamento differenziale

In questo capitolo è illustrato il percorso clinico e strumentale che si può seguire per valutare un paziente affetto da vertigine, disequilibrio o instabilità. Le varie prove, combinandosi con l'anamnesi generale e con quella specifica, portano a formulare un'ipotesi di diagnosi di sede di lesione, di patogenesi e di eziologia (causa), spesso da confermare con altri esami di laboratorio o di *imaging*. Insieme le diagnosi di sede di lesione, patogenesi ed eziologia portano alla diagnosi differenziale e, quindi, alla cosiddetta diagnosi di trattamento. Con **diagnosi di trattamento** s'intende l'insieme delle informazioni cliniche e strumentali atte specificatamente al trattamento del paziente, che può e/o deve essere sintomatico, eziologico, patogenetico e funzionale, mirato, cioè, nel complesso all'alleviamento dei sintomi, alla cura della causa, al blocco del meccanismo patogenetico e al recupero della funzione compromessa. La finalità, secondo i casi e le patologie, può essere la *restitutio ad integrum* o la *restitutio ad functionem*. Infine, la cura deve essere finalizzata a prevenire le recidive.

3.1 ANAMNESI

Si deve distinguere tra **anamnesi generale**, volta a conoscere il paziente nel suo complesso, e **anamnesi specifica**, atta a raccogliere informazioni decisive nella programmazione dell'*iter* diagnostico clinico e strumentale e a porre le basi della diagnosi differenziale e della diagnosi di trattamento.

3.1.1 Anamnesi generale

Si devono raccogliere notizie generali e relative a patologie pregresse o concomitanti, alle funzioni vegetative e a terapie pregresse o in atto.

Notizie generali

Devono essere raccolte le informazioni elencate nella tabella 3.1.

Patologie pregresse o concomitanti

Nella tabella 3.2 sono elencate le patologie di particolare interesse per le diagnosi differenziale e/o di trattamento.

Funzioni vegetative

Queste funzioni sono frequentemente perturbate nei pazienti affetti da disturbi dell'equilibrio di

Tabella 3.1 Anamnesi generale: notizie da raccogliere

√ Età
√ Professione
√ Sedenterietà/attività fisiche abituali/sport praticati in modo intenso e continuativo in passato e/o al momento della visita
√ Eventuali problemi relazionali sul lavoro, in famiglia eccetera
√ Eventuali situazioni di stress psicofisico che possono facilitare riattivazioni virali
√ Abitudini voluttuarie quali fumo, alcol, droghe eccetera

Tabella 3.2 Anamnesi generale: patologie pregresse o concomitanti che è importante valutare per una diagnosi differenziale e/o di trattamento

Internistiche	
Eventuale controindicazione all'uso di farmaci come cortisone o FANS (farmaci antinfiammatori non steroidei) (per esempio, ulcera gastroduodenale)	
Predisponenti alle vertigini (per esempio, diabete, patologia tiroidea, ipertensione arteriosa, osteoporosi)	
Chirurgiche	
Ortopediche-traumatologiche: • interventi ad anche, ginocchia, caviglie, piedi che possono aver modificato la postura e/o la deambulazione • colpo di frusta cervicale • traumi in generale (frattura, distorsione)	
Cardiologiche: ipertensione mal controllata, fibrillazione atriale cronica, *pacemaker*, scompensi cardiocircolatori, turbe del ritmo cardiaco	
Vascolari: angiopatie note del distretto vertebrobasilare o degli arti inferiori	
Allergiche: a farmaci ma anche stagionali, vista la correlazione, in alcuni casi, tra vertigine posizionale e pollinosi	
Reumatologiche: osteoporosi, artrite reumatoide, connettiviti, fibromialgia	
Neurologiche: emicrania, disturbi della sensibilità superficiale e profonda, apnee morfeiche	
Ginecologiche: menopausa precoce, irregolarità dei cicli, anemia da dismenorrea, assunzione di estroprogestinici o di terapia ormonale sostitutiva per la menopausa	
Gastroenterologiche vista l'importanza dei gravicettori somatici del fondo gastrico	
Neoplastiche anche per la possibile assunzione di chemioterapici ototossici come il cisplatino	

tipo cronico, soprattutto se si associano a sindromi di amplificazione del dolore come la fibromialgia. È necessario, quindi, avere notizie precise sul sonno e su eventuali terapie ipnogene.

Altri elementi indicativi di una distonia neurovegetativa che possono rientrare nel quadro della vertigine autonomica sono la presenza di colon irritabile, gastriti, turbe modeste del ritmo cardiaco, come extrasistoli, tachicardie, disturbi del respiro (per esempio, iperpnea), colelitiasi, crampi notturni agli arti inferiori, dismenorrea, cistiti ricorrenti, cefalea tensiva (*tension-type headache*), attacchi di panico.

Tabella 3.3 Sintomi e/o situazioni cliniche tipiche della vertigine autonomica

√ Palpitazioni
√ Affaticamento cronico
√ Disturbi del sonno
√ Estremità fredde
√ Cefalea ricorrente
√ Ansia
√ Disturbi gastrointestinali
√ Intolleranza ai farmaci
√ Pressione sistolica <100 mmHg o tendenza a ipotensione ortostatica (diminuzione di almeno 20 mmHg della pressione arteriosa sistolica o di 10 mmHg della pressione diastolica, oppure aumento di almeno 20 battiti/min)
√ Prolasso mitralico documentato o pregressa diagnosi di disautonomia
√ Episodi di instabilità o di capogiro non correlati a crisi di vertigine rotatoria spontanea

Pappas [1] ha delineato i criteri per poter definire la cosiddetta **vertigine autonomica**, cioè inquadrabile in una distonia neurovegetativa. Devono essere presenti almeno cinque tra i sintomi e/o le situazioni cliniche elencate nella tabella 3.3.

Terapie pregresse o in atto

Molti farmaci sono potenzialmente ototossici e molti altri, pur non essendo tali, possono indurre vertigini, disequilibrio e instabilità con meccanismi diretti o indiretti, come, per esempio, l'iponatremia da citalopram [2]. Le principali sostanze tossiche per i recettori dell'orecchio interno sono gli antibiotici aminoglicosidici, i diuretici dell'ansa, i chemioterapici come il carboplatino e il cisplatino [3].

Farmaci che possono indurre sintomi anche senza un meccanismo tossico sono principalmente:
- antipertensivi, vasodilatatori e dopaminergici: possono causare ipotensione ortostatica;
- antiepilettici: hanno effetto sedativo e inibitorio cerebellare;
- benzodiazepine, ipnotici, analgesici, fenotiazine e antidepressivi: hanno effetto sedativo;
- chemioterapici in generale.

Sono da ricordare anche gli effetti negativi sul sistema vestibolare del tabacco sia inalato [4] sia masticato [5], dell'alcol e delle droghe in generale.

3.1.2 Anamnesi specifica

Il criterio fondante è quello aristotelico: *nihil est in intellectu quod prius non fuerit in sensibus.* In altri termini, cogliere le sfumature anamnestiche descritte nel capitolo 1 serve a comprendere chiaramente la sede della lesione e/o disfunzione.

Vertigine

È una dispercezione rotatoria della e/o nella testa e/o del corpo, che può spesso presentarsi accompagnata da disturbi neurovegetativi, per lo più come sintomo globale (il paziente dice di vedere tutto girare o di sentirsi tutto girare) o parziale (il paziente accusa capogiri e sente la testa girare). La vertigine è caratterizzata da una sensazione di disorientamento nello spazio, da cui deriva l'illusione di un movimento di sé (**vertigine soggettiva**) o dell'ambiente circostante (**vertigine oggettiva**). Semplificando, si può paragonare la vertigine alla sensazione che si prova su una giostra. Poiché la sensazione è primariamente rotatoria, la vertigine è correlabile a una disfunzione dei recettori dei movimenti rotatori della testa e/o del corpo:

- canali semicircolari
- propriocettori della cerniera atlantoccipitale e toracolombare
- retina periferica
- strutture integrative vestibolocerebellari.

La globalità della sensazione di rotazione indica la compromissione parziale di più recettori sensibili alla rotazione o la compromissione massiva di quello principale, cioè del labirinto, per lo più nella componente canalare; la parzialità della sensazione indica o una parziale compromissione labirintica, o, più frequentemente, la compromissione della cerniera atlantoccipitale.

Disequilibrio

È una dispercezione statocinetica non rotatoria in cui prevale la sensazione ondulatoria, traslazionale, di sprofondamento, di ottundimento e, in generale, di una scorretta relazione con l'accelerazione gravitazionale. Si tratta dell'alterazione della modalità con la quale l'individuo è consapevole dell'ambiente e della sua relazione con esso. Semplificando, la sintomatologia assomiglia a quanto si prova su una barca. Il disequilibrio è quindi correlabile ai recettori gravitazionali e del controllo della verticalità sia in stazione eretta sia nel movimento:

- otoliti
- gravicettori somatici
- pressocettori plantari
- propriocettori dei muscoli antigravitari cervicali e lombari
- retina foveale
- strutture del sistema nervoso centrale (SNC) che elaborano l'orientamento spaziale (cervelletto, corteccia).

Anche in questo caso i sintomi possono essere globali o parziali (testa leggera/pesante). Nel caso di **sintomi globali** si può pensare alla compromissione di più recettori o in modo massivo di quello più importante, cioè del vestibolo propriamente detto. In caso di **sintomi parziali** è possibile la compromissione vestibolare parziale con difettoso controllo delle vie vestibolospinali oppure la compromissione dei propriocettori dei muscoli estensori della colonna vertebrale, cervicali e/o lombari.

Vertigine o disequilibrio?

La distinzione tra giostra e barca aiuta quindi rapidamente e specificatamente a discriminare le strutture sensoriali, elaborative e motorie coinvolte nella genesi della sintomatologia.

La sola anamnesi non può però distinguere tra alterazione periferica e centrale: la vertigine acuta può derivare sia da una sofferenza dei canali semicircolari sia da una lesione dei nuclei vestibolari; il disequilibrio può essere causato sia da una sofferenza del sistema nervoso centrale sia da disturbi dei propriocettori cervicali e/o lombari.

Per procedere nella diagnosi differenziale occorre dunque indagare l'epoca, le circostanze e le eventuali cause sospette dell'insorgenza della sintomatologia. Inoltre, bisogna rilevare la presenza di sintomi uditivi concomitanti, quali ovattamento auricolare, senso di pressione, acufeni, ipoacusia, per lo più indicatori di una sede periferica della disfunzione/lesione. È importante la correlazione temporale con il sintomo principale, se cioè acufeni, sensazione di pressione e sordità precedono, accompagnano o seguono i disturbi vestibolari. Anche la lateralizzazione o meno (per esempio, ipoacusia destra) è rilevante come pure alcuni aspetti qualitativi quali l'acufene pulsante, che fa pensare a un concomitante disturbo emodinamico, o la percezione di suoni distorti, sdoppiati (diploacusia) o metallici, pressoché patognomonica di una sofferenza cocleare.

È utile indagare la presenza o meno di sintomi neurologici (per esempio, cefalea pulsante o gravativa, parestesie al volto, sdoppiamento della vista eccetera) e la loro correlazione temporale con il sintomo principale; questi sintomi sono per lo più indicatori di una sede centrale della disfunzione/lesione.

In caso di dolore vertebrale, in generale, e cervicale, in particolare, è necessario valutarne le caratteristiche (profondo, superficiale, urente eccetera), la sede, le irradiazioni, i fattori che lo alleviano o lo aggravano, il comportamento circadiano, il rapporto con le varie posture del corpo, l'evoluzione nel corso del tempo (costante, aggravato, migliorato) e l'andamento temporale (continuo, con crisi di aggravamento, con intervalli liberi, episodico). Anche in questo caso è importante correlare temporalmente il dolore vertebrale alla vertigine/disequilibrio.

Instabilità

Un aspetto lievemente diverso da inquadrare è quello dell'instabilità, cioè l'oggettiva difficoltà di controllo dei cambi posturali, della stazione eretta o del cammino, una disfunzione oggettiva che però il paziente avverte come un disagio, un *handicap* di intensità del tutto personale. Questa "percezione personale" è assimilabile all'allodinia e pertanto non può essere indagata in sede di raccolta anamnestica ma soltanto "ricostruita" a posteriori durante l'esame clinico del paziente correlando il racconto del disagio percepito ai rilievi clinico-strumentali. In questo caso la sede di lesione/disfunzione riguarda sostanzialmente le strutture integrative centrali:

- strutture dell'SNC che controllano il cammino (cervelletto, nuclei della base eccetera)
- strutture limbiche e/o corticali che elaborano l'emotività.

Soprattutto per il monitoraggio delle cure in caso di vertigine, disequilibrio e instabilità può essere utile quantificare l'impatto soggettivo della sintomatologia. La scala analogica visiva (*Visual Analogue Scale*, VAS) è il sistema più semplice ed economico. Si tratta di far segnare al paziente su una linea di 10 cm il livello della propria im-

Tabella 3.4 Questionario *Dizziness Handicap Inventory* (DHI)*

P1	Alzare lo sguardo aumenta i sintomi?
E2	A causa dei sintomi si sente frustrato?
F3	A causa dei sintomi ha ridotto i viaggi di lavoro o di piacere?
P4	I sintomi peggiorano percorrendo la corsia di un supermercato?
F5	A causa dei sintomi ha difficoltà a sdraiarsi o ad alzarsi dal letto?
F6	A causa dei sintomi ha ridotto significativamente la sua partecipazione ad attività sociali come uscire a cena, andare al cinema, a ballare, a una festa?
F7	I sintomi causano difficoltà nel leggere?
P8	I sintomi sono peggiorati da attività come lo sport, il ballo, i lavori domestici (spazzare, apparecchiare la tavola, pulire i lampadari eccetera)?
E9	A causa dei sintomi ha paura a uscire di casa senza che qualcuno la accompagni?
E10	I sintomi le causano imbarazzo di fronte agli altri?
P11	I movimenti rapidi della testa peggiorano i sintomi?
F12	A causa dei sintomi evita luoghi alti (dislivelli, montagne, piani alti eccetera)?
P13	Voltarsi nel letto peggiora o provoca i sintomi?
F14	A causa dei sintomi è divenuto difficile eseguire lavori di casa o lavori pesanti in genere?
E15	A causa dei sintomi ha paura che le persone possano pensare che è ubriaco/a?
F16	A causa dei sintomi è divenuto difficile fare una passeggiata da solo/a?
P17	Camminare su un marciapiedi peggiora i sintomi?
E18	A causa dei sintomi è diventato difficile concentrarsi?
F19	A causa dei sintomi ha difficoltà a camminare in casa al buio?
E20	A causa dei sintomi ha paura a stare in casa da solo/a?
E21	I sintomi la fanno sentire menomato/a?
E22	I sintomi hanno disturbato i suoi rapporti con i familiari e gli amici?
E23	I sintomi la fanno sentire depresso/a?
F24	I sintomi interferiscono con il lavoro o con le responsabilità familiari?
P25	Piegarsi peggiora o provoca i suoi sintomi?

* Per ogni domanda si assegna il seguente punteggio: 0, disturbo assente; 2, disturbo avvertito qualche volta; 4, disturbo continuo. Il punteggio massimo è 100.
P (*physical*), fisico; E (*emotional*), emozionale; F (*functional*), funzionale.

pressione sintomatologica; è infatti più attendibile quando il paziente identifica "istintivamente" con un atto motorio proprio (segnare con una matita su una linea) il proprio livello di disagio, piuttosto che quando deve dare una risposta "pensata" a una domanda del tipo: "Tra 0 e 10 quale punteggio attribuirebbe al suo disturbo?".

La VAS non è in grado di differenziare quali siano gli aspetti maggiormente disturbanti. L'impatto soggettivo della sintomatologia sui differenti aspetti della vita quotidiana può essere meglio definito e quantificato utilizzando il questionario *Dizziness Handicap Inventory* (DHI) [6]. La scala è composta da 25 domande che indagano l'aspetto fisico (*physical*, P), emozionale (*emotional*, E) e funzionale (*functional*, F) della sintomatologia. A ogni domanda corrisponde un punteggio secondo che il disturbo sia assente (0), sia avvertito qualche volta (2) o in modo continuo (4). Complessivamente si potrà ottenere un punteggio compreso tra 0 e 100, dove 0 corrisponde alla percezione di nessun tipo di disabilità e 100 al massimo *handicap* percepibile (Tab. 3.4).

In alternativa si può utilizzare la *Dizziness Handicap Inventory short form* (DHIsf) [7], che è composta da tredici *item* con due possibilità di risposta (0 e 1), che corrispondono rispettivamente alle risposte "sì" e "no": più alto è il punteggio, peggiore la condizione del paziente (Tab. 3.5).

Tabella 3.5 Questionario *Dizziness Handicap Inventory short form* (DHIsf)*

1)	Alzare lo sguardo aumenta i sintomi?
2)	Ha ridotto i viaggi di lavoro o di piacere?
3)	Ha difficoltà a sdraiarsi o ad alzarsi dal letto?
4)	Ha difficoltà nel leggere?
5)	I movimenti rapidi della testa le danno fastidio?
6)	Evita i luoghi alti (dislivelli, piani alti, scale eccetera)?
7)	Voltarsi nel letto peggiora o provoca i sintomi?
8)	È divenuto difficile fare una passeggiata da solo/a?
9)	Camminare su un marciapiede peggiora i sintomi?
10)	Ha difficoltà a camminare in casa al buio?
11)	Ha paura di stare in casa da solo/a?
12)	Si sente depresso/a?
13)	Piegarsi peggiora o provoca i sintomi?

* Per ogni domanda si assegna il seguente punteggio: 0, disturbo assente; 1, disturbo avvertito almeno qualche volta nel corso dell'ultimo mese. Il punteggio massimo è 13.

3.2 ESAME CLINICO

L'esame clinico inizia con una fase di osservazione dei movimenti che il paziente svolge spontaneamente: come si siede e si alza, la posizione "naturale" di testa e tronco, la vivacità degli occhi e la gestualità durante il colloquio.

3.2.1 Assetto posturale

Si procede con la valutazione dei principali assi corporei: bipupillare, delle spalle e della pelvi, sui piani frontale e sagittale.

Nei soggetti sani, i principali assi corporei che indicano l'inclinazione del capo, delle spalle e della pelvi non sono mai paralleli né tra loro né rispetto al piano del pavimento. Tuttavia, nella loro apparente disarmonia, esiste una disposizione compensatoria. L'esame degli assi indica se la posizione del baricentro è verosimilmente corretta o meno. Ponendo il soggetto di fronte a uno specchio quadrettato e facendo riferimento a un filo a piombo teso dal soffitto, si rileva più correttamente l'inclinazione di questi assi, nonché eventuali asimmetrie nell'allineamento dei processi spinosi vertebrali e nelle curve della colonna vertebrale. In questa posizione si può tracciare una linea virtuale, detta **verticale di Barré**, che sul piano frontale unisce il vertice, il processo spinoso di C7 e il processo spinoso di L3 e passa nella fessura interglutea e tra i malleoli; sul piano sagittale, la verticale di Barré unisce il meato acustico esterno, l'acromion, il grande troncantere, il bordo posteriore della tuberosità del quinto osso metatarsale (Fig. 3.1). Il filo a piombo consente di valutare quanto la verticale di Barré sia effettivamente verticale.

In posizione prona e supina viene valutata la lunghezza degli arti inferiori per riscontrare l'eventuale ipometria vera, molto rara, o funzionale di un arto, più comune e dovuta a un'asimmetria tonica della muscolatura estensoria degli arti inferiori o lombosacrale.

Si passa quindi alla valutazione funzionale della colonna vertebrale *in toto*. La semeiotica vertebrale adottata dall'Autore e più efficiente per la diagno-

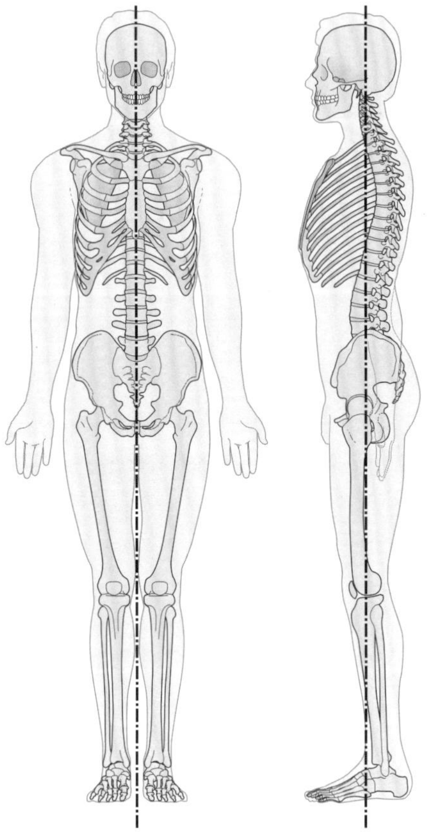

Figura 3.1 Verticale di Barré. **a**, La linea virtuale sul piano frontale unisce il vertice, il processo spinoso di C7 e il processo spinoso di L3 e passa nella fessura interglutea e alla metà della distanza intermalleolare. **b**, Sul piano sagittale, la verticale di Barré unisce il meato acustico esterno, l'acromion, il troncantere e il bordo posteriore della tuberosità del quinto osso metatarsale.

si differenziale delle sindromi vertiginose è quella della medicina manuale di Robert Maigne [8], basata sulla ricerca del cosiddetto **disturbo doloroso intervertebrale minore** o DDIM (in inglese *Painful Minor Intervertebral Dysfunction*, PMID) quale espressione della disfunzione vertebrale [9]. Per la trattazione dettagliata della semeiotica vertebrale di Meigne si rimanda a testi specifici, ma di seguito si ricordano gli elementi principali dell'esame clinico vertebrale:

- esame dinamico del collo e del tronco con ricerca della limitazione di movimento e di dolori provocati o peggiorati dai movimenti di flessione, estensione, inclinazione laterale e rotazione. In questa fase è importante osservare e domandare al paziente se i movimenti provocano la comparsa o l'aumento della sintomatologia;
- valutazione della muscolatura paravertebrale attraverso l'ispezione e la palpazione che sono effettuate sul paziente supino, per la zona cervicale, e prono, per la zona toracica;
- esame segmentario dei segmenti mobili vertebrali, costituito da una serie di manovre provocative del dolore articolare intervertebrale a partire, in senso caudale, da C6, per ricercare uno o più segmenti mobili dolorosi. Consta di quattro manovre principali:
  - pressione assiale sui processi spinosi;
  - pressione laterale sui processi spinosi;
  - stimolazione dei legamenti sopraspinoso e interspinoso mediante pressione e frizione;
  - ricerca del punto paramediano articolare.

  L'esame segmentario della colonna cervicale è più agevole per quanto riguarda la palpazione dei massicci articolari, ma più difficile per quella dei processi spinosi, escluso quello della vertebra C2. I processi trasversi dell'atlante possono essere avvertiti nell'angolo mandibolomastoideo e sono in genere facilmente dolenti alla palpazione anche in soggetti che nel complesso non presentano sintomi;
- esame ispettivo/palpatorio dei tessuti cutanei, sottocutanei, tendinei, periostei e muscolari alla ricerca dei segni della cosiddetta sindrome cellulo-periosteo-mialgica o neurotrofica di origine vertebrale. I fenomeni osservabili a carico della cute sono soprattutto di carattere demografico: se si strisciano queste zone con una punta smussa si rileva l'apparizione di dermografismo persistente. A carico del tessuto sottocutaneo si rilevano modificazioni della consistenza che può essere valutata con un pizzicotto e che può andare da un modesto ispessimento della plica cutanea rispetto alla regione controlaterale, fino all'impossibilità di sollevare la plica stessa, mentre la cute assume l'aspetto a buccia d'arancia. Altro fenomeno evidente è l'iperalgesia/allodinia che si risveglia in queste zone con il pizzicotto stesso;
- ricerca dei punti dolorosi muscolari semplici (*tender point*) e dei punti grilletto (*trigger point*) o delle *taut band*, contrazioni muscolari involontarie persistenti dolorose alla palpazione che assumono l'aspetto di un cordone o bastoncino duro. È agevole reperirli nei muscoli glutei, trapezio, grande dorsale, tensore della fascia lata, tricipite della sura e infraspinato.

I fenomeni di iperalgesia/allodinia assumono un aspetto particolare a livello del capo. Mediante la frizione sul cuoio capelluto si può evocare ipersensibilità o franca dolenza nei dermatomeri corrispondenti a C2 e C3 (segno della frizione o del pettine) come pure mediante il pizzicotto sulla cute laterale del collo (dermatomero C3) nonché sui sopraccigli, zone la cui innervazione deriva sia dal nervo trigemino sia da C2 il cui nucleo midollare appare in continuità anatomica con il nucleo caudale del nervo trigemino stesso.

3.2.2 Controllo della stazione eretta

La stazione eretta è valutata in differenti condizioni. Le prove più semplici e più note riguardano il **test di Romberg** (cfr. Fig. 1.3), confrontando la capacità di mantenere la stazione eretta prima con gli occhi aperti, poi con gli occhi chiusi. Durante il test di Romberg bisogna osservare in particolare la direzione della deviazione lenta del corpo piuttosto che la fase di compenso rapido. Guardando con attenzione, infatti, ci si accorge che il paziente in piedi, soprattutto se con gli occhi chiusi, non oscilla mai casualmente un po' a destra e un po' a sinistra nel modo che spesso viene definito come "Romberg indifferente o pluridirezionale", ma inizia sempre con una deviazione lenta in una direzione, cui segue una correzione più rapida controlaterale, che può anche ipercompensare la prima deviazione facendo superare al soggetto la linea mediana. Il comportamento è quindi simile a quello di un nistagmo. Dunque, è importante rilevare la direzione delle deviazioni lente, poiché indica il lato vestibolare/posturale deficitario.

La stazione eretta può essere perturbata chiedendo al paziente di estendere (retroflettere) la testa, oppure di sollevare le braccia ed estendere il capo per osservare le mani unite sopra la testa. È importante rilevare sia la tendenza alla retropulsione sia un'eventuale accentuazione di una lateropulsione già osservata al test di Romberg. Questa semplice prova dimostra le difficoltà del paziente a svolgere alcune attività quotidiane come prendere un piatto dallo scolapiatti o un libro dalla libreria e viene abitualmente considerata come indicativa di un coinvolgimento cervicale. Tuttavia è indispensabile sottolineare che l'estensione della testa determina una perturbazione posturale complessa:

- la cerniera atlantoccipitale viene compressa con maggior stimolazione dei meccanocettori articolari e potenziale compressione delle arterie vertebrali;
- i muscoli flessori cervicali sono stirati con attivazione dei fusi neuromuscolari, in particolare nei muscoli sternocleidomastoidei;
- i muscoli lombari vengono attivati perché il controllo del baricentro richiede lo spostamento anteriore della pelvi a compensare quello posteriore del capo;
- il condilo della mandibola riduce la pressione sul menisco dell'articolazione temporomandibolare e quindi si modifica l'informazione trigeminale;
- si riduce la tensione dei muscoli pterigoidei e quindi si modifica lo scarico venoso a questo livello;
- le macule vestibolari invertono la loro posizione e il controllo della verticalità passa dal sacculo all'utricolo.

Dunque, distinguere quali siano le strutture e i fenomeni che destabilizzano il controllo posturale durante l'estensione della testa è pressoché impossibile.

L'interferenza cervicale può essere più correttamente indagata chiedendo al paziente di mantenere il capo ruotato per almeno 20 secondi prima da un lato poi dall'altro. La prova di rotazione è meno sensibile ma più specifica perché coinvolge solo il collo. La sola rotazione del capo nella rara, ma possibile, sindrome del tiratore con l'arco (*Bow Hunter's Syndrome*) [10, 11] può determinare una franca e inequivocabile sintomatologia causata dalla compressione dell'arteria vertebrale dominante.

La complessa interazione sensoriale necessaria al controllo dinamico della postura può essere valutata clinicamente secondo le modalità del cosiddetto ***Clinical Test of Sensory Interaction and Balance*** (CTSIB) [12] definito anche *foam and dome test*. Si tratta di valutare il controllo della postura eretta in sei condizioni: occhi aperti e chiusi in appoggio sul pavimento (superficie rigida); occhi aperti e chiusi in appoggio su un tappeto di gomma (*foam*); occhi aperti in appoggio sul pavimento indossando un lampadario cinese di carta (*dome*). In quest'ultima condizione la vista è disturbante piuttosto che stabilizzante e non consente quindi un utilizzo efficace nel controllo dell'equilibrio (cosiddetta visione stabilizzata).

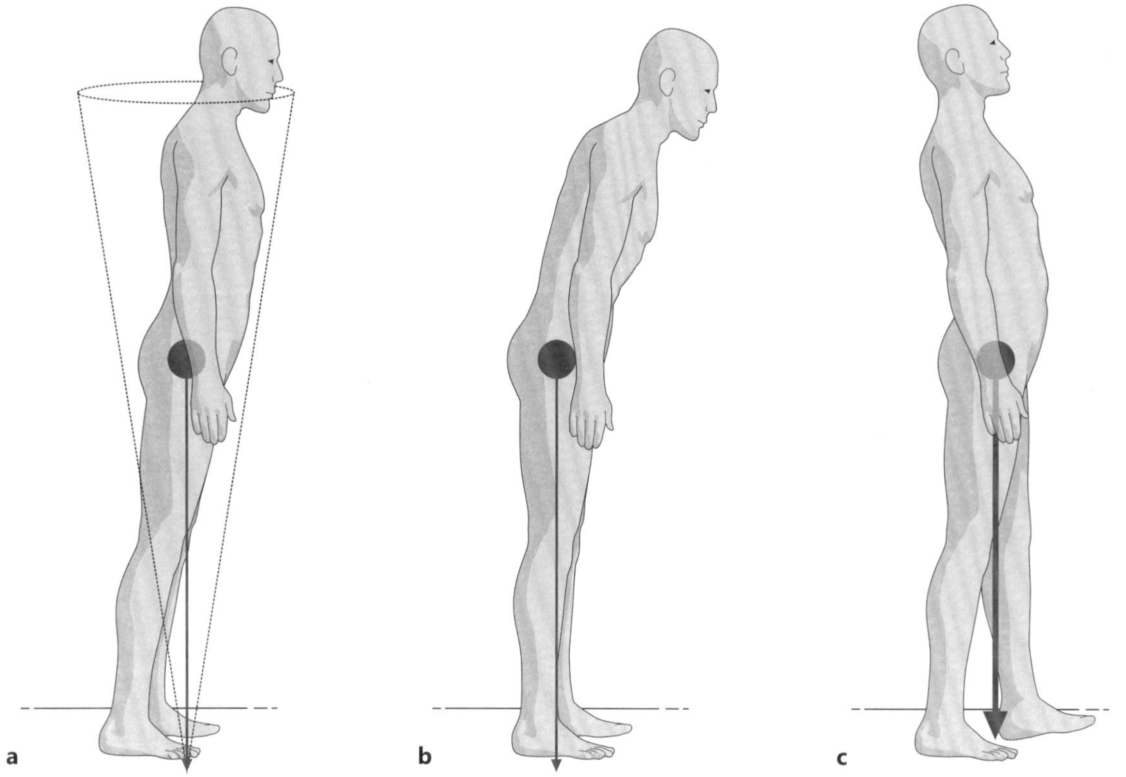

Figura 3.2 Strategie dinamiche del controllo dell'equilibrio statico secondo Nashner. **a**, La strategia di caviglia attiva ed è attivata anche dalle macule otolitiche. **b**, La strategia di bacino attiva e/o è attivata dai recettori ampollari dei canali semicircolari. **c**, Nella strategia del passo la finalità dell'interazione vestibolovertebrale è duplice: mantenere il controllo sia della verticalità posturale sia dell'orizzontalità del campo visivo.

Il mantenimento della stazione eretta nella vita quotidiana è in realtà un fenomeno dinamico, perché molto spesso si è costretti a reagire a forze destabilizzanti come le accelerazioni/decelerazioni sui mezzi di trasporto o eventuali spinte di persone vicine. Due sono le modalità per mezzo delle quali si reagisce a sollecitazioni esterne in modo da mantenere dinamicamente il controllo della postura eretta: la **strategia di caviglia** e la **strategia di bacino**. Se l'esaminatore esercita delle spinte sul paziente può valutare se questi è in grado di rispondere con la strategia appropriata all'entità della spinta applicata.

Clinicamente le due strategie sono facilmente investigabili. Si pone il paziente in piedi con i piedi uniti per ridurre la base d'appoggio e aumentarne l'instabilità. Mettendosi dietro al paziente si applicano spinte prima alle spalle e poi alla pelvi, lente ma relativamente ampie; in questo modo il paziente risponde oscillando sulle caviglie come se fosse un pendolo con fulcro proprio sulle caviglie. Questa risposta è detta anche *strategia del controllo della geometria corporea* perché i vari segmenti corporei – testa, tronco, pelvi e arti inferiori – si muovono solidarmente come un unico pezzo (Fig. 3.2 a).

Se, invece, si applicano, prima alle spalle e poi alla pelvi, spinte di minor ampiezza ma più brusche, il soggetto sano reagisce compensando la spinta a livello del bacino. In tal caso la geometria corporea si modifica, mentre rimane stabile la posizione della proiezione a terra del centro di gravità. Tale risposta è detta infatti anche *strategia del controllo del centro di gravità* (Fig. 3.2 b).

Se la destabilizzazione è particolarmente intensa, il paziente adotta una terza **strategia**, detta **del passo**, cambia cioè posizione compiendo un passo in avanti o a lato (Fig. 3.2 c).

Talora, soprattutto nell'anziano o negli esiti di colpo di frusta, la sintomatologia dipende dall'incapacità di adottare automaticamente la strategia più ergonomica in relazione alla destabilizzazione ricevuta.

3.2.3 Controllo del cammino

Poiché il cammino è l'alternanza di posture in appoggio monopodalico con posture in appoggio bipodalico, si inizia con la valutazione clinica della capacità del soggetto di controllare l'appoggio monopodalico (**test di Uemura**). I soggetti affetti da disequilibrio frequentemente non riescono a mantenere l'appoggio monopodalico con occhi chiusi per 10 secondi. Il soggetto affetto da lesione vestibolare ci riesce solo quando è in appoggio sull'arto inferiore del lato sano. Abitualmente i soggetti sani riescono a mantenere l'equilibrio per almeno 20 secondi.

Un modo semplice per valutare il controllo vestibolare del cammino è rappresentato dal cosiddetto ***stepping*** (cammino sul posto, *walking in place*): si chiede al paziente di camminare sul posto, segnando il passo e mantenendo gli occhi chiusi. Generalmente la prova dura circa un minuto, che corrisponde più o meno a 60-80 passi. In questo lasso di tempo, con gli occhi chiusi, anche se il comando è di camminare sul posto, si osserva comunque un certo spostamento in avanti del soggetto in esame. Il test può essere effettuato con gli arti superiori in posizione naturale (**test di Unterberger**) (cfr. Fig. 1.4 b); in questo caso si possono osservare le stesse caratteristiche della marcia "naturale": la posizione della testa, le sincinesie pendolari, la larghezza della base di appoggio, la deviazione dello spostamento, l'armonia e quindi la coordinazione del movimento eccetera. Per amplificare eventuali deviazioni si può eseguire il test con gli arti superiori estesi in avanti (**test di Fukuda**), perdendo le informazioni relative alle sincinesie pendolari e alla stabilità del capo (Fig. 3.3). Combinando le due modalità (test di Unterberger e di Fukuda) nel complesso si possono osservare principalmente le seguenti anomalie:

- rotazione oraria o antioraria: per lo più dovuta a disturbi labirintici; risulta più evidente nel test di Fukuda;
- traslazione destra o sinistra: per lo più dovuta a problemi posturali lombari (per esempio, scoliosi) o agli arti inferiori (per esempio, esiti di fratture);
- incoordinazione del movimento: per lo più dovuta a problemi dell'SNC; risulta più evidente nel il test di Unterberger;
- instabilità del capo sul tronco a ogni passo: per lo più dovuta a disturbi vestibolari e cervicali associati; risulta più evidente nel test di Unterberger.

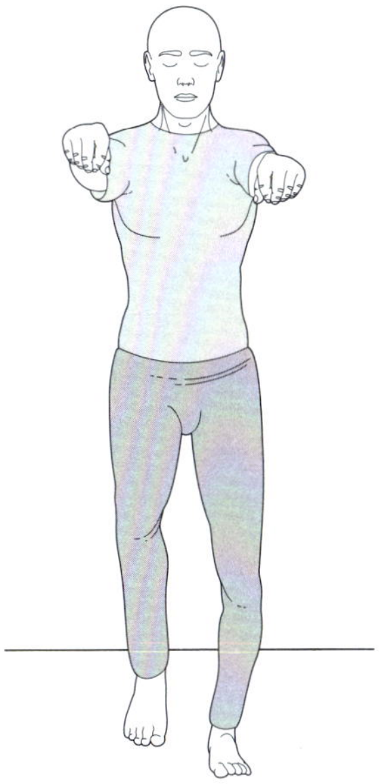

Figura 3.3 Test di Fukuda. Il paziente è in piedi con gli occhi chiusi e gli arti superiori estesi in avanti e deve camminare sul posto per circa 1 minuto. Spesso dopo 30-40 passi incomincia a deviare/ruotare.

Nell'uomo è abituale camminare e contemporaneamente svolgere un compito cognitivo come parlare. La capacità di svolgere contemporaneamente queste due funzioni, una motoria e una cognitiva, in alcuni pazienti può essere compromessa. Alcuni Autori hanno evidenziato che, soprattutto nell'anziano, sono presenti turbe di questo tipo che si correlerebbero significativamente a una maggior predisposizione a perdere l'equilibrio e a cadere. Questo è il presupposto del test ***Stop Walking While Talking*** (SWWT) [13]. In pratica, si chiede al paziente di camminare normalmente per circa 8 metri, quindi lo si invita a tornare indietro e, dopo pochi passi, gli si pone una domanda imprevista, molto semplice: "Quanti anni ha?". I soggetti affetti da disturbi dell'equilibrio dovuti all'incapacità di gestione del *dual-task* cognitivo-motorio si fermano per rispondere, mentre gli altri rispondono continuando a camminare. Il test può essere semplificato facendo camminare il paziente sul posto e con gli occhi aperti; l'esaminatore, di fianco al soggetto, dopo una ventina di passi gli pone una domanda. Anche in questo caso i soggetti incapaci di gestire il *dual-task* si fermano, ruotano il capo verso l'esaminatore e rispondono.

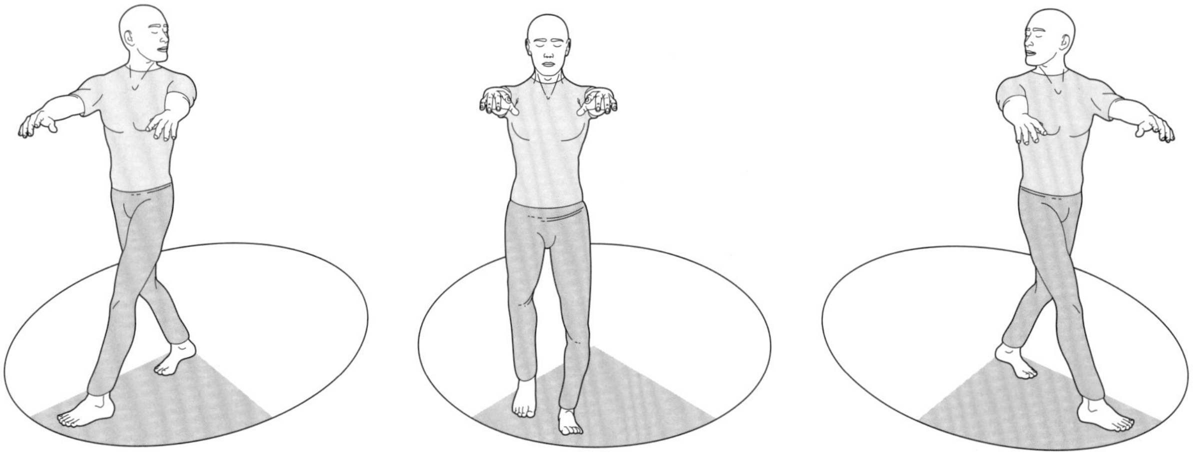

Figura 3.4 Test nucoposturale di Gagey. Si esegue dapprima il test di Fukuda con la testa in posizione neutra e si registra in gradi la deviazione indicando con il segno + la deviazione a destra e con il segno – quella a sinistra. Quindi si ripete la prova con il capo ruotato prima a destra e poi a sinistra. Abitualmente con il capo ruotato a destra si ha una facilitazione estensoria omolaterale e una conseguente rotazione a sinistra; viceversa con il capo ruotato a sinistra. Alla fine si compie la somma algebrica delle deviazioni in modo da documentare il lato verso cui si ha avuto la maggior deviazione e quindi deficitario.

L'interferenza cervicale sul controllo del cammino può essere facilmente valutata mediante il **test nucoposturale di Gagey** [14]. Si esegue dapprima un test di Fukuda e si annota l'eventuale deviazione in gradi. Per convenzione si segna con un più la deviazione destra (per esempio, +30°) e con un meno la deviazione sinistra (per esempio, –45°). Si ripete quindi il test di Fukuda con il capo ruotato a destra, prima, e a sinistra, poi. In entrambi i casi si annota la deviazione. Normalmente con il capo ruotato a destra si ha una deviazione a sinistra e viceversa (Fig. 3.4). È normale una deviazione di +/–30°. La somma algebrica delle tre deviazioni indica la simmetria o meno dei riflessi cervicospinali dinamici. Per esempio, si potrebbe osservare una deviazione a destra di 30° nella prova basale, una a sinistra di 60° con rotazione destra del capo e una destra di 90° con rotazione sinistra del capo. Quindi, il risultato sarebbe: +30°, -60°, +90° = +60°, cioè una netta prevalenza della rotazione destra.

3.2.4 Quantificazione del controllo statico e dinamico

Come la sintomatologia può essere quantificata nel suo complesso, così anche il controllo dell'equilibrio, statico e dinamico, può essere quantificato con opportune scale. Per la valutazione clinica del paziente affetto da vertigine o disequilibrio, soprattutto a scopo riabilitativo, la più efficiente è la Equiscale (Tab. 3.6) [15]. Si tratta di una scala di valutazione che indaga la funzione di equilibrio dinamico in varie situazioni. Per ogni condizione sono previste tre possibilità; a ciascuna viene attribuito un punteggio: maggiore è il punteggio finale minore è la disfunzione.

3.2.5 Controllo della stabilità del campo visivo

I componenti elementari dell'oculomozione (movimenti rapidi saccadici e movimenti di inseguimento lento) possono essere valutati clinicamente.

Il paziente è seduto di fronte all'esaminatore che lo invita a seguire con lo sguardo i movimenti di una penna che egli sposta lentamente nelle varie direzioni. In questo modo si elicitano dei movimenti lenti di inseguimento (***Smooth Pursuit Eye Tracking Test***). Con l'esperienza, diviene semplice e rapido cogliere eventuali irregolarità del movimento d'inseguimento, normalmente armonioso, che possono esprimere una disfunzione centrale.

I movimenti saccadici possono essere elicitati chiedendo al paziente di fissare in modo alternato due mire poste di fronte a lui (per esempio, due quadri sulla parete dello studio); in alternativa, l'e-

Tabella 3.6 Equiscale per la valutazione dell'equilibrio dinamico in varie situazioni*

1 – Passare da seduto a in piedi

2. È in grado di alzarsi in piedi, senza l'uso delle mani
1. È in grado di alzarsi in piedi solo dopo vari tentativi o con l'uso delle mani
0. Ha bisogno di aiuto per alzarsi in piedi

2 – Stare in piedi a occhi chiusi e braccia conserte

2. È in grado di rimanere in piedi per almeno 20 secondi
1. È in grado di rimanere in piedi per almeno 5 secondi
0. È in grado di rimanere in piedi per meno di 5 secondi

3 – Stare in piedi a piedi uniti, capo esteso e occhi chiusi

2. È in grado di rimanere in piedi per almeno 30 secondi
1. È in grado di rimanere in piedi per almeno 10 secondi
0. È in grado di rimanere in piedi per meno di 10 secondi

4 – Spingersi in avanti con le braccia per 25 cm
Il soggetto deve tenere le braccia tese davanti a sé e deve raggiungere un oggetto posto dall'esaminatore a distanza di 25 cm davanti alle mani (per esempio un foglio di carta). Non deve spostare i piedi ma può piegare ginocchia e caviglie. Deve quindi ritornare alla posizione di riposo.

2. È in grado di spingersi in avanti per almeno 25 cm
1. È in grado di spingersi in avanti per almeno 10 cm
0. È in grado di spingersi in avanti per meno di 10 cm

5 – Raccogliere una penna da terra
Il soggetto deve essere in grado di raccogliere una penna che l'esaminatore gli ha posto a distanza di 30 cm di fronte ai piedi. Deve tenere
i piedi uniti e ritornare poi alla posizione di partenza.

2. È in grado di raccogliere l'oggetto da terra al primo tentativo
1. È in grado di raccogliere l'oggetto solo dopo un tentativo fallito
0. Non riesce a raccogliere l'oggetto

6 – Resistere alle spinte
Il soggetto deve mantenere la stazione eretta senza appoggio tenendo i piedi uniti. L'esaminatore applica delle leggere spinte sullo sterno per tre volte in 15 secondi, a intervalli regolari.

2. È in grado di stare in piedi opponendosi alle spinte
1. È in grado di stare in piedi, ma cade o deve spostare i piedi una o due volte
0. Cade o sposta i piedi tutte e tre le volte

7 – Ruotare di 360°
Il soggetto deve ruotare su se stesso compiendo un giro completo, prima verso destra e poi, dopo circa 5 secondi, verso sinistra, senza appoggio. Il paziente può mantenere una distanza libera tra i piedi. Ciascuna prova deve essere eseguita in meno di 4 secondi.

2. È in grado di eseguire entrambe le rotazioni
1. Esegue solo una rotazione in 4 secondi o più oppure non esegue rotazioni in entrambe le direzioni in meno di 4 secondi
0. Non esegue alcuna rotazione

8 – Stare in piedi con i piedi in tandem
Il soggetto deve mantenere la stazione eretta senza appoggio per almeno 15 secondi, tenendo i piedi allineati l'uno dietro l'altro. Il tallone del piede anteriore deve essere a livello della punta del piede posteriore. Trasversalmente i piedi distano tra loro 5 cm. La prova viene eseguita con il piede destro davanti al sinistro e viceversa.

2. È in grado di rimanere in piedi per almeno 15 secondi
1. È in grado di rimanere in piedi per almeno 15 secondi in una sola delle prove oppure è in grado di rimanere in piedi per almeno 5 secondi in entrambe le prove
0. È in grado di rimanere in piedi per meno di 5 secondi

* L'esaminatore valuta se e in che misura il paziente è in grado di compiere i compiti di equilibrio dinamico proposti. Per ogni possibilità è previsto un punteggio: maggiore sarà il punteggio finale, migliore sarà la capacità funzionale di equilibrio nel suo complesso.

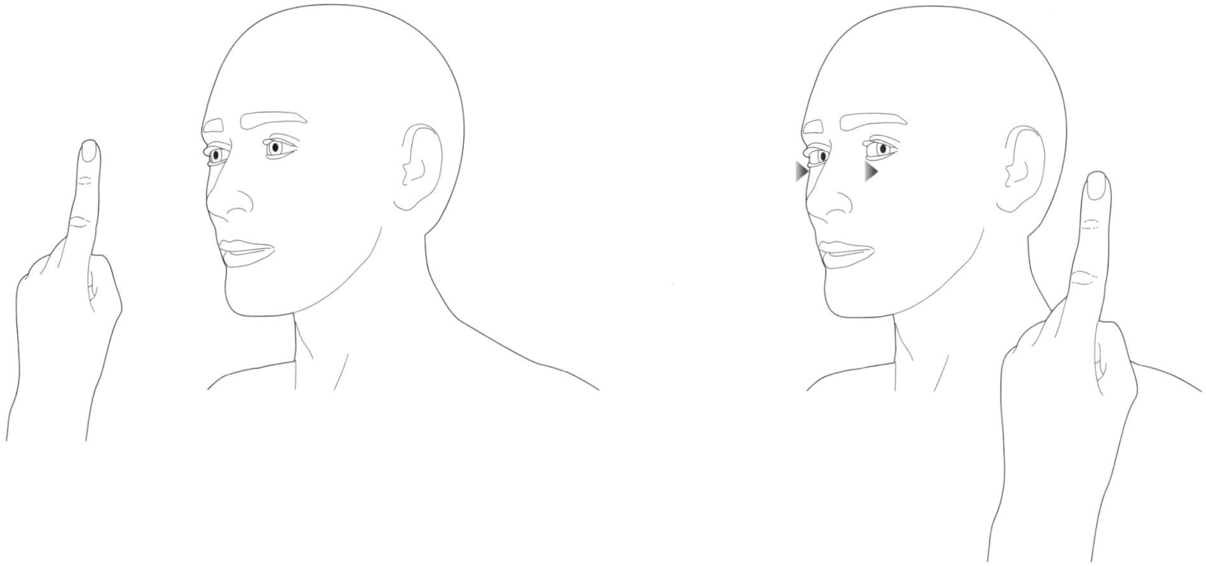

Figura 3.5 Valutazione clinica dei movimenti oculari saccadici orizzontali. L'esaminatore si pone di fronte al paziente e, alzando alternativamente l'indice di una mano o dell'altra, chiede al paziente di fissargli prima il naso, poi il dito alzato, poi ancora il naso e così via, variando posizione e distanza delle mani.

saminatore alza l'indice prima di una mano poi dell'altra e chiede al soggetto di fissargli prima il naso e poi l'indice sollevato. Variando la posizione e la distanza tra le mani, l'esaminatore può valutare i movimenti saccadici orizzontali, verticali e obliqui (Fig. 3.5). Con un po' di attenzione è facile rilevare lentezza o dismetrie dei movimenti, elementi compatibili con disturbi centrali.

I movimenti saccadici sono più specifici nell'indicare una disfunzione/patologia centrale, ma molto più difficili da identificare solo con l'osservazione. I movimenti di inseguimento lento (*smooth pursuit*), al contrario, sono più semplici da valutare, ma più sensibili a qualsiasi tipo di alterazione delle strutture del controllo oculomotore, da quelle cervicali a quelle vestibolari a quelle centrali, e quindi meno specifici. Tuttavia, sono i più indicati per valutare in modo clinico ma accurato l'interazione cervicoculare.

Per valutare l'interazione cervicoculare, si esegue la prova di inseguimento cervicocefalico (***Smooth Pursuit Head Tracking Test***). Si chiede al paziente di seguire, per circa 20 secondi e solo con gli occhi, una mira, per esempio la punta di una penna, e si rileva la regolarità e simmetria del movimento di inseguimento lento. Quindi si chiede al paziente di fissare la mira e di seguirla per circa 20 secondi muovendo il capo, come peraltro avviene nelle attività quotidiane (Fig. 3.6). Migliore è l'interazione cervicoculare, minori sono i movimenti degli occhi, perché la rotazione del capo è sufficiente a mantenere la fovealizzazione. Al contrario, quando l'efficienza cervicale è peggiore, come negli esiti di colpo di frusta o nella vertigine cervicogenica, per seguire la mira il paziente utilizza soprattutto gli occhi. Spesso la difficoltà è asimmetrica e questa asimmetria consente in modo semplice ma specifico di capire quale parte della colonna cervicale alta presenti problemi funzionali [16].

Un secondo test consiste nella prova di inseguimento visivo durante la torsione del capo (***Smooth Pursuit Neck Torsion Test***) [17]. Al paziente, seduto con la testa diritta, si chiede di seguire con gli occhi per circa 20 secondi una mira, per esempio la punta di una penna, e si rileva la regolarità e simmetria del movimento di inseguimento lento. Quindi si ruota la sedia di 45° a destra in modo che il paziente ruoti il capo a sinistra e si ripete la prova per circa 20 secondi. Infine si ruota la sedia di 45° a sinistra e si ripete la prova per altri 20 secondi circa. In tal modo è agevole rilevare se la sola rotazione del capo, e quindi l'attivazione dei propriocettori dei muscoli rotatori, sia in grado di alterare la prestazione oculomotoria.

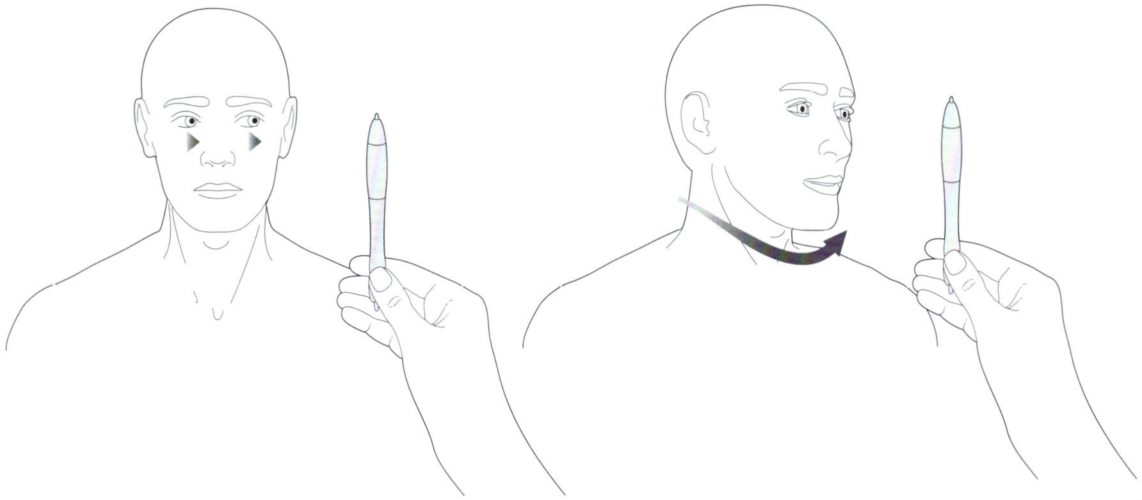

a b

Figura 3.6 Test di interazione cervicoculare: *Smooth Pursuit Head Tracking Test*. **a**, Si chiede al paziente di seguire, solo con gli occhi e per circa 20 secondi, una mira, per esempio la punta di una penna, e si rileva la regolarità e simmetria del movimento di inseguimento lento. **b**, Quindi si chiede al paziente di fissare la mira e di seguirla per circa 20 secondi muovendo la testa. Migliore è l'interazione cervicoculare minori sono i movimenti degli occhi, perché la rotazione del capo è sufficiente a mantenere la fovealizzazione.

I riflessi di stabilizzazione visiva di origine vestibolare possono essere indagati mediante il cosiddetto ***Head Impulse Test*** (HIT) o *Head Thrust Test* (HTT) o test di Halmagyi [18]. Il paziente fissa il naso dell'esaminatore, il quale rapidamente gli ruota la testa. Abitualmente gli occhi, per mantenere la fissazione, ruotano in direzione opposta in modo fluido e armonico. In caso di *deficit* labirintico, soprattutto se recente, si osserva invece un movimento più rallentato, spezzettato, degli occhi che si muovono in ritardo rispetto alla rotazione del capo (Fig. 3.7). Si confrontano i due lati per formulare un giudizio sull'ipoattività del labirinto. Questo test ha sensibilità e specificità del 70% [19]. In effetti, non viene elicitato un riflesso labirintico puro, perché il collo viene sollecitato bruscamente e passivamente e la risposta finale dipende, seppure in parte, anche dalla stimolazione retinica determinata dalla rotazione del capo.

Una metodica semplice, economica e riproducibile è il **test dell'acuità visiva dinamica** (*Dynamic Visual Acuity*) [20]. Si pone il paziente a 1 m da una comune tavola ottometrica decimale. Si misura l'acuità visiva in decimi e quindi si muove o si chiede al paziente di ruotare ritmicamente il capo da un lato all'altro alla frequenza di circa 1 Hz mentre contemporaneamente legge la tavola. Si prende nota di quanti decimi si deteriori l'acuità durante il movimento attivo e/o passivo del capo (Fig. 3.8).

3.2.6 Nistagmo

Uno dei segni più noti di una disfunzione vestiboloculomotoria è rappresentato dal nistagmo (Ny). Il nistagmo è un movimento oculare involontario bifasico, generalmente di entrambi gli occhi, che consiste nello scivolamento lento degli occhi in una direzione (fase lenta del nistagmo) seguito da un ritorno rapido in posizione primaria (fase rapida del nistagmo). È frequente osservare il nistagmo anche se si chiede a un soggetto di osservare una mira (di solito la penna dell'esaminatore) nell'estrema lateralità di sguardo; tuttavia questo è un nistagmo sostanzialmente fisiologico perché dipende da una certa "fatica" dei muscoli oculomotori nel mantenere una posizione estrema. Per essere certi di rilevare un fenomeno non fisiologico occorre usare gli occhiali di Frenzel, dotati di lenti di 20 diottrie, sia perché in tal modo l'esaminatore vede gli occhi del paziente ingranditi ed è in grado di cogliere anche i più piccoli movimenti oculari, sia perché così il paziente non è in grado di fissare e quindi di inibire involontariamente il nistagmo.

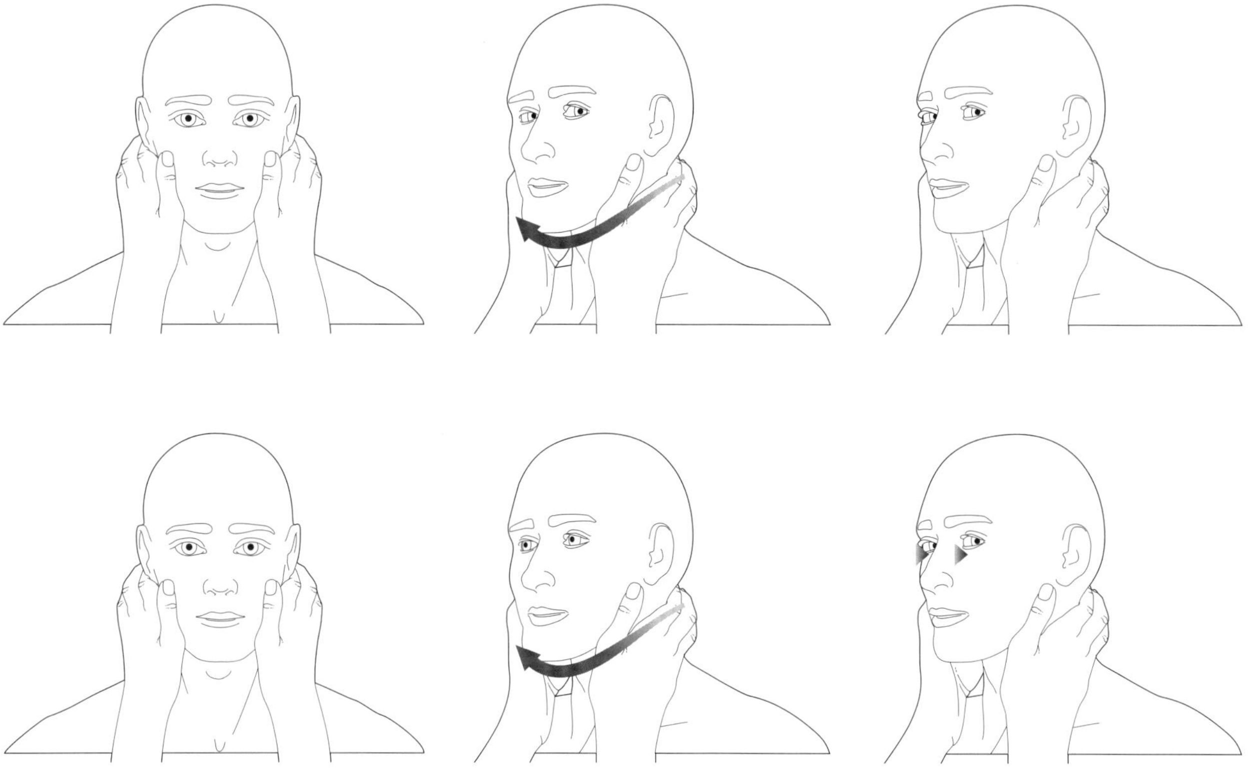

Figura 3.7 *Head Impulse Test* (HIT) o *Head Thrust Test* (HTT) o test di Halmagyi. **a**, Il paziente fissa il naso dell'esaminatore, il quale bruscamente gli ruota la testa. Gli occhi, per mantenere la fissazione, ruotano in direzione opposta in modo fluido e armonico. **b**, In caso di *deficit* labirintico, soprattutto se recente, si osserva invece un movimento spezzetato dell'occhio che si muove in ritardo rispetto alla rotazione del capo. È importante confrontare i due lati per formulare un giudizio sull'ipoattività del labirinto.

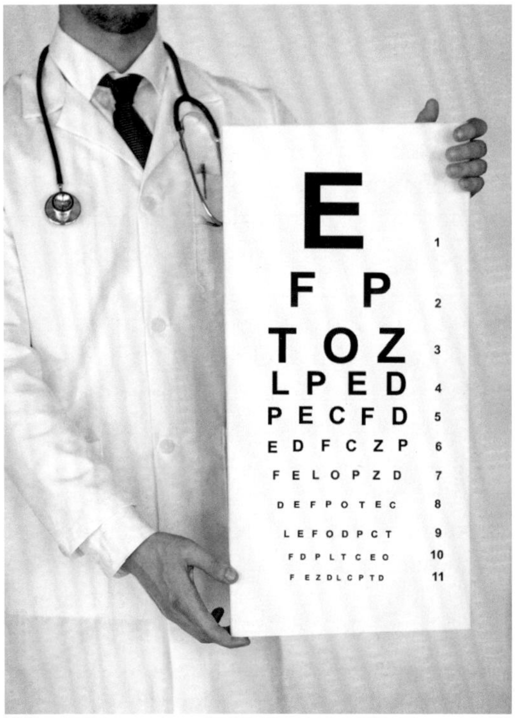

Figura 3.8 Tavola ottometrica decimale per il test di acuità visiva dinamica. Si pone il paziente a 1 m da una comune tavola ottometrica decimale. Si misura l'acuità visiva in decimi e quindi si muove o si chiede al paziente di ruotare ritmicamente il capo da un lato all'altro alla frequenza di circa di 1 Hz, mentre contemporaneamente legge la tavola. Si prende nota di quanti decimi si deteriori l'acuità durante il movimento attivo e/o passivo del capo.

Un esaminatore esperto riesce a cogliere un nistagmo anche di 1-2° di ampiezza. Il nistagmo è classificato secondo le manovre che lo evocano.

Nistagmo spontaneo

È presente in posizione primaria di sguardo e/o in quella verticale e/o in quella laterale senza che il paziente compia alcun movimento del capo e/o del corpo e senza che l'esaminatore applichi alcuno stimolo. La direzione del nistagmo è definita dalla direzione della fase rapida; così nel nistagmo verso destra gli occhi deviano spontaneamente e lentamente verso sinistra per poi tornare rapidamente verso il centro e quindi verso destra.

Il nistagmo si definisce di **primo grado** quando è assente in posizione primaria ma presente nello sguardo di lateralità, verso destra, sinistra o in entrambe le direzioni, o verticalità, verso l'alto o il basso. Il nistagmo di primo grado può essere continuo o esauribile, ritmico o aritmico, coniugato o dissociato con movimenti più ampi nell'occhio abdotto.

Si definisce nistagmo di **secondo grado** quando è presente anche in posizione primaria di sguardo.

La frequenza del nistagmo è data dal numero di scosse (movimenti bifasici in un minuto). Si tratta di un parametro semplice da calcolare ma importante per valutare il decorso di una lesione/disfunzione vestibolare. Così, per esempio, un paziente può presentare un nistagmo di primo grado verso sinistra esauribile, oppure un nistagmo di primo grado sia a destra sia a sinistra inesauribile coniugato aritmico verso destra, dissociato verso sinistra, oppure un nistagmo di secondo grado della frequenza di 40 scosse/minuto eccetera. Grado, direzione, coniugazione, esauribilità, ritmicità e frequenza sono parametri indispensabili da rilevare e annotare.

Nistagmo da stimolazione dei canali semicircolari

Il nistagmo deriva dall'attivazione dei riflessi vestiboloculomotori che sono la risposta compensatoria degli occhi alla stimolazione che i canali semicircolari ricevono durante i movimenti di capo e/o corpo quotidiani. Se i canali vengono "artificialmente" stimolati, si provoca una risposta riflessa, il nistagmo appunto.

La **stimolazione** più nota è quella **calorica**, introdotta nella pratica clinica cento anni fa da Bárány [21] e consistente nell'irrigare con acqua o, più recentemente, con aria il meato acustico esterno in modo da riscaldare o raffreddare l'osso temporale e quindi l'endolinfa, inducendo correnti convettive endolinfatiche; queste provocano la deflessione della cupola del canale semicircolare come se la corrente endolinfatica derivasse dalla rotazione del capo (Fig. 3.9). Si tratta di uno stimolo per nulla fisiologico e pertanto in grado di evocare una sintomatologia vertiginosa e neurovegetativa anche molto violenta. Inoltre, il nistagmo provocato dallo stimolo calorico rappresenta la risposta del solo canale semicircolare orizzontale, per cui riproduce solo una parte della potenziale risposta labirintica. Infine, la trasmissione termica dal meato acustico all'endolinfa dipende anche da condizioni individuali quali lo spessore della membrana timpanica, la densità dell'osso temporale eccetera. Il vantaggio della stimolazione calorica è che permette di studiare la risposta di un singolo labirinto e di rilevare direttamente, tramite occhiali di Frenzel, il nistagmo provocato, sempre di secondo grado, del quale bisogna annotare frequenza in un minuto, ritmicità, coniugazione e durata totale.

Una stimolazione più fisiologica è quella rotoacceleratoria, descritta nei paragrafi relativi agli esami strumentali (cfr. § 3.4.4).

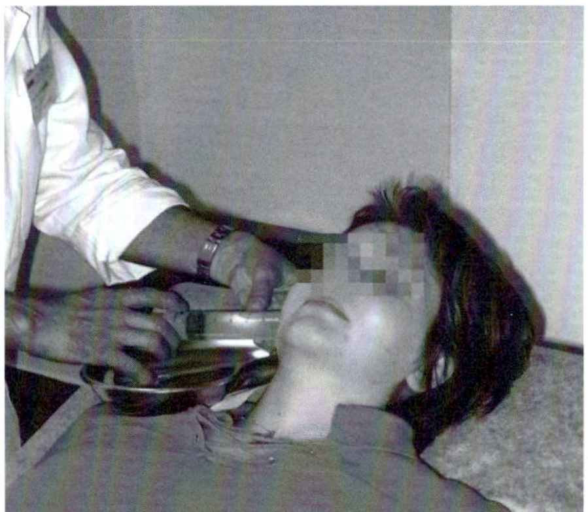

Figura 3.9 Stimolazione calorica dell'orecchio destro con acqua per stimolare il canale semicircolare orizzontale destro. La posizione più confortevole è quella supina ma può essere effettuata anche da seduti. Quantità e temperatura dell'acqua indicano le varie metodiche utilizzabili: Veits 10 mL a 20 e 47 °C, Hallpike 250 mL a 30 e 44 °C, Mulch 20 mL a 30 e 44 °C.

Nistagmo vibratorio

Un labirinto lesionato diviene sensibile allo stimolo vibratorio che risulta irritativo. Pertanto, in caso di lesione labirintica monolaterale la stimolazione vibratoria a 100 Hz del processo mastoideo, poco dietro il meato acustico esterno, oppure della cerniera atlantoccipitale determina una sollecitazione asimmetrica dei labirinti e la comparsa di un nistagmo provocato, detto nistagmo vibratorio, per lo più diretto verso il lato sano (Fig. 3.10). Si tratta di uno stimolo intenso ma ben sopportato, applicato per pochi secondi e molto specifico [22].

Nistagmo da scuotimento della testa

Il nistagmo può essere provocato anche da uno scuotimento del capo (*Head Shaking Nystagmus*) [23]. L'esaminatore afferra la testa del paziente cui imprime rapide rotazioni di piccola ampiezza con frequenza di circa 1 Hz (Fig. 3.11). Il paziente ha gli occhi chiusi e il capo flesso in avanti di circa 30°; l'esaminatore muove la testa a destra e a sinistra per circa 20 secondi. Quando ferma la testa, il paziente apre gli occhi. In caso di lesione monolaterale del sistema vestibolare (labirinto, nervo, nuclei) l'esaminatore può osservare, mediante occhiali di Frenzel, un nistagmo esauribile di secondo grado diretto abitualmente verso il lato sano. Questo test è più sensibile delle prove caloriche nel rilevare un'asimmetria funzionale, vestibolare.

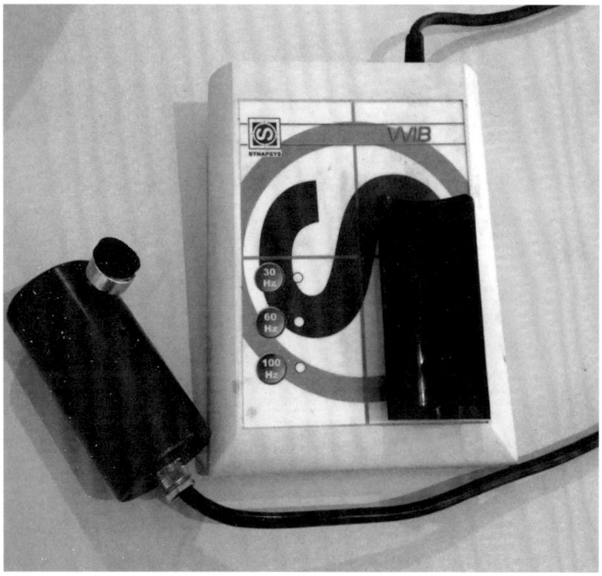

Figura 3.10 Strumentazione per la stimolazione vibratoria.

Nistagmo optocinetico

Il nistagmo può essere provocato anche da uno stimolo visivo, facendo cioè osservare al paziente un tamburo rotante (tamburo di Barany) sul quale sono disegnate strisce alternate bianche e nere. L'osservazione delle strisce contrastate determina la comparsa del nistagmo optocinetico, in modo analogo a quanto accade quando si osserva il panorama scorrere fuori dal finestrino di un treno: gli occhi cercano di seguire la mira fino all'esaurimento del campo visivo (fase lenta del nistagmo) e quindi ritornano rapidamente al centro (fase rapida del nistagmo) per poi ricominciare il loro inseguimento. Il nistagmo optocinetico è una modalità primordiale di stabilizzazione del campo visivo durante il movimento.

Nistagmo posizionale

È indotto cambiando la posizione della testa e/o del corpo. Si flette il capo del paziente, che è in posizione seduta, prima da un lato e poi dall'altro e si osserva, tramite occhiali di Frenzel, l'eventuale comparsa del nistagmo. La forma più frequente è il **nistagmo da posizionamento**, dovuto cioè al

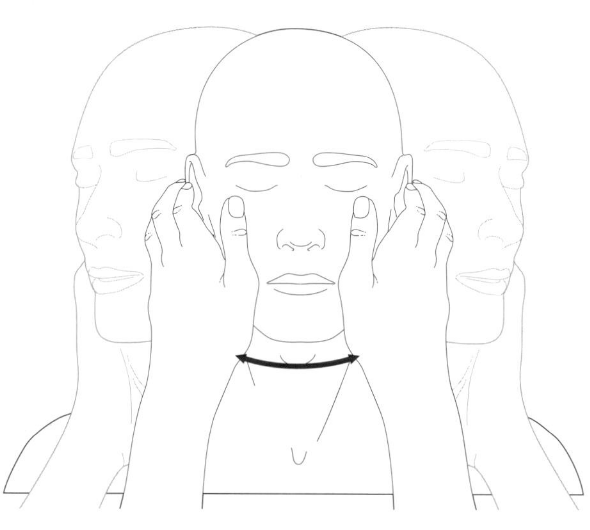

Figura 3.11 Test di scuotimento del capo (*Head Shaking Test*). Il paziente ha gli occhi chiusi e il capo flesso in avanti di circa 30°; l'esaminatore afferra la testa del paziente cui imprime rapide rotazioni verso destra e verso sinistra di piccola ampiezza con frequenza di circa 1 Hz per circa 20 secondi. Quando si ferma, il paziente apre gli occhi. In caso di lesione monolaterale del sistema vestibolare, l'esaminatore può osservare un nistagmo esauribile di secondo grado, in genere diretto verso il lato sano.

cambiamento posizionale, in cui vengono stimolati sia i recettori maculari sia i canali semicircolari sia i propriocettori cervicali. Poiché i piani dello spazio sono tre così come i canali semicircolari, esistono diverse modalità di ricercare il nistagmo posizionale in relazione al piano/canale che si vuole indagare. Anche in questo caso l'esaminatore osserva tramite occhiali di Frenzel l'eventuale comparsa del nistagmo, abitualmente di secondo grado, annotandone direzione e durata. Poiché queste manovre diagnostiche riguardano in modo specifico la vertigine parossistica posizionale benigna sono dettagliatamente illustrate nel capitolo 5.

3.2.7 Controllo dell'orientamento

Il sistema vestibolare interviene anche nel controllo di funzioni cognitive come l'orientamento, sia nella percezione dell'orientamento relativo dei vari segmenti corporei tra loro sia nella percezione dell'orientamento del corpo nel suo insieme nello spazio.

Orientamento reciproco dei segmenti corporei

Per la valutazione della percezione dell'orientamento reciproco dei segmenti corporei si eseguono le prove cerebellari tradizionali, quali l'**indice-naso**, l'**indice-ginocchio** e il **tallone-ginocchio** (Fig. 3.12).

In questo ambito rientra anche la cosiddetta **prova Gufoni e coll.** [24] che valuta la percezione dell'allineamento posturale del soggetto. Il paziente è supino con gli occhi chiusi; l'esaminatore allinea il capo del paziente il più correttamente possibile rispetto al tronco, quindi muove alcune volte la testa del paziente verso destra e verso sinistra e, infine, la posiziona a circa 45° di inclinazione da un lato; a questo punto chiede al paziente di reallineare il capo, sempre tenendo chiusi gli occhi, e annota di quanto si discosta rispetto alla corretta posizione; la prova va ripetuta posizionando la testa dal lato opposto. I due posizionamenti informano l'esaminatore sulla tendenza del paziente ad allinearsi, per lo meno in posizione supina, a destra o a sinistra. Anche se non vi è correlazione con un'eventuale disfunzione labirintica, questa prova evidenzia la percezione che il paziente ha del proprio "essere in asse".

Orientamento del corpo nello spazio

Per quanto riguarda la percezione del corpo nello spazio, si deve valutare la percezione soggettiva degli assi ortogonali di riferimento spaziale, le cosiddette **verticale** e **orizzontale soggettive**. Entrambe si possono evidenziare in modo semplice seppure approssimativo. Il paziente è comodamente seduto, ma senza appoggiare i gomiti e con gli occhi chiusi, e tiene la punta di una matita tra pollice e indice della mano dominante, usualmente la destra; l'operatore gli chiede prima di abbassare il braccio e poi di alzarlo cercando di porre la matita di fronte al proprio naso in posizione più verticale possibile; in questo modo si può rilevare se il paziente tende a orientarla più verso destra o più verso sinistra.

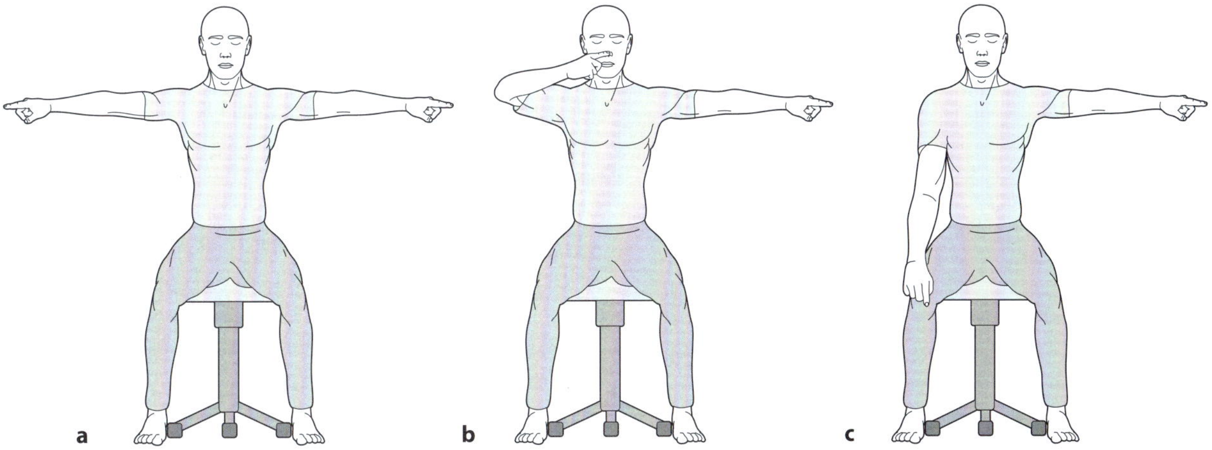

Figura 3.12 Prove cerebellari. Il paziente è seduto (**a**) e con gli occhi chiusi deve toccare con la punta del dito la punta del naso (prova indice-naso) (**b**) oppure il ginocchio (prova indice-ginocchio) (**c**).

Tabella 3.7 Test di orientamento mutuato dal metodo Terzi e standardizzato da Cesarani e Alpini [26]*

Comando	*Punteggio per l'esecuzione corretta*	*Punteggio per la corretta riproduzione*
Fare un passo laterale a sinistra	2	2
Fare due passi avanti	4	4
Ruotare di 90° a destra	1	5
Fare due passi avanti	4	4
Fare due passi laterali a destra	4	4
Ritornare alla posizione di partenza	5	1

* Il paziente deve eseguire i comandi descritti in piedi, con gli occhi chiusi e secondo la sequenza indicata. Al termine dell'esecuzione del test, il soggetto deve riprodurre su carta il percorso fatto.

La stessa procedura va ripetuta chiedendo però al paziente di posizionare la matita all'altezza degli occhi; in questo modo da un lato si può rilevare la percezione soggettiva di orizzontalità e dall'altro,

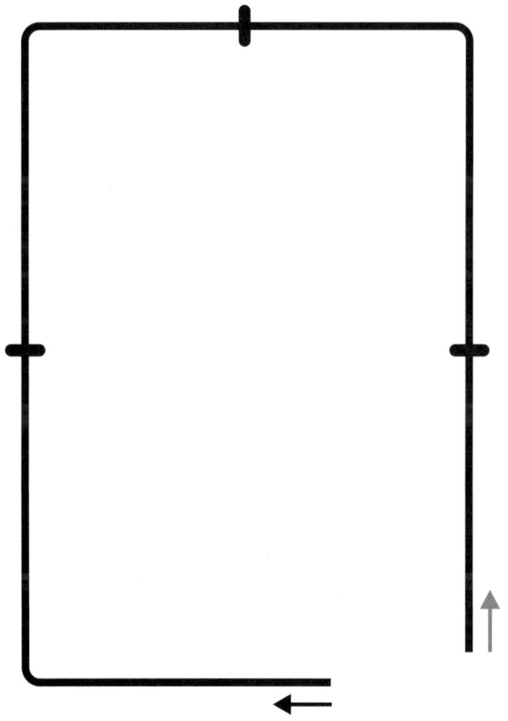

Figura 3.13 Riproduzione del test di orientamento mutuato dal metodo Terzi e standardizzato da Cesarani e Alpini. Freccia scura, andata; freccia chiara, ritorno.

secondo Da Cunha [25], è possibile apprezzare se il soggetto tende a rappresentarsi più alto (la matita è posizionata sopra la linea degli occhi) o più basso (la matita è posizionata sotto la linea degli occhi) della realtà.

Una funzione cognitivomotoria complessa è la cosiddetta **navigazione**, cioè la capacità di muoversi in modo finalistico nell'ambiente. Quotidianamente, infatti, non si cammina in strada ma *si naviga in strada*, cioè si pianifica in modo preciso la rotta per raggiungere un luogo preciso (per esempio, l'ufficio) in un tempo abbastanza preciso. La navigazione nell'ambiente è una capacità complessa, psicosensomotoria, e può essere definita come la capacità del soggetto di percepire la propria posizione rispetto alla gravità (orientamento geocentrico), di conoscere sia la propria istantanea geometria corporea (orientamento allocentrico) sia la propria posizione nello spazio (orientamento eterocentrico), di rilevare le caratteristiche dell'ambiente circostante con i suoi punti di riferimento (i cosiddetti *landmark*) e, in base alla posizione dell'obiettivo da raggiungere (un oggetto da prendere, una porta da attraversare, un angolo da svoltare eccetera), di pianificare il percorso nel modo più corretto ed ergonomico possibile.

Una prova specifica per valutare questo aspetto complesso dell'orientamento spaziale è il **test di orientamento mutuato dal metodo Terzi e standardizzato da Cesarani e Alpini** [26]. Il paziente, in piedi con gli occhi chiusi, deve eseguire in sequenza comandi impartiti dall'esaminatore. La sequenza standard di comandi motorî è descritta nella tabella 3.7. Il paziente deve essere in grado di eseguire correttamente gli ordini, con gli occhi chiusi, memorizzarli, ricostruire mentalmente la sua posizione di partenza e il percorso fatto e, quindi, ritornare alla posizione primaria. L'ultimo comando ("Ritornare alla posizione di partenza") è quello che realmente verifica la capacità di orientamento. Il test è completato da una prova di memoria spaziale, chiedendo al soggetto di riprodurre su carta il percorso fatto (Fig. 3.13).

A entrambe le fasi della prova, esecuzione e riproduzione, è assegnato un punteggio (cfr. Tab. 3.7).

Poiché il soggetto deve ruotare completamente su se stesso per poter ritornare al punto di partenza, è possibile che egli vada nella direzione corretta ma deviando di alcuni gradi a destra o a sinistra rispetto al punto di riferimento a causa di una rotazione incompleta. Pertanto, si deve esprimere anche l'angolo di deviazione con il segno + se devia verso destra e il segno – se devia a sinistra.

Il punteggio massimo è 20 per la fase di esecuzione e 20 per quella di riproduzione. Nel soggetto sano il punteggio di esecuzione varia tra 18 e 20 e l'angolo di deviazione al ritorno è compreso tra 40° a destra e 40° a sinistra e non sussiste una prevalenza di lato; nessun soggetto sano devia più di 60°. Per quanto riguarda la riproduzione, il punteggio normale è compreso tra 15 e 20.

Nei pazienti è frequente rilevare difficoltà sia nell'esecuzione delle varie fasi della prova sia, soprattutto, nel ritorno alla posizione di partenza; l'errore è frequentemente superiore a 60°. Nei pazienti anziani o affetti da lesioni vestibolari di tipo centrale è spesso compromessa anche la fase di riproduzione.

Questo test, semplice da attuare, valuta in realtà processi cognitivi complessi; la fase di esecuzione evidenzia la capacità di eseguire semplici comandi motorî e di costruire mappe mentali, così da poter ritornare al punto di partenza; la fase di riproduzione valuta la memoria a breve termine, per ricordare il percorso eseguito, e la capacità di rappresentazione spaziale.

3.3 ESAME SEMPLESSO

Seguendo i principî della semplessità, è ora necessario semplificare l'esame clinico del paziente in modo da poter ottenere le informazioni più sensibili e specifiche nel minor tempo possibile, anche per non affaticare un soggetto spesso molto sofferente. È indispensabile ricordare che la complessità della funzione equilibrio e la complessità del sistema vestibolare non rendono possibile l'esecuzione di un solo test che sia sufficientemente sensibile e specifico. Sensibilità e specificità possono derivare solo da un'adeguata combinazione di test differenti.

Pertanto, per poter formulare una diagnosi differenziale sufficientemente corretta e una diagnosi di trattamento sufficientemente efficace ed efficiente è necessario che la sequenza dell'esame clinico di base sia quella illustrata di seguito in dieci passaggi. Nei capitoli specifici dedicati alla vertigine cervicogenica (cfr. Cap. 6) e a quella posizionale (cfr. Cap. 5) sono meglio illustrate le caratteristiche delle varie prove che portano alla diagnosi differenziale.

3.3.1 Anamnesi

Vertigine: dispercezione rotatoria, coinvolgimento dei sensori di rotazione.

Disequilibrio: dispercezione statocinetica, coinvolgimento dei recettori gravitazionali e della verticalità.

Instabilità: amplificazione dell'oggettivo disequilibrio, coinvolgimento delle strutture integrative centrali motorie e/o spaziali e/o emozionali.

3.3.2 Postura

La posizione del capo e del tronco, quali anteroposizione del capo o retroproiezione del baricentro, e l'inclinazione dei principali assi corporei (testa-spalle-pelvi) indicano grossolane, e quindi significative, asimmetrie del tono antigravitario o del controllo del baricentro.

3.3.3 Test di Romberg

Il paziente devia, almeno inizialmente, verso il lato debole oppure nettamente all'indietro in caso di disfunzione cerebellare o di particolare "soggettiva" sensibilità alle condizioni di esame (amplificazione).

3.3.4 Strategie posturali

Ponendosi di spalle al paziente, che è in piedi con gli occhi aperti e i piedi uniti per ridurre la base d'appoggio, si applicano spinte alle spalle e alla pelvi atte a evocare le corrette risposte di caviglia o di bacino. Nei pazienti in cui la colonna, soprattutto lombare, è significativamente coinvolta, come nell'anziano o negli esiti di colpo di frusta, il paziente non è in grado di attuare correttamente le strategie compensatorie di anca.

3.3.5 Stepping Test

Nelle lesioni/disfunzioni labirintiche il paziente ruota verso il lato leso; nelle disarmonie posturali (per esempio, arto inferiore corto) trasla verso il lato asimmetrico; nei problemi lombari, come per esempio negli esiti di colpo di frusta, presenta una ridotta anteroproiezione se non una franca retroproiezione per spostamento posteriore del baricentro.

3.3.6 Interazione cervicoculare

Quando la colonna cervicale alta è in qualche modo coinvolta nella genesi o nel mantenimento della sintomatologia, il paziente non riesce a inseguire correttamente la mira utilizzando la sola rotazione del capo, per lo più solo da un lato, in genere quello funzionalmente più compromesso.

3.3.7 Nistagmo da scuotimento della testa e *Head Impulse Test*

L'asimmetria della risposta all'HIT indica un labirinto difettoso e la presenza di nistagmo da scuotimento della testa suggerisce uno squilibrio latente tra i due emisistemi vestibolari come negli esiti non ancora compensati di una lesione vestibolare monolaterale periferica o centrale.

3.3.8 Nistagmo spontaneo

La presenza di un nistagmo di secondo grado indica uno scompenso in atto, labirintico o pontino se orizzontale, cerebellare se verticale verso il basso, pontomesencefalico se verticale verso l'alto. La presenza di un nistagmo di primo grado è spesso l'esito di una lesione vestibolare pregressa, periferica se orizzontale monolaterale, centrale se orizzontale bilaterale.

3.3.9 Manovre posizionali

Come descritto più dettagliatamente nel capitolo 5, le varie direzioni di movimento vanno indagate con manovre specifiche. Tuttavia, la manovra di *screening* per i tre piani dei due lati è la cosiddetta **manovra diagnostica di Semont**.

Il paziente è seduto sul lettino con le gambe penzoloni. L'esaminatore, meglio se osservando gli occhi con gli occhiali di Frenzel, adagia con un movimento fluido, deciso ma lento, il paziente sul fianco sinistro. Attende circa 20 secondi la comparsa di segni (nistagmo) o sintomi, quindi successivamente con un movimento deciso ma non brusco ruota il capo verso il basso (naso sul lettino).

Dopo aver atteso 20 secondi, ruota la testa con un movimento deciso ma non brusco verso l'alto (naso verso il soffitto). Dopo circa 20 secondi riporta lentamente il paziente in posizione seduta. Dopo ancora 20 secondi di attesa, si ripete la sequenza sul lato destro (Fig. 3.14).

Quando viene evocato un sintomo (vertigine) o un segno (nistagmo), trascorso almeno un minuto dall'esaurimento della risposta, si riporta lentamente il paziente in posizione seduta; dopo circa un minuto di riposo, si ripete la sola manovra evocatrice per verificare l'affaticabilità della risposta, cioè la netta riduzione del segno (nistagmo) e/o del sintomo (vertigine) con la ripetizione della manovra.

La non affaticabilità è sempre indicativa di una lesione probabilmente permanente e spesso centrale e quindi deve mettere in allarme l'esaminatore (cfr. Cap. 5).

3.3.10 Funzioni cognitive

Il test più semplice è quello di navigazione semplificato in cui si chiede al paziente di eseguire, con gli occhi chiusi, una serie di movimenti in sequenza per poi ritornare al punto di partenza. Il test è positivo se il paziente non è in grado di ritornare alla partenza.

Queste dieci "tappe" rappresentano l'esame minimo indispensabile per porre le basi di una corretta diagnosi differenziale e di una diagnosi di trattamento efficace. Sulla base del risultato di queste dieci tappe si potrà poi "affinare" la valutazione di ogni specifica disfunzione con altre prove cliniche o con adeguate prove strumentali.

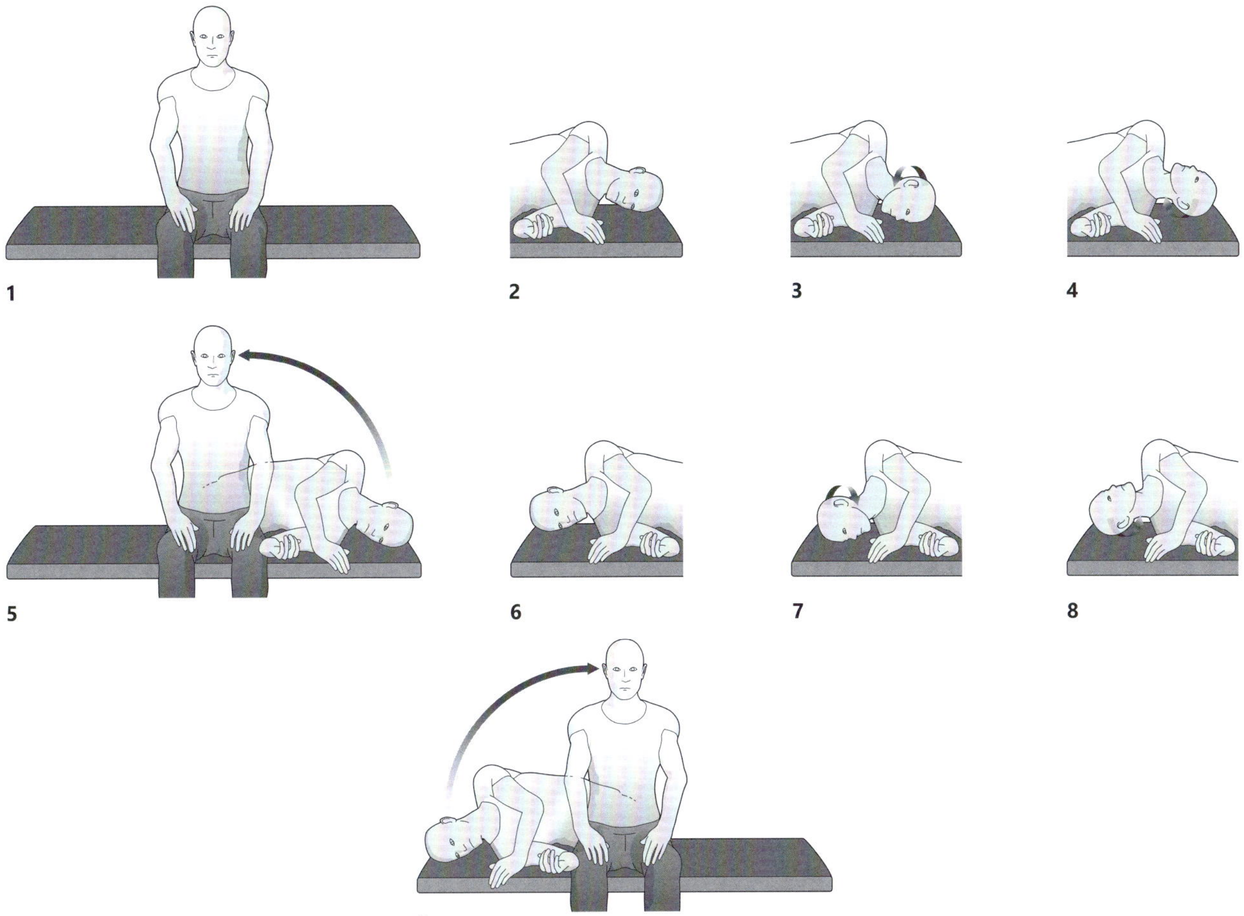

Figura 3.14 Manovra diagnostica di Semont. La sequenza qui riportata è lievemente diversa da quella originariamente descritta da Semont, ma tiene conto dell'epidemiologia della vertigine parossistica posizionale benigna e quindi procede dalla manovra probabilmente meno evocativa (fianco sinistro-orecchio sul lettino) a quella abitualmente più evocativa (fianco destro-naso in alto). In ogni caso l'Autore di questo libro ha avuto l'approvazione di Alain Semont cui l'ha presentata nel corso di un convegno a Porto (Portogallo).

3.4 ESAMI STRUMENTALI

Gli esami strumentali non sostituiscono l'esame clinico, ma consentono l'approfondimento del quadro diagnostico, l'oggettivazione e soprattutto la quantificazione.

3.4.1 Controllo della stazione eretta: la stabilometria

La stabilità in posizione eretta è studiata mediante la stabilometria: un soggetto in piedi non è mai fermo e, anche se sano, presenta oscillazioni di piccola ampiezza pluridirezionali ed esercita contro la superficie d'appoggio delle forze. Queste forze possono essere rilevate da piattaforme poste su cellule di carico. Il centro delle forze applicate sul terreno in stazione eretta rappresenta la proiezione a terra del centro di gravità del soggetto. Le apparecchiature misurano quindi gli spostamenti della proiezione del centro di gravità durante il mantenimento della stazione eretta (Fig. 3.15 a). La traccia grafica delle oscillazioni del soggetto in piedi sulla pedana è un tipico "gomitolo" (Fig. 3.15 b).

In generale, le varie apparecchiature in commercio misurano le oscillazioni del paziente e la frequenza di oscillazione come risultato dell'appoggio bipodalico, come per esempio la pedana standardizzata dall'Associazione Francese di Posturologia

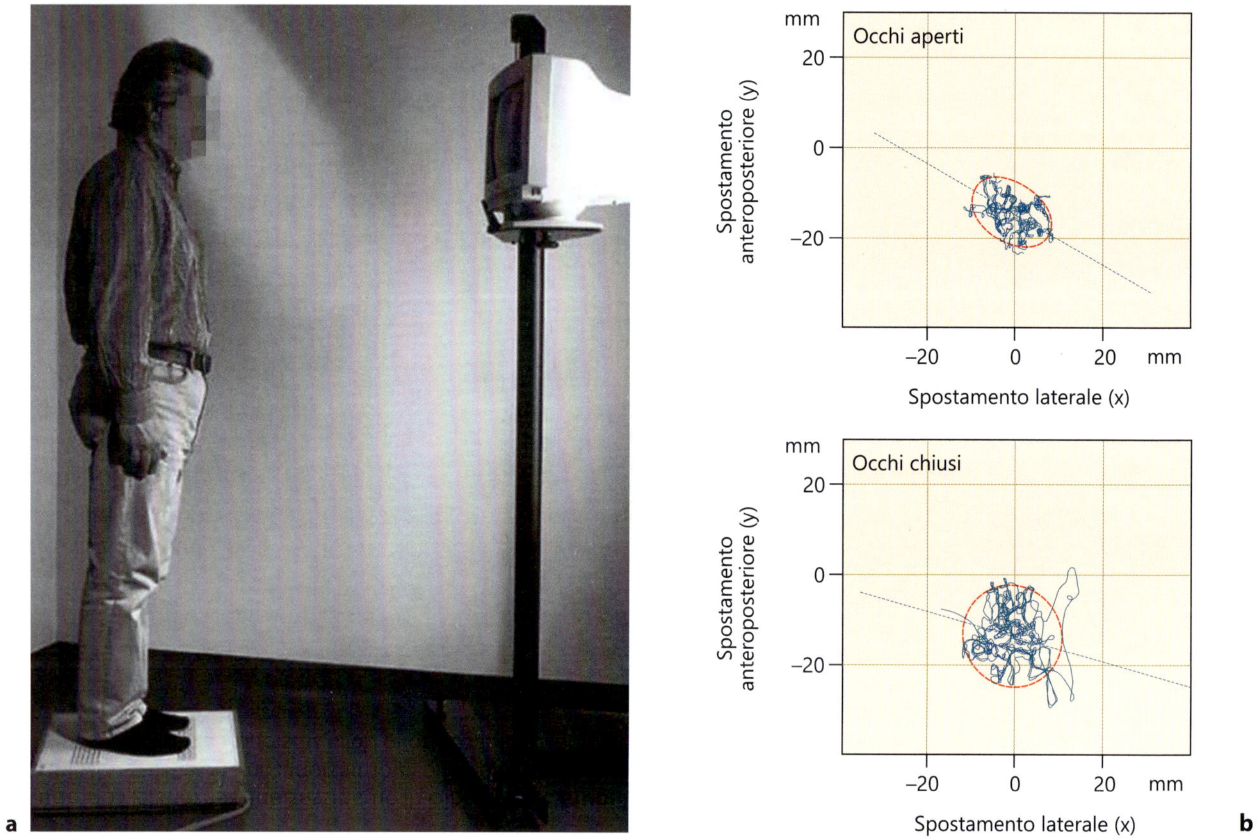

Figura 3.15 Stabilometria. **a**, Esempio di pedana stabilometrica standardizzata. Lo strumento è costituito da una superficie rigida appoggiata su celle di carico per il rilievo delle oscillazioni di equilibrio laterolaterale e anteroposteriore. **b**, Gomitolo che rappresenta graficamente le oscillazioni pluridirezionali della proiezione a terra del centro di gravità di un soggetto in piedi fermo sulla pedana a occhi aperti e a occhi chiusi. Le tracce rosse racchiudono il 90% delle posizioni registrate.

[27]. Altre strumentazioni permettono di registrare anche l'appoggio destro e sinistro. Le pedane stabilometriche statiche più complete e complesse consentono la registrazione sia dell'appoggio globale del soggetto sia il contributo dell'appoggio anteriore e posteriore, destro e sinistro. Si ottengono, quindi, sofisticate informazioni sul controllo posturale statico. In alcune strumentazioni la pedana può inclinarsi o traslare; in tal modo viene eseguita la cosiddetta **stabilometria dinamica** che registra gli adattamenti del paziente per mantenere la stabilità quando la superficie d'appoggio è improvvisamente mossa.

La **stabilometria statica** convenzionalmente è eseguita sia con occhi aperti sia con occhi chiusi e molte apparecchiature elaborano automaticamente il cosiddetto **indice di Romberg** che compara le oscillazioni del soggetto nelle due condizioni. Abitualmente la stabilità è migliore con gli occhi aperti, ma in alcuni pazienti si osserva l'opposto; questa condizione (miglioramento della stabilità con gli occhi chiusi) è stata definita da Gagey [27] *cecità posturale.*

Poiché il controllo della stazione eretta dipende dall'integrazione delle informazioni visiva, propriocettiva, tattile e vestibolare, dal punto di vista diagnostico differenziale è utile cercare di isolare il contributo di ciascuna informazione. Per questo gli esami stabilometrici sono eseguiti in quattro condizioni: a occhi aperti e chiusi e in appoggio su una superficie rigida (pedana) e su una superficie morbida (gomma). L'elaborazione statistica delle variazioni di oscillazione nelle quattro condizioni consente di calcolare i cosiddetti **indici di organizzazione sensoriale** [28]. Nei soggetti sani il controllo della postura eretta dipende per circa il 40% dalla vista, per poco più del 30% dalle informazioni somatosensoriali (propriocezione dei muscoli estensori, recettori tattili podalici e pressocettori podalici) e per poco meno del 30% dall'informazione vestibolare, principalmente dalle macule ma anche dai gravicettori somatici (Fig. 3.16).

Lo spessore e la densità della gomma possono influenzare la risposta. Uno spessore maggiore (circa 10 cm) o una densità minore (25 g/m^2) rendono l'appoggio più destabilizzante e quindi la prova con gli occhi chiusi su gomma, detta anche *prova vestibolare*, diviene più sensibile ma meno specifica; uno spessore minore (circa 5 cm) oppure una maggior densità (100 g/m^2) rendono l'appoggio meno destabilizzante e quindi la prova diviene meno sensibile ma più specifica. Ecco quindi che l'utilizzo di gomme di differente spessore/densità consente di affinare le informazioni che si vogliono raccogliere.

Le prove stabilometriche sono spesso completate con i cosiddetti *test cervicali*: si valuta, cioè, se il cambiamento di posizione della testa modifichi la stabilità. La prova più utilizzata è l'estensione della testa. Anche per la stabilometria valgono però le osservazioni già fatte nel paragrafo relativo all'esame clinico (cfr. § 3.2.2), poiché l'estensione del capo determina una perturbazione posturale complessa:

- la cerniera atlantoccipitale è compressa con maggior stimolazione dei meccanocettori articolari e potenziale compressione delle arterie vertebrali;
- i muscoli flessori cervicali sono stirati con attivazione dei fusi neuromuscolari, in particolare nei muscoli sternocleidomastoidei;
- i muscoli lombari vengono attivati perché il controllo del baricentro richiede lo spostamento anteriore della pelvi a compensare quello posteriore della testa;
- il condilo della mandibola riduce la pressione sul menisco dell'articolazione temporomandibolare e quindi si modifica l'informazione trigeminale temporomandibolare;
- si riduce la tensione dei muscoli pterigoidei e quindi si modifica lo scarico venoso a questo livello;
- le macule vestibolari invertono la loro posizione e il controllo della verticalità passa dal sacculo all'utricolo.

Dunque, distinguere quali sono le strutture e i fenomeni che destabilizzano il controllo posturale durante l'estensione della testa è pressoché impossibile.

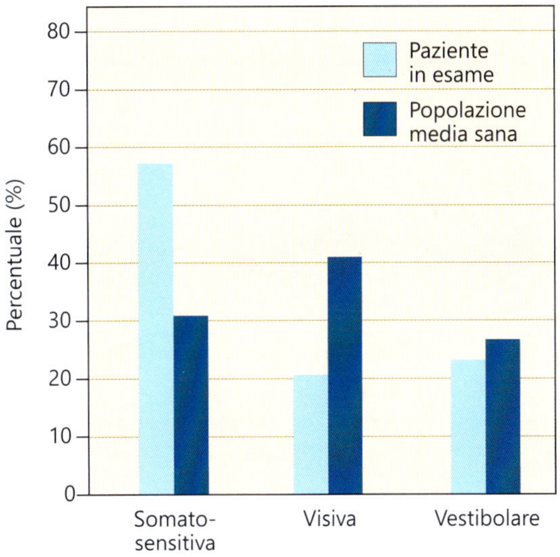

Figura 3.16 Indici di organizzazione sensoriale: contributo percentuale delle informazioni somatosensitiva, visiva e vestibolare nel controllo della stazione eretta.

Le condizioni opposte si verificano con la flessione della testa, seppure abitualmente meno disturbante, e pertanto anche in questo caso è pressoché impossibile distinguere quali siano le strutture e i fenomeni destabilizzanti il controllo posturale.

L'interferenza cervicale può essere specificatamente valutata solo con la rotazione del capo, prima da un lato poi dall'altro. La prova di rotazione è meno sensibile ma più specifica, perché non modifica né la posizione dei labirinti, né quella dei condili della mandibola, né il flusso venoso o arterioso cervicale tranne che nella rotazione forzata del capo, peraltro da evitare. Queste prove possono essere rese più sensibili eseguendole con gli occhi chiusi e in appoggio sulla gomma. In queste condizioni, ovviamente, la sensibilità aumenta a scapito della specificità.

L'interferenza dell'occlusione mandibolare sul controllo posturale può essere valutata eseguendo le prove a occhi aperti e chiusi anche dopo aver posizionato rulli di cotone tra le arcate dentarie in modo da modificare la pressione dei condili della mandibola sui menischi articolari delle articolazioni temporomandibolari. In questo modo si modificano sia le informazioni trigeminali della capsula articolare sia le informazioni propriocettive dei muscoli stomatognatici, che vengono stirati dal posizionamento dei rulli, sia lo *shunt* venoso pterigopalatino. Anche in questo caso, la prova può essere resa più specifica, a scapito della sensibilità, interponendo fra i denti un sottile foglio di plastica che viene a modificare i contatti interdentari minimizzando le modificazioni trigeminali. Dunque, secondo le informazioni che si vogliono raccogliere, il protocollo d'esame può prevedere prove con differente sensibilità/specificità.

Riassumendo, le prove stabilometriche fondamentali sono quattro: a occhi aperti e chiusi, su superficie rigida o di gomma. L'estensione della testa può essere introdotta come aspecifica prova posturale globale, mentre l'interferenza cervicale va ricercata in modo specifico con la rotazione del capo. Modificando le condizioni di esame si possono distinguere i contributi delle varie strutture anatomiche (per esempio, colonna vertebrale) e sensoriali (per esempio, visione e propriocezione). È bene però ricordare che ogni modificazione che si introduce nell'assetto d'esame rende più difficile l'interpretazione dei risultati nel contesto della valutazione complessiva del paziente.

3.4.2 Controllo dinamico della stabilità del capo: la craniocorpografia

La craniocorpografia (CCG) registra i movimenti reciproci della testa e del tronco specificatamente durante i test di *stepping* (test di Fukuda o di Unterberger) già descritti (cfr. § 3.2.3). Si tratta di una metodica strumentale progettata negli anni Settanta del secolo scorso da Claussen [29] per lo *screening* dell'equilibrio dei lavoratori a rischio. La versione digitale 2D e 3D sperimentale è stata adottata da Ciavarro e coll. [30] e da Alpini e coll. [31] nel primo decennio di questo secolo per valutare le alterazioni del controllo della stabilità cervicocefalica, alterazioni molto frequenti negli esiti di colpo di frusta e nei pazienti che lamentano instabilità (*unsteadiness*). Questi Autori hanno dimostrato sia che è possibile evidenziare in modo specifico un disequilibrio correlabile a un evento traumatico subìto dalla colonna vertebrale, sia che le alterazioni della stabilità dinamica cervicocefalica si correlano temporalmente all'evento traumatico: maggiore è il tempo trascorso dall'incidente, tempo in cui il disequilibrio si è manifestato costantemente, maggiori e specifiche sono le alterazioni documentabili.

Sulla base dell'esperienza maturata con la craniocorpografia, dapprima analogica e successivamente digitale, si utilizza ora per le indagini di *routine* un sistema che, mediante inclinometri posti sulla testa e sul tronco, registra le oscillazioni laterolaterali e anteroposteriori della testa e del tronco, sia in condizioni statiche, da seduto o in piedi, sia durante il movimento (Fig. 3.17). Nei soggetti sani la velocità (espressa in gradi al secondo) del capo è sempre inferiore a quella del tronco sia in piedi sia nel cammino sul posto [32], mentre è frequen-

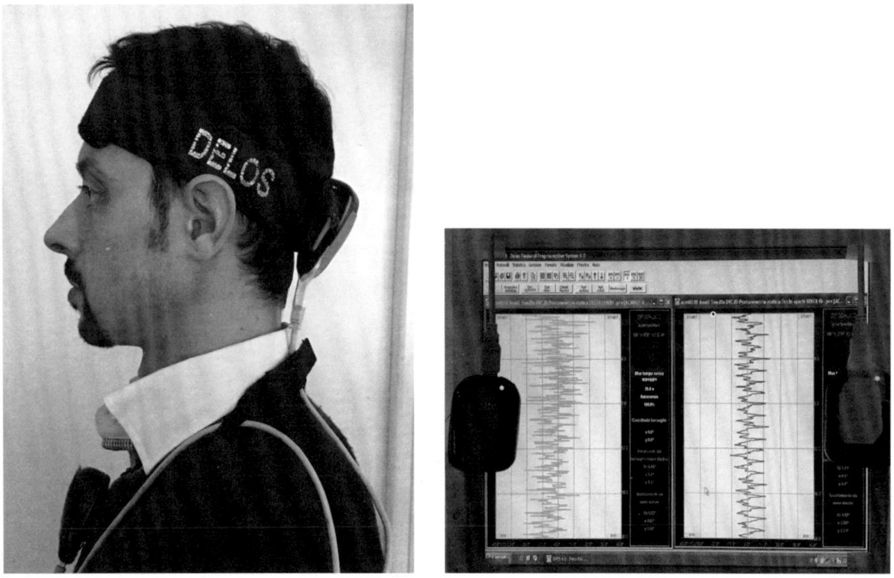

Figura 3.17 Sistema craniocorpografico. Lo strumento è costituito da due inclinometri, uno fissato al capo e uno allo sterno (a sinistra) per riportare su un *notebook* (a destra) le oscillazioni di testa e tronco.

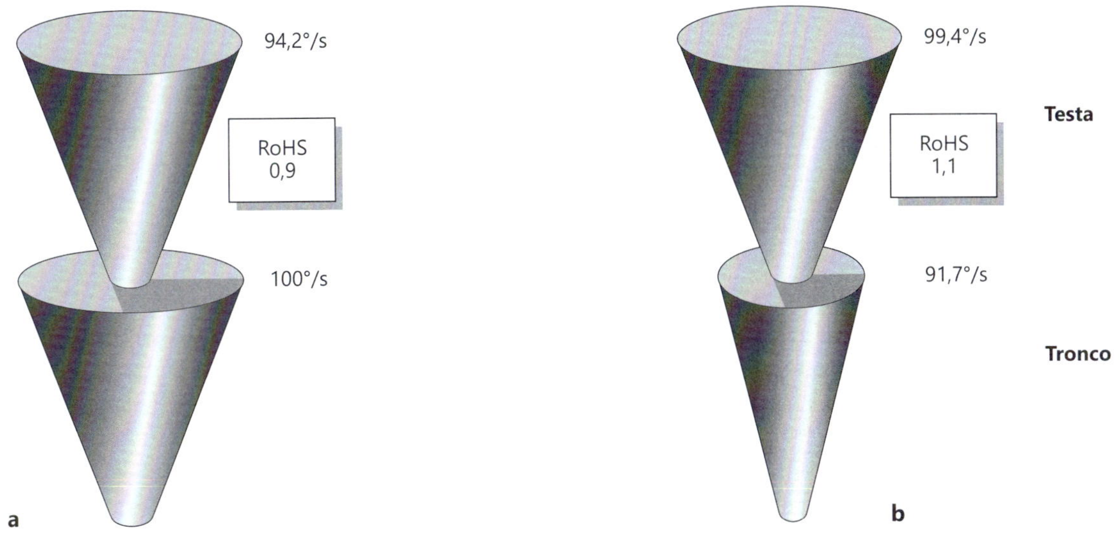

Figura 3.18 Craniocorpografia. Rappresentazione schematica tramite coni delle oscillazioni reciproche di testa e tronco durante il cammino con gli occhi chiusi in un soggetto sano (**a**) e in uno affetto da problemi di equilibrio (**b**). In **b** è ben evidente la maggior ampiezza del cono riferito alla testa rispetto a quello riferito al tronco. Il dato RoHS (*Ratio of Head Stability*) rappresenta il rapporto tra la velocità del capo e quella del tronco, nel piano laterolaterale: più alto è il valore, maggiore l'instabilità cervicocefalica.

temente un poco più alta da seduto [33]. Nei pazienti affetti da problemi di equilibrio, il sincronismo testa/tronco si può alterare e la stabilizzazione del capo può non essere più corretta in un piano, nell'altro o in entrambi, sia in piedi sia nel cammino. Il sistema utilizzato dall'Autore di questo libro rappresenta graficamente le velocità rispettive dei segmenti testa/tronco come due coni sovrapposti. L'ampiezza del cono è proporzionale alla velocità registrata ed è espressa dal RoHS (*Ratio of Head Stability*) che rappresenta il rapporto tra la velocità del capo e quella del tronco, nel piano laterolaterale: più alto è il valore, maggiore l'instabilità cervicocefalica (Fig. 3.18).

Quando la velocità della testa è uguale o maggiore a quella del tronco, i riflessi vestiboloculomotori devono svolgere un maggior ruolo stabilizzatore. Tuttavia, poiché il guadagno di tali riflessi è migliore per frequenze di oscillazione del capo inferiori a 1 Hz, nel cammino o nei movimenti bruschi del capo in cui le frequenze sono abitualmente superiori (sino a 6-8 Hz) l'immagine visiva viene stabilizzata solo in parte, generando quindi una sintomatologia che il paziente avverte come vago capogiro, instabilità, oscillopsia o vertigine franca.

Con questa strumentazione si può valutare anche il controllo monopodalico (**test di Riva**), condizione indispensabile per un adeguato controllo del cammino. Alternando l'appoggio sinistro e destro con gli occhi aperti e chiusi si valuta l'efficienza del sistema propriocettivo, la dipendenza della stabilizzazione posturale dall'informazione visiva e il rischio di caduta.

Il **test di Riva** può divenire **dinamico** ponendo il soggetto in equilibrio bi- e/o monopodalico su una tavola oscillante digitalizzata di Freeman. L'apparecchiatura registra contemporaneamente l'oscillazione della tavola e del soggetto (Fig. 3.19).

L'applicazione dei rilevatori direttamente sul soggetto consente l'esecuzione di prove statiche, come il **test con i piedi in tandem**, e dinamiche, come il **valzer test**, in cui si chiede al paziente di camminare alternando due passi avanti e due passi indietro, e il **test di *stepping*** su tappeto di gomma destabilizzante o indossando il *dome* (lampadario cinese di carta) per avere una condizione di visione stabilizzata come nello statico CTSIB (cfr. § 3.2.2). Infine, lo strumento può essere utilizzato anche per studiare la **stabilità del capo da seduto**, prova importante per la diagnosi di vertigine cervicogenica, e il controllo del tronco ponendo il soggetto seduto sulla tavola oscillante (Fig. 3.20).

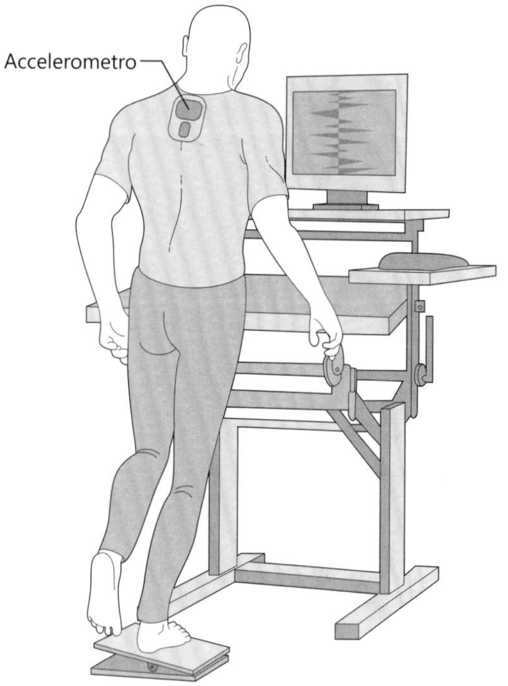

Figura 3.19 Test di Riva dinamico. Il paziente è in appoggio monopodalico sulla pedana basculante. L'apparecchiatura rileva contemporaneamente le oscillazioni dell'appoggio (la pedana) e del tronco nel mantenimento dinamico della stazione eretta.

3.4.3 Potenziali vestibolari

Il controllo vestibolovertebrale contribuisce al controllo della stabilità del capo tramite i riflessi vestibolospinali prossimali. Questi riflessi sono studiati mediante i cosiddetti **potenziali evocati vestibolari miogeni** (*Vestibular Evoked Myogenic Potential*, VEMP). Questi potenziali sfruttano la sensibilità ai suoni delle macule otolitiche, in particolare del sacculo: la stimolazione sonora con logon a bassa frequenza (500 Hz) è in grado di attivare la via inibitoria vestibolospinale omolaterale attraverso la stimolazione meccanica dei recettori vestibolari del sacculo. È quindi possibile registrare modificazioni sincrone alla stimolazione dell'attività elettromiografica di superficie di muscoli quali lo sternocleidomastoideo.

Per lo studio dei potenziali evocati acustici si utilizzano apparecchiature comuni e l'esame è agevole da eseguire. Abitualmente si pone il paziente supino e gli si chiede di tenere la testa sollevata attivamente in modo da porre in contrazione i muscoli sternocleidomastoidei durante la stimolazione acustica (in sequenze di circa 20 secondi ripetute alcune volte, in relazione alla qualità della rilevazione) (Fig. 3.21).

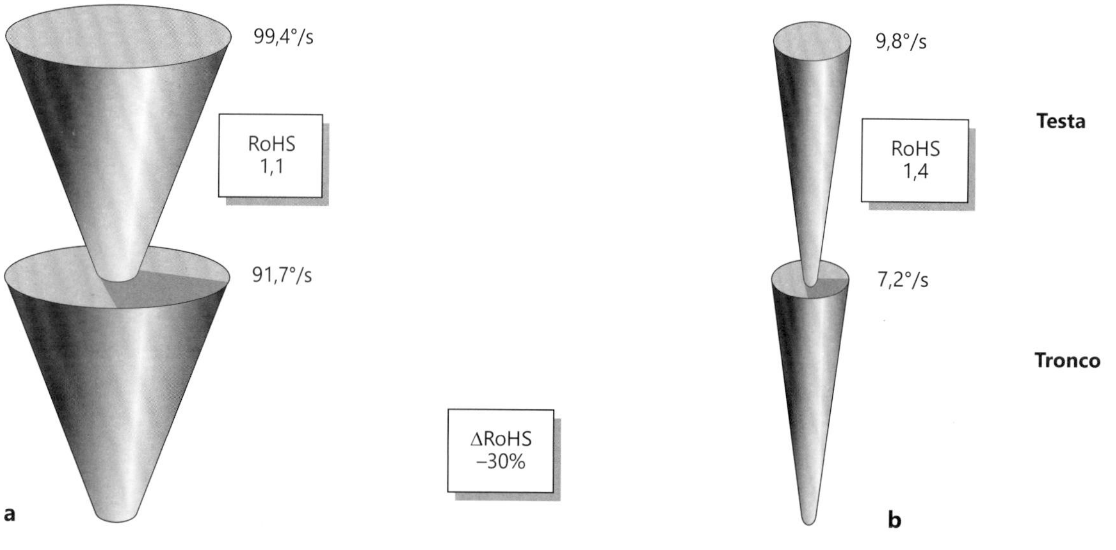

Figura 3.20 Confronto tra stabilità dinamica del capo nello *stepping* (**a**) e da seduto (**b**). In questo paziente si rileva una modesta instabilità cervicocefalica nel cammino (*stepping*) con gli occhi chiusi (**a**) e una netta instabilità in posizione seduta (**b**). Da seduti, se il tronco non è appoggiato, il capo deve stabilizzare le oscillazioni indotte dalla deglutizione e dalla respirazione e tale stabilizzazione dipende esclusivamente dal tono dei muscoli antigravitari, che è controllato dalla propriocezione e dalla sensibilità somatica (glutei) ma non dai riflessi vestibolari, perché le oscillazioni della respirazione sono sotto la soglia di attivazione labirintica. In tal modo, la prova di stabilità del capo da seduto può essere interpretata come una prova dell'efficienza del controllo tonico cervicocefalico extralabirintico. ΔRoHS (*Ratio of Head Stability*), differenza nel rapporto tra la velocità della testa e quella del tronco nelle due prove.

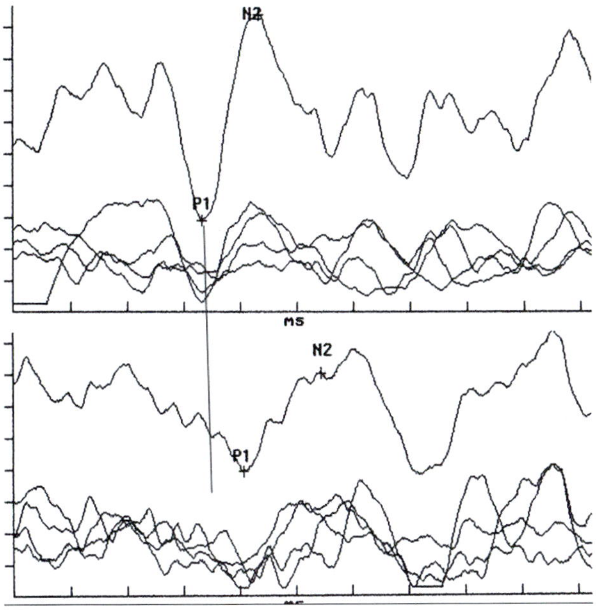

Figura 3.21 Potenziali evocati vestibolari miogeni (VEMP). I potenziali sono caratterizzati da un'onda bifasica i cui picchi sono denominati P1, in basso rispetto all'isoelettrica, e N2, in alto. La latenza di P1 è attorno a 13 ms, quella di N2 a 23 ms. Si valuta sia la morfologia, sia la simmetria delle latenze, sia la simmetrie delle ampiezze. La traccia superiore è quella di un potenziale normale evocato a destra; quella inferiore, nello stesso soggetto, presenta a sinistra un evidente aumento della latenza.

L'esame è specifico nel documentare la compromissione della via trineuronale sacculo-parte inferiore del nervo vestibolare-nuclei vestibolari-via vestibolospinale. Questo esame si dimostra particolarmente utile nella diagnosi differenziale della vertigine posizionale.

3.4.4 Movimenti oculari e nistagmo

I movimenti oculari e il nistagmo spontaneo e provocato sono registrati mediante elettro- oppure videoculografia denominati più specificatamente elettroculografia/elettronistagmografia (EOG/ENG) e videoculografia/videonistagmografia (VOG/VNG).

La **metodica EOG/ENG** si basa sul rilevamento del cosiddetto potenziale corneoretinico. Quello corneoretinico è un asse bipolare, in cui il polo positivo è la cornea e quello negativo la retina, ed è identico all'asse visivo. Se due elettrodi sono posizionati sulle cute in corrispondenza degli angoli laterali e mediali dell'occhio, è possibile registrare i movimenti degli occhi come variazione della posizione dell'asse corneoretinico.

La **VOG/VNG** utilizza una microcamera che riprende direttamente l'occhio (Fig. 3.22).

Adeguati *software* consentono la misurazione di vari parametri relativi ai movimenti oculari, siano essi saccadici o di inseguimento lento o scosse di nistagmo spontaneo, provocato o posizionale. I movimenti oculari sono elicitati da mire visive proiettate da un televisore o su uno schermo: i

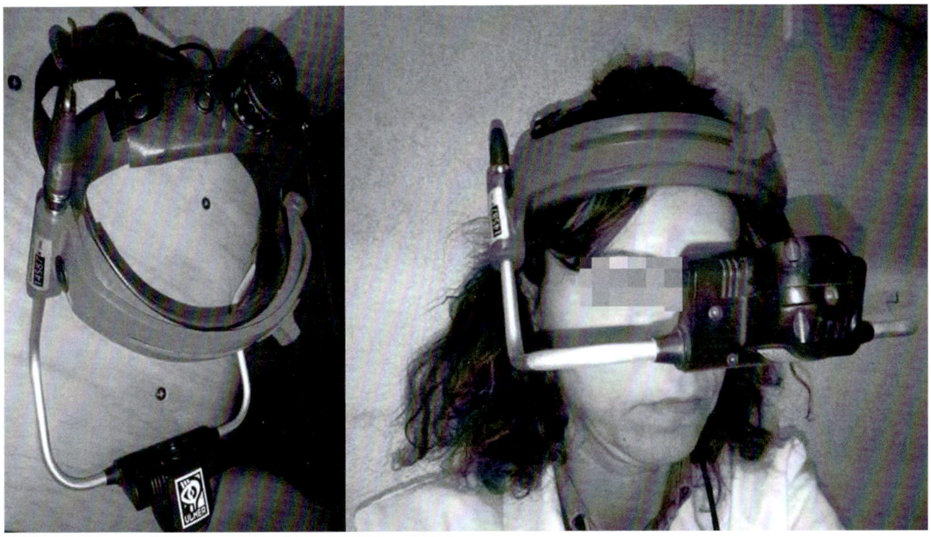

Figura 3.22 Registrazione videoculografica dei movimenti degli occhi. La videocamera applicata a una maschera riprende i movimenti degli occhi.

movimenti saccadici sono indotti da mire che si spostano rapidamente all'interno del campo visivo del soggetto, mentre i movimenti d'inseguimento dallo spostamento lento e armonico di una mira.

Per quanto riguarda i movimenti saccadici si valutano:

- latenza, cioè differenza temporale tra spostamento della mira e spostamento degli occhi; dipende principalmente dai nuclei della base;
- accuratezza del movimento oculare nel porre sulla fovea la mira dopo il suo spostamento; dipende principalmente dal cervelletto;
- velocità; è proporzionale all'ampiezza dello spostamento della mira e dipende principalmente dalle strutture pontomesencefaliche;
- coniugazione, cioè se i due occhi si muovono in modo coniugato; dipende specificatamente dall'integrità del fascicolo longitudinale mediale.

Più complesso è distinguere il contributo delle varie strutture dell'SNC nel controllo dei movimenti di inseguimento lento. Il parametro principale è il guadagno, cioè il rapporto tra la velocità media degli occhi e la velocità della mira, e rappresenta l'efficienza complessiva delle vie oculomotorie d'inseguimento, dalla corteccia visiva occipitale ai nuclei premotori del tronco encefalico. Nelle lesioni corticali il movimento è nettamente più asimmetrico di quanto non si osservi nelle lesioni sottocorticali.

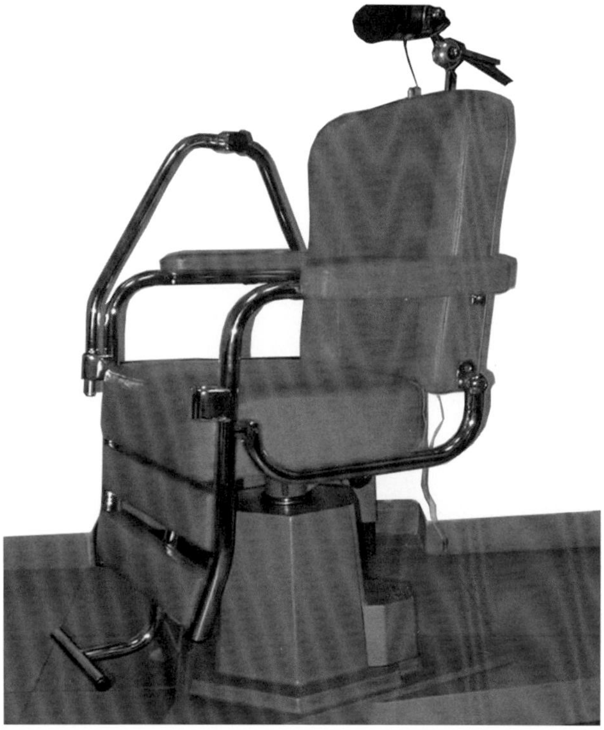

Figura 3.23 Sedia rotoacceleratoria motorizzata.

La stessa apparecchiatura (EOG o VOG) è utilizzata per studiare i riflessi vestiboloculomotori, cioè il nistagmo (l'esame è quindi chiamato elettronistagmografia, ENG, o videonistagmografia, VNG). Per quanto riguarda il nistagmo spontaneo, oltre a direzione e grado, come nella valutazione clinica, si considerano coniugazione, velocità media della fase lenta e frequenza.

La VOG è utile anche per registrare il nistagmo posizionale, che spesso è obliquo o rotatorio, mentre l'ENG registra solo le componenti orizzontali e verticali. La VNG consente anche di registrare l'HIT (*Head Impulse Test).*

Il nistagmo optocinetico (NOC) è elicitato per lo più da bande contrastate bianche e nere in movimento. Del NOC si considera la coniugazione, la simmetria tra risposta oraria e antioraria e il guadagno (rapporto tra la velocità media della fase lenta del NOC e velocità delle bande).

La combinazione di ENG o VNG con una **sedia motorizzata** (Fig. 3.23) consente di studiare il nistagmo provocato da stimolazione rotoacceleratoria, che agisce simultaneamente sui due labirinti, eccitandone uno e inibendo l'altro. Quando si fa ruotare passivamente un soggetto mediante la sedia motorizzata, al buio si attiva il riflesso vestiboloculomotore (*Vestibulo-Ocular Reflex*, VOR), a genesi labirintica, e alla luce il riflesso visivovestiboloculomotore (*Visually-Enhanced Vestibulo-Ocular Reflex*, VVOR), che deriva dall'integrazione dei riflessi labirintici con quelli visivi optocinetici; inoltre, se durante la rotazione si chiede al soggetto di fissare una mira solidale con il soggetto stesso, come per esempio una piccola lampadina, i riflessi labirintici vengono inibiti dallo stimolo visivo di fissazione attraverso il controllo inibitorio cerebellare (**test di inibizione visiva**, *Visual Suppression Test* o VST).

Con le sedie motorizzate si può studiare anche il riflesso utricoloculomotore, perché se si pone il soggetto con la testa fuori dall'asse di rotazione si ottiene un'accelerazione eccentrica dell'endolinfa che riesce a stimolare anche la macula dell'utricolo (**stimolazione crociata di Corioli**).

La combinazione delle varie prove fornisce informazioni precise sul controllo riflesso oculomotore. Tuttavia, le stimolazioni rotoacceleratorie, benché più fisiologiche di quelle caloriche, sono poco naturali: in condizioni normali, infatti, è il soggetto che si muove, che ruota il capo, il corpo eccetera. Solo su una giostra si viene passivamente ruotati! Per questo è stato introdotto il **test di autorotazione** (*Vestibular Autorotation Test*, VAT). In questo caso il "motore" è il collo: il paziente muove attivamente la testa, prima lentamente poi più velocemente, prima al buio poi alla luce. È necessario disporre di un accelerometro fissato al capo del paziente in modo che il *software* accoppi movimenti della testa e movimenti degli occhi e possa valutare l'efficacia oculomotoria. In questo caso non si tratta più di misurare un singolo riflesso ma una funzione che deriva dall'integrazione/modulazione dei riflessi labirintici, visivi e cervicali.

L'interferenza cervicoculare può essere documentata mediante l'elicitazione del nistagmo cervicale: si registra al buio un nistagmo provocato dalla rotazione passiva del corpo del paziente, seduto su una sedia motorizzata, con il capo bloccato dall'esaminatore. In questo caso soltanto i propriocettori cervicali sollecitati dalla rotazione passiva del corpo possono generare una risposta oculomotoria compensatoria; tuttavia, si tratta di una procedura poco fisiologica e abbastanza complessa. Il nistagmo cervicale è raro e il test, pur specifico, è poco sensibile.

Come visto per le prove cliniche, l'interazione cervicoculare può essere valutata con le prove di inseguimento cervicocefalico (*Smooth Pursuit Head Tracking Test*) e con lo *Smooth Pursuit Neck Torsion Test*. Le metodiche di esecuzione sono le stesse, ma invece che al giudizio dell'esaminatore ci si affida alla misurazione dei guadagni oculomotori:

- ***Smooth Pursuit Head Tracking Test***: si esegue dapprima una prova basale di inseguimento oculare (*Smooth Pursuit Eye Tracking Test*) con il capo fermo. Poi si ripete la prova chiedendo al paziente di seguire la mira con la testa. Migliore è l'interazione cervicoculare, minori sono i movimenti degli occhi e maggiore è la differenza tra la prova a capo fermo e quella con la testa in movimento; peggiore è l'interazione cervicoculare minore è la differenza tra le due prove;
- ***Smooth Pursuit Neck Torsion Test***: si esegue dapprima una prova basale di inseguimento oculare (*Smooth Pursuit Eye Tracking Test*) con il capo fermo. Poi si ripete la prova con la sedia ruotata di 45° a destra in modo che il paziente abbia la testa ruotata a sinistra. Infine si ruota la sedia di 45° a sinistra e si ripete la prova. Si comparano i risultati delle tre prove. Se la propriocezione cervicale è "disturbante", come per esempio negli esiti di colpo di frusta, la prova di inseguimento oculare con il capo in rotazione, forzata ma naturale, si deteriora.

3.4.5 Considerazioni conclusive

A differenza di quanto proposto per l'esame clinico non è possibile indicare un esame strumentale "semplesso". Sono l'esame clinico e la storia del paziente che indicheranno quali esami strumentali eseguire e, nell'ambito di questi esami, quali prove specifiche effettuare. Nei capitoli specifici dedicati ai quadri clinici sono suggeriti gli esami e le prove più utili per la diagnosi differenziale.

3.5 ESAMI DI SECONDO LIVELLO

Dopo l'esame clinico e strumentale, può essere utile approfondire la diagnosi mediante esami di secondo livello, sostanzialmente di *imaging*.

3.5.1 Imaging vestibolare

La **tomografia computerizzata** (TC) ad alta risoluzione, eseguita senza mezzo di contrasto, trova indicazione per ricercare:

- erosione da colesteatoma degli elementi ossiculari, del muro della loggetta (o parte cupoliforme della cavità del timpano) e del *tegmen tympani* o del canale semicircolare laterale;
- calcificazione della finestra ovale patognomonica dell'otosclerosi;
- sospetta fistola perilinfatica oppure sospetta deiscenza del canale semicircolare superiore.

La **risonanza magnetica nucleare** (RMN) è l'esame di prima scelta nello studio della maggior parte delle patologie dell'orecchio interno. È raccomandabile l'utilizzo di apparecchiature RMN ad alto

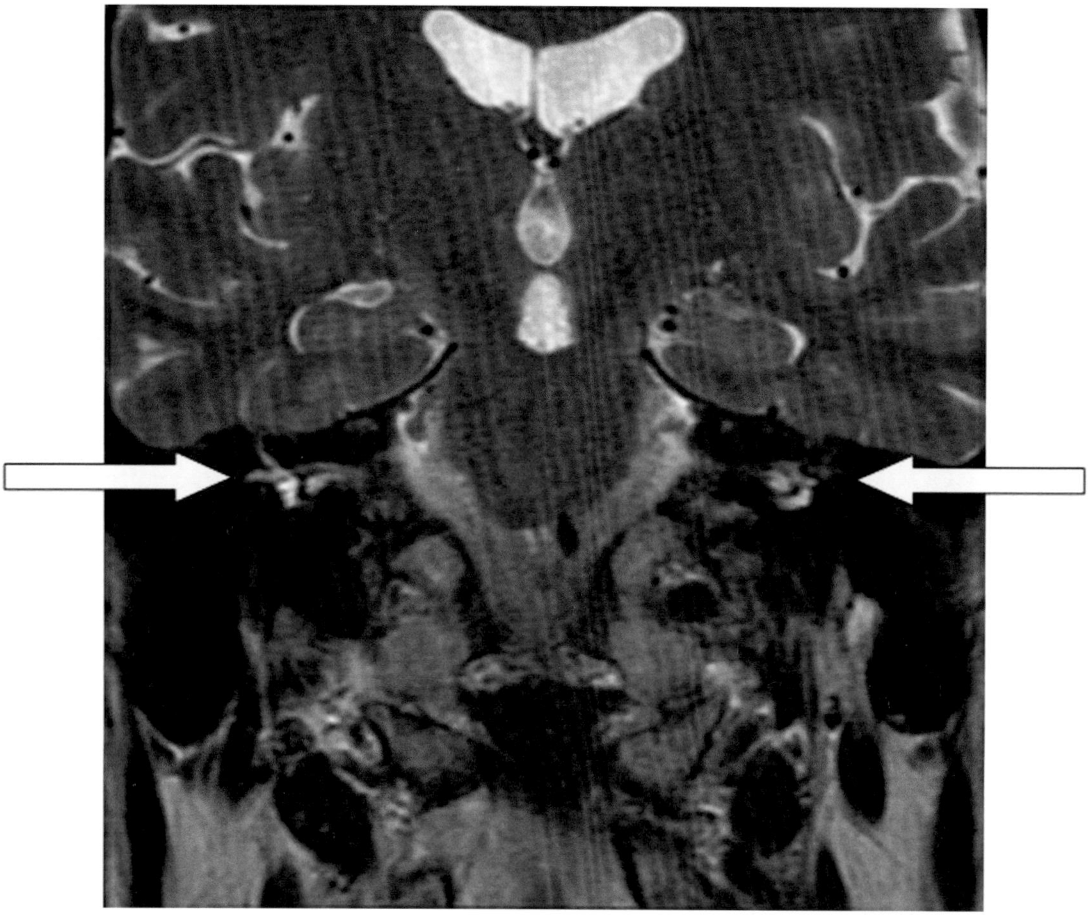

Figura 3.24 Risonanza magnetica nucleare (1,5 T; sequenza T2 pesata). Si noti la chiara evidenza dei labirinti, in questo caso in un soggetto sano.

campo magnetico (almeno 1,5 T) e di tecniche 3D, che permettono ricostruzioni a strato ultrasottile (dell'ordine di mezzo millimetro) nei diversi piani dello spazio, ed evitare le cosiddette *open*, perché poco sensibili nella valutazione delle strutture labirintiche (Fig. 3.24). L'indagine RMN va sempre eseguita con mezzo di contrasto e completata non solo con le immagini encefaliche, ma anche con le sequenze angiografiche arteriose e venose che permettono di visualizzare contemporaneamente le strutture vascolari e il parenchima nervoso. La RMN trova indicazione per ricercare:

- segni di labirintite: in fase acuta, dove si osserva frequentemente una presa di contrasto di parte o di tutto il labirinto soprattutto quando è presente la componente emorragica; in fase cronica è possibile osservare fibrosi cicatriziali;
- segni di neuriti virali: impregnazione dell'VIII nervo cranico al fondo del meato acustico interno;
- possibili ipoplasie cocleari o labirintiche;
- neurinoma dell'VIII nervo cranico;
- conflitto neurovascolare arterioso o venoso con l'VIII nervo cranico come nei parossismi vestibolari [34, 35];
- ipoplasia/aneurismi delle arterie vertebrali o basilare;
- conflitto tra arteria basilare e giunzione bulbo-pontina;
- trombosi dei principali seni venosi [36];
- insufficienza venosa cronica cerebrospinale (*Chronic Cerebrospinal Venous Insufficiency*, CCSVI) [37] (Fig. 3.25);
- patologia vascolare/degenerativa/infiammatoria/tumorale cerebellare o cerebrale con particolare rilevanza clinica nel caso di specifico in-

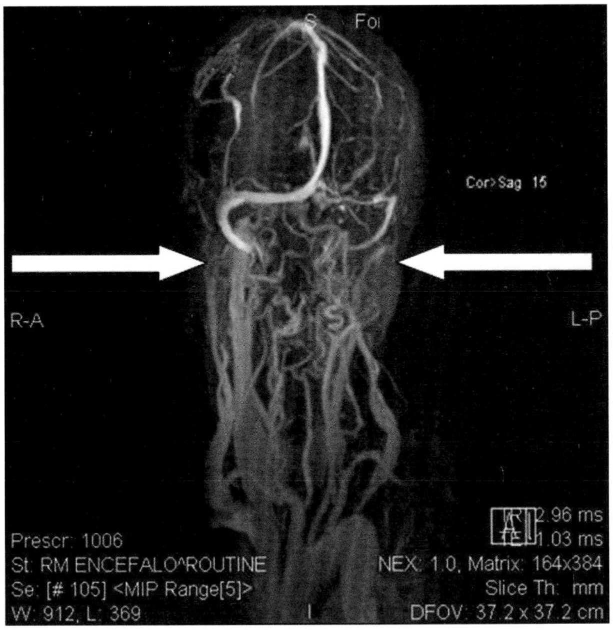

Figura 3.25 Angiorisonanza magnetica venosa per insufficienza venosa cronica cerebrospinale. Il sistema venoso è evidenziato dall'impregnazione contrastografica. Si noti l'evidente asimmetria tra i due lati.

teressamento dei nuclei della base (*unsteadiness*) o della corteccia parietoinsulare (*dizziness*) [38];
- abbassamento delle tonsille cerebellari o evidente malformazione di Arnold-Chiari [39].

3.5.2 Imaging della colonna vertebrale

Per le finalità della diagnosi di trattamento delle vertigini cervicogeniche molto spesso la RMN cervicale è inutile perché, sulla base delle considerazioni funzionali riportate nel capitolo 2, si evince chiaramente come la zona cervicale "nobile" sia specificatamente la cerniera atlantoccipitale. Pertanto, evidenziare protrusioni o franche ernie da C3 in giù serve solo a documentare un'alterata biomeccanica della colonna vertebrale. Per questo scopo un accurato esame clinico è più che sufficiente, nonché più economico sul piano biologico e monetario. In ogni caso le indagini radiologiche, convenzionali o TC o RMN, non sono indagini di primo livello nella semeiotica delle vertigini e non devono considerarsi, come purtroppo accade troppo spesso, indagini di *routine*.

Nel caso si ritenga comunque necessaria, la **radiografia cervicale** deve essere eseguita nelle due proiezioni anteroposteriore e laterolaterale ed estesa alle prime vertebre toraciche per documentare paromorfismi toracici, quali scoliosi o atteggiamenti scoliotici o ipercifosi, che permettano di interpretare correttamente eventuali alterazioni morfologiche cervicali.

Spesso è più utile la **radiografia a bocca aperta** delle prime vertebre cervicali (atlante ed epistrofeo), la cui semeiotica clinica è effettivamente un po' più complessa.

Negli esiti di colpo di frusta, trova specifica indicazione l'esecuzione delle **radiografie cervicali dinamiche**, cioè in flessione ed estensione, per evidenziare eventuali listesi da lesioni legamentose. Anche l'**RMN cervicale** trova indicazione negli esiti traumatici, per evidenziare lesioni profonde prevertebrali, come gli ematomi, o lesioni legamentose o muscolari [40].

Nelle sindromi vertiginose non traumatiche l'**RMN** o la **TC della cerniera atlantoccipitale** è utile per evidenziare eventuali malformazioni, come nel caso della sindrome di Arnold-Chiari.

Le tradizionali radiografie oblique per valutare i forami intervertebrali sono ampiamente superate, sul piano della diagnosi di trattamento, dalle indagini RMN angiografiche digitali o ecoDoppler dinamiche, quando indicate.

3.5.3 EcoDoppler

L'indagine ecoDoppler permette lo studio della flussimetria del sangue all'interno delle arterie e delle vene prese in esame e fornisce le informazioni sull'aspetto endoluminale, o parietale, nei vari segmenti osservati. L'ecoDoppler può essere indirizzato a studiare le arterie sopraortiche, succlavie, carotidi e vertebrali e le vene cervicali giugulari interne e vertebrali.

Nella semeiotica delle vertigini anche l'esame ecoDoppler non è un'indagine di primo livello e non deve considerarsi, come purtroppo accade troppo spesso, indagine di *routine*. Per approfondire la diagnosi delle sindromi vertiginose, le arterie più specifiche non sono le carotidi ma quelle vertebrali, che irrorano i labirinti, il tronco encefalico e il cervelletto. È importante ricordare che le arterie carotidi non risentono dei movimenti del capo e le loro stenosi derivano dalla formazione di placche interne. Al contrario, le arterie vertebrali risentono molto dei movimenti della testa.

In condizioni fisiologiche la rotazione del capo porta allo stiramento e alla conseguente stenosi dinamica dell'arteria vertebrale controlaterale; in caso di deformazione artrosica dei forami intervertebrali, la rotazione della testa porta alla chiusura dell'arteria vertebrale omolaterale. Pertanto è indispensabile ai fini diagnostici che l'ecoDoppler sia eseguito sia in posizione supina statica sia durante la roto-estensione del capo, in modo da documentare e, in un certo senso, quantificare la sensibilità delle arterie vertebrali ai movimenti della testa.

I meccanismi coinvolti nella patogenesi dell'insufficienza cerebrovascolare sono di tipo tromboembolico oppure emodinamico. Il meccanismo tromboembolico resta la spiegazione principale nella genesi delle ischemie cerebrali per quanto riguarda il distretto carotideo. Viceversa, per quanto riguarda il distretto delle arterie vertebrali e basilare, il meccanismo tromboembolico è piuttosto raro. Il materiale embolico, di provenienza da una placca ostiale ulcerata o dall'arteria succlavia prevertebrale stenotica, percorre l'arteria vertebrale sino a raggiungere l'arteria basilare e la sua diramazione in una o entrambe le arterie cerebrali posteriori. Le localizzazioni infartuali sono il cervelletto e i lobi occipitali. Le occlusioni intracraniche, se sono compensate dall'arteria vertebrale controlaterale, hanno scarse conseguenze neurologiche.

L'irrorazione labirintica è a prato terminale e l'arteria labirintica origina prima della formazione del circolo arterioso cerebrale di Willis. Pertanto, riduzioni del flusso nell'arteria vertebrale di un lato non possono essere compensate dal flusso dell'arteria controlaterale: il movimento o la posizione prolungata del capo possono causare stenosi dell'arteria vertebrale dominante o di entrambe le arterie vertebrali con conseguente ischemia labirintica come nelle vertigini cervicogeniche di tipo vascolare (*Beauty Parlor Syndrome* e *Bow Hunter's Syndrome*).

Il flusso centrifugo venoso può essere dinamicamente studiato mediante ecoDoppler con sonde, frequenze di campionamento e protocollo d'esame adeguato (protocollo Zamboni [41]).

L'esame ecoDoppler dei vasi del collo è quindi l'esame specifico, quando necessario, che valuta l'emodinamica centrifuga e centripeta delle strutture deputate al controllo dell'equilibrio e completa l'esame morfologico eseguibile mediante angio-RM digitale arteriosa, che non necessita di mezzo di contrasto, e venosa, per la quale la somministrazione del contrasto paramagnetico è indispensabile.

Per quanto riguarda il circolo anteriore, il meccanismo emodinamico d'infarto ischemico è piuttosto infrequente (5-10% dei casi), mentre è alla base della maggior parte degli infarti dipendenti dal circolo posteriore, la cosiddetta insufficienza vertebrobasilare (IVB) che può limitarsi al labirinto o coinvolgere anche il tronco enecefalico e/o il cervelletto (sindrome di Wallenberg).

Bibliografia

1. Pappas DG Jr. Autonomic related vertigo. Laryngoscope 2003; 113: 1658-71.
2. Damali Amiri N, Wijenaike N. Citalopram-induced hyponatraemia and parkinsonism: potentially fatal side-effects not to be missed. BMJ Case Rep 2014; 12: pii: bcr2014206575.
3. Hageman SC, Palla A. New methods for diagnosis and treatment of vestibular disease. F1000 Medicine reports 2010; 2: 60.
4. Lin CY, Young YH. Effect of smoking on the treatment of vertigo. Otol Neurotol 2001; 22: 369-72.
5. Gross JY. Oral tobacco: another cause for dizziness. South Med J 1984; 77: 772-4.
6. Jacobson GP, Newman CW. The development of the Dizziness Handicap Inventory. Arch Otolaryngol Head Neck Surg 1990; 116: 424-7.
7. Tesio L, Alpini D, Cesarani A, Perucca L. Short form of the dizziness handicap inventory: construction and validation through Rasch analysis. Am J Phys Med Rehabil 1999; 78: 233-41.
8. Maigne R. Douleurs d'origine vertébrale. Issy-les-Moulineaux: Elsevier Masson; 2006.
9. Maigne JY, Chantelot F, Chatellier G. Interexaminer agreement of clinical examination of the neck in manual medicine. Ann Phys Rehabil Med 2009; 52: 41-8.
10. Hain TC. Cervicogenic causes of vertigo. Curr Opin Neurol 2015; 28: 69-73.
11. Heidenreich KD, Beaudoin K, White JA. Cervicogenic dizziness as a cause of vertigo while swimming: an unusual case report. Am J Otolaryngol 2008; 29: 429-31.
12. Chaikeeree N, Saengsirisuwan V, Chinsongkram B, Boonsinsukh R. Interaction of age and foam types used in Clin-

ical Test for Sensory Interaction and Balance (CTSIB). Gait Posture 2015; 41: 313-5.
13. de Hoon EW, Allum JH, Carpenter MG, Salis C, Bloem BR, Conzelmann M, Bischoff HA. Quantitative assessment of the stops walking while talking test in the elderly. Arch Phys Med Rehabil 2003; 84: 838-42.
14. Gagey PM, Weber B. Posturologia. Regolazione e perturbazioni della stazione eretta. Roma: Marrapese editore; 2000.
15. Tesio L, Perucca L, Franchignoni FP, Battaglia MA. A short measure of balance in multiple sclerosis: validation through Rasch analysis. Funct Neurol 1997; 12: 255-65.
16. Brugnoni G, Alpini D. Medicina fisica e riabilitativa nei disturbi di equilibrio. Milano: Springer; 2007.
17. Tjell C, Rosenhall U. Smooth pursuit neck torsion test: a specific test for cervical dizziness. Am J Otol 1998; 19: 76-81.
18. Halmagyi GM, Curthoys IS. A clinical sign of canal paresis. Arch Neurol 1988; 45; 737-9.
19. Jorns-Häderli M, Straumann D, Palla A. Accuracy of the bedside head impulse test in detecting vestibular hypofunction. J Neurol Neurosurg Psychiatry 2007; 70: 1113-8.
20. Dannenbaum E, Paquet N, Chilingaryan G, Fung J. Clinical evaluation of dynamic visual acuity in subjects with unilateral vestibular hypofunction. Otol Neurotol 2009; 30; 368-72.
21. Bárány R. Nobel Lecture: Some new methods for fuctional testing of the vestibular apparatus and the cerebellum. In: Nobel Lectures, Phsiology or Medicine 1901-1921. Amsterdam: Elsevier Publishing Company; 1967.
22. Dumas G, Lion A, Karkas A, Perrin P, Perottino F, Schmerber S. Skull vibration-induced nystagmus test in unilateral superior canal dehiscence and otosclerosis: a vestibular Weber test. Acta Otolaryngol 2014; 134: 588-600.
23. Kerber KA, Fendrick AM. The evidence base for the evaluation and management of dizziness. J Eval Clin Pract 2010; 16: 186-91.
24. Gufoni M, Mastrosimone L, Di Nasso F. Posizione dei canali semicircolari e cupololitiasi criptogenetica. Acta Otorhinolaryngol Ital 1995; 15: 391-2.
25. Da Cunha MH. Syndrome de déficience posturale. Agressologie 1987; 28: 941-3.
26. Cesarani A, Alpini DC. Vertigo and Dizziness Rehabilitation. The MCS Method. Heidelberg: Springer; 1999.
27. Gagey PM, Weber B. Posturologie- Régulation et Dérèglements de la station debout. Issy Les Moulineaux: Masson; 2005.
28. Di Berardino F, Filipponi E, Barozzi S, Giordano G, Alpini D, Cesarani A. The use of rubber foam pads and "sensory ratios" to reduce variability in static posturography assessment. Gait Posture 2009; 29: 158-60.
29. Claussen CF. Cranio-Corpo-Graphy (CCG) - 30 years of equilibriometric measurements of spatial and temporal head, neck and trunk movements. In: Claussen CF, Haid CT, Hofferberth B. Equilibrium in Research and Equilibriometry in Modern Treatment. Amsterdam: Elsevier; 1999: 245-59.
30. Ciavarro GL, Zinnato C, Alpini D, Andreoni G, Santambrogio GC. Quantitative evaluation of stepping test data of patients with whiplash through digital craniocorpography. Proceedings of the 25th Annual International Conference of the IEEE Engineering in Medicine and Biology Society 2003; 2: 1701-4.
31. Alpini D, Ciavarro GL, Zinnato C, Andreoni G, Santambrogio GC. Evaluation of head-to-trunk control in whiplash patients using digital CranioCorpoGraphy during a stepping test. Gait Posture 2005; 22: 308-16.
32. Alpini D, Hahn A, Riva D. Static and dynamic postural control adaptations induced by playing ice hockey. Sport Sci Health 2007; 2: 85-92.
33. Di Berardino F, Barozzi S, Mattei V, Monti BS, Cesarani A, Alpini DC. Head-to-trunk measurement in somatic tinnitus diagnosis. https://www.researchgate.net/publication/293485425_head-to-trunk_measurement_in_somatic_tinnitus_diagnosis.
34. Brandt T, Dieterich M. Vestibular paroxysmia: vascular compression of the eighth nerve? Lancet 1994; 343: 798-9.
35. Hüfner K, Barresi D, Glaser M, et al. Vestibular paroxysmia: diagnostic features and medical treatment. Neurology 2008; 71: 1006-14.
36. Fukutake T, Shimoe Y, Hattori T. Dizziness when eating: an unusual isolated presentation of cerebral venous thrombosis. Intern Med 2001; 40: 961-3.
37. Menegatti E, Zamboni P. Doppler haemodynamics of cerebral venous return. Curr Neurovasc Res 2008; 5: 260-5.
38. Lopez C, Blanke O, Mast FW. The human vestibular cortex revealed by coordinate-based activation likelihood estimation meta-analysis. Neuroscience 2012; 212: 159-79.
39. Levo H, Tapani E, Karppinen A, Kentala E. Chiari Malformation in otology practice. Auris Nasus Larynx 2010; 37: 95-9.
40. Anderson SE, Boesch C, Zimmermann H, et al. Are there cervical spine findings at MR imaging that are specific to acute symptomatic whiplash injury? A prospective controlled study with four experienced blinded readers. Radiology 2012; 262: 567-75.
41. Zamboni P, Galeotti R. The chronic cerebrospinal venous insufficiency syndrome. Phlebology 2010; 25: 269-79.

4

Vertigine labirintica

La vertigine labirintica (VL) si presenta con sintomatologia acuta spontanea. La manifestazione acuta è abitualmente, ma non necessariamente, una vertigine rotatoria, talora è un disequilibrio improvviso e violento. In entrambi i casi, non è provocata da un movimento del capo e/o del corpo. È importante sottolineare che l'evento acuto può avvenire a letto, come nella vertigine posizionale, o in pieno benessere, per esempio al lavoro, come nella vertigine cervicogenica. A riposo, da seduti o supini, la sintomatologia si può attenuare, ma non scompare. Spesso il paziente trova sollievo in una qualche posizione, per esempio completamente supino o semi assiso oppure su un fianco; tuttavia, anche così la sintomatologia non scompare.

Il movimento del capo o talora anche solo degli occhi esacerba la sintomatologia che, all'esordio, è sempre così intensa da impedire, anche per giorni – di solito tre – di stare in piedi e camminare. Nel complesso questa vertigine si descrive quindi come "vertigine acuta spontanea inabilitante".

Alla sintomatologia spontanea può associarsi una vertigine parossistica posizionale secondaria (cfr. Cap. 5). In ogni caso, anche quando il paziente riesce, sempre a fatica, a rimettersi in piedi, qualsiasi movimento del capo/corpo può esacerbare la sintomatologia, soprattutto la nausea. Infatti, l'evento acuto spesso si accompagna a un importante corredo neurovegetativo, quali nausea, vomito, sudorazione profusa e diarrea. La tachicardia non è comune. Possono associarsi acufeni e ipoacusia. L'evento improvviso può essere preceduto o accompagnato da dolore/tensione cervicale o vertebrale in generale, ma non necessariamente, mentre tensioni o dolori cervicali/vertebrali sono comuni successivamente all'evento acuto, perché il paziente inconsciamente assume una postura di difesa, antivertigine, per ridurre i movimenti della testa che possono esacerbare i sintomi: la colonna vertebrale è sempre disfunzionale nei pazienti affetti da vertigine labirintica, ma la disfunzione della colonna vertebrale non è la causa della vertigine labirintica.

Una volta risolto, frequentemente nel corso di alcuni giorni, l'evento acuto è seguito da disequilibrio o instabilità subcontinui, esacerbati dai movimenti della testa e/o del corpo, che si attenuano a letto. Questa sintomatologia può rimanere per 6-8 mesi, seppure con un'intensità progressivamente minore, ma molto raramente scompare spontaneamente del tutto. Spesso residuano una certa instabilità nei cambiamenti posizionali, incertezza nelle rotazioni rapide del corpo, di solito in una direzione precisa, e una sensazione di difficoltà a mettere a fuoco gli oggetti quando si cammina o quando si ruota la testa.

Negli esiti di vertigine labirintica, la componente disfunzionale relativa alla colonna vertebrale è sempre compensatoria e pertanto il suo eventuale trattamento è necessariamente complementare alle terapie specifiche e richiede un'attenta e completa valutazione dal danno labirintico.

La vertigine labirintica richiede una specifica terapia farmacologica e l'eventuale disequilibrio o instabilità residui necessitano una specifica riabilitazione. Inoltre, è da considerare che nella vertigine labirintica da infezione virale (neurite o neuronite vestibolare) è anche spesso necessaria una terapia farmacologica profilattica delle frequenti recidive.

4.1 FISIOPATOLOGIA

Con vertigine labirintica in questo libro ci si riferisce a un evento acuto che porta in modo improvviso alla sofferenza di un labirinto con scompenso funzionale tra l'attività sensoriale di un lato e quella controlaterale. In relazione all'anatomia funzionale del sistema vestibolare (cfr. § 2.1), occorre considerare eventi lesivi che riguardino il recettore periferico (il labirinto), la giunzione citoneurale, la parte inferiore o quella superiore del nervo vestibolare o, infine, i nuclei vestibolari. Infatti, nucleo vestibolare, nervo vestibolare e labirinto sono da considerarsi un tutt'uno funzionale.

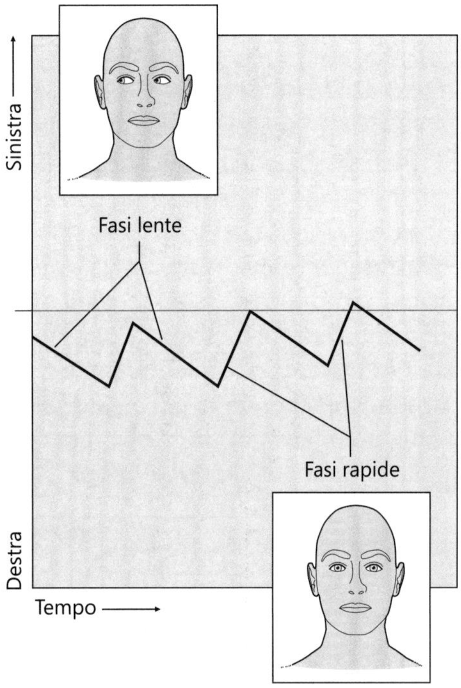

Figura 4.1 Riflesso vestiboloculomotorio nella vertigine labirintica: si verifica un involontario spostamento degli occhi verso il lato malato con conseguente e automatico spostamento degli occhi in posizione primaria di sguardo. In pratica si osserva un nistagmo caratterizzato dall'alternarsi involontario e incontrollabile della deviazione lenta verso il lato malato (fase lenta del nistagmo) e del movimento saccadico di riposizionamento (fase rapida del nistagmo).

4.1.1 Squilibrio dei riflessi labirintici

L'improvviso sbilanciamento sensoriale porta a un altrettanto improvviso squilibrio dei riflessi labirintici (cfr. § 2.1.5).

Riflessi vestiboloculomotori

Si verifica un involontario spostamento degli occhi verso il lato malato con conseguente e automatico spostamento degli occhi in posizione primaria di sguardo, cioè nistagmo caratterizzato dall'alternarsi involontario e incontrollabile della deviazione lenta verso il lato malato (fase lenta del nistagmo) e del movimento saccadico di riposizionamento (fase rapida del nistagmo) (Fig. 4.1). Poiché durante i movimenti saccadici, siano essi automatici, come nel nistagmo, o volontari, la visione è soppressa, il paziente avverte una rotazione continua dell'ambiente, determinata dal susseguirsi delle fasi lente del nistagmo. Pertanto, in caso, per esempio, di lesione destra, il nistagmo presenta: fase lenta verso destra, fase rapida verso sinistra e illusione di rotazione dell'ambiente (vertigine oggettiva) verso sinistra, in direzione opposta, ovviamente, a quella del movimento degli occhi.

Talora l'illusione di rotazione è verticale, talora obliqua, talora orizzontale rotatoria. Se è possibile identificare un senso puro di rotazione, questo dato può aiutare a identificare il lato malato.

È molto importante sottolineare che nelle fasi iniziali della lesione, nelle prime ore, ma anche talora per qualche giorno, prevalgono gli aspetti cosiddetti "irritativi": il lato malato transitoriamente è iperfunzionante rispetto a quello sano e in questo caso nistagmo e direzione dell'illusione rotatoria sono l'opposto di quanto esposto. Una regola generale che semplifica la comprensione del fenomeno del nistagmo e la conseguente illusione oggettiva di rotazione è che il nistagmo "batte" – cioè presenta una fase rapida che è quella più evidente e che è spesso identificabile anche a occhio nudo senza alcuno strumento – verso il lato funzionalmente più attivo in quel momento.

Convenzionalmente si distingue tra **vertigine oggettiva**, quando il paziente ha l'illusione che sia l'ambiente a ruotare, e **vertigine soggettiva**, quando invece la sensazione è quella di una rotazione del paziente stesso rispetto all'ambiente stabile. Più recentemente la Bárány Society, sottolineando il fatto che la vertigine è comunque un'illusione e quindi tautologicamente sempre soggettiva, ha contestato questa suddivisione e ha proposto i termini di **vertigine interna** (ex soggettiva) ed **esterna** (ex oggettiva) [1]. D'altra parte, entrambe le suddivisioni, pur rispecchiando le diverse sensazioni riportate dai pazienti, sono irrilevanti dal punto di vista della diagnosi differenziale e quindi della terapia.

In fase acuta il nistagmo spesso si presenta di terzo e/o di secondo grado con una frequenza che può raggiungere anche una scossa al secondo (60-80 al minuto).

Riflessi vestibolospinali

Si osserva un involontario spostamento del baricentro con impossibilità a mantenere la stazione eretta. È importante segnalare che nella fase irritativa, mentre è comune rilevare il nistagmo diretto verso il lato sano, è improbabile che questo avvenga per il controllo posturale: si può sostenere che il paziente "cade" sempre verso il lato malato. La stessa marcata deviazione si rileva anche da seduto.

Conseguenza dello squilibrio dei riflessi vestibolospinali è anche la difficoltà del paziente, qualora riuscisse a stare in piedi, a camminare diritto con gli occhi chiusi. Anche in questo caso il paziente tende a deviare con gli occhi chiusi verso il lato malato. Il cammino però è una funzione molto più complessa del mantenimento della postura eretta, sia essa seduta o in piedi, pertanto non è raro osservare pazienti affetti da vertigine labirintica acuta che, appena riescono a stare in piedi, con gli occhi chiusi camminano diritti o verso il lato sano.

Riflessi autonomici

Si verificano episodi di nausea, vomito, diarrea e sudorazione profusa.

Non sempre la lesione labirintica è completa e pertanto non necessariamente si osservano contemporaneamente, o quanto meno con la stessa marcata evidenza, nistagmo spontaneo, deviazione in stazione eretta, deviazione del cammino e attivazione neurovegetativa.

4.1.2 Stadi

L'evoluzione della lesione vestibolare acuta può essere suddivisa schematicamente in differenti fasi.

Stadio critico

È lo stadio che segue la lesione e in cui si possono osservare i fenomeni irritativi descritti. In genere dura poche ore.

Stadio acuto

Sono ben manifesti i segni di ipofunzione del lato malato, nistagmo spontaneo verso il lato sano, caduta del tronco, se in posizione seduta, o del soggetto *in toto*, se in piedi, verso il lato malato, deviazione degli arti superiori estesi verso il lato leso e cammino a occhi chiusi verso il lato leso. Dura abitualmente alcuni giorni.

Stadio compensatorio

Si verifica un lento ma progressivo recupero delle funzioni oculomotoria, posturale e del cammino. Dura in genere alcune settimane o mesi secondo l'evento lesivo, l'entità della lesione e le condizioni specifiche del paziente. Non è raro che anche dopo un anno il paziente presenti instabilità e/o disturbi della messa fuoco quando ruota il capo o il corpo più o meno rapidamente verso il lato leso.

Stadio di cronicizzazione

Secondo l'evento lesivo, l'entità della lesione e le condizioni specifiche del paziente, non sempre la lesione vestibolare guarisce completamente né le funzioni si ripristinano del tutto. È molto comune rilevare la deviazione del cammino verso il lato leso persino molti anni dopo l'evento critico ed è abbastanza frequente che, se la lesione vestibolare è stata massiva, anche dopo molti anni siano presenti turbe del controllo della verticalità e disturbi, modesti ma rilevabili, dell'orientamento spaziale.

Quella che metaforicamente viene definita come **cicatrice vestibolare** può condizionare adattamenti posturali sia di difesa sia di compenso funzionale che possono favorire anche a distanza d'anni l'insorgere di una vertigine cervicogenica apparentemente primaria (cfr. Cap. 6). Spesso questa vertigine cervicogenica è scatenata da trattamenti manuali – non necessariamente maggiori, come le manipolazioni, ma anche blandi, come *pompage* o massaggi – o fisici – come trazioni, magnetoterapia, TECAR e ultrasuoni. È stato infatti dimostrato che i meccanocettori cervicali, soprattutto della colonna cervicale superiore, restano particolarmente sensitivizzati [2] nei pazienti che hanno sofferto di vertigine o disequilibrio acuti e importanti, per cui trattamenti apparentemente blandi sono "letti" dai propriocettori cervicali come stimolazioni potenti.

In caso di significative asimmetrie della mobilità cervicotoracica e/o di tensioni/contratture cervicali, soprattutto se della colonna cervicale superiore, è doveroso approfondire l'anamnesi ed escludere possibili cicatrici vestibolari prima di procedere a trattamenti cervicali diretti.

4.1.3 Guarigione

La lesione vestibolare può recuperare completamente, in maniera spontanea (raramente) o se la terapia farmacologica è attuata in modo adeguato e tempestivo. Tuttavia, molto spesso le cure sono inadeguate e/o poco tempestive, oppure l'evento lesivo è decisamente violento. In tal caso la lesione non guarisce, ma le funzioni sono recuperate in mesi, spontaneamente, e in settimane, se si attuano adeguate e tempestive cure farmacologiche e riabilitative, attraverso i fenomeni neurofisiologici del cosiddetto compenso. Il **compenso vestibolare** dipende dalla capacità del sistema nervoso centrale di sostituire l'informazione labirintica mancante. Poiché l'organizzazione dell'equilibrio umano bipodalico è molto complessa (cfr. Cap. 2), si possono riconoscere differenti fenomeni di sostituzione.

Sostituzione sensoriale

L'informazione labirintica è sostituita da quella visiva e/o propriocettiva e/o somatosensitiva. Questo avviene quando la lesione vestibolare è massiva, come per esempio nella frattura della parte petrosa dell'osso temporale o dopo un insulto vascolare importante, oppure quando le cure sono state così tardive che il cervelletto ha attivato le fibre inibitorie internucleari che riducono l'attività dei nuclei vestibolari del lato sano per bilanciare, purtroppo in ribasso, la funzione dei due lati. In tal caso la lesione monolaterale è evoluta, *de facto*, in una semilabirintectomia funzionale totale bilaterale. Ancora una volta è importante sottolineare quanto sia indispensabile attuare cure adeguate e tempestive nella fase acuta.

Sostituzione funzionale

Il paziente utilizza ancora le informazioni vestibolari residue, dal lato malato, e complete, dal lato sano. Lo squilibrio sensoriale è bilanciato centralmente, questa volta in rialzo.

Sostituzione comportamentale

Il comportamento è il risultato dell'integrazione di differenti funzioni sensorimotorie. In questo caso avviene l'apprendimento di nuove strategie comportamentali. Il comportamento più naturale è quello di evitamento, perché lo scopo primario della Natura è preservare il soggetto da ulteriori danni. Ancora una volta è importante sottolineare che adeguate e tempestive cure farmacologiche, nella fase acuta, e riabilitative, in quella cronica, sono indispensabili per evitare comportamenti di protezione che possono talora evolvere in vere e proprie fobie, come nella vertigine fobica posturale [3].

4.2 CAUSE DELLA VERTIGINE LABIRINTICA

La causa più frequente è l'**infezione virale** del nervo vestibolare (**neurite vestibolare**) [4]. I virus più comuni sono quelli del gruppo *Herpes* che presentano una spiccata neurotropia [5]; in questi casi è frequente che l'episodio critico sia preceduto di una o due settimane da una flogosi delle prime vie aeree, faringe e laringe.

Altrettanto frequentemente si tratta di **riattivazioni di infezioni virali** delle prime vie aeree o dell'orecchio medio scatenate anche da modeste flogosi, usualmente minimizzate dal paziente, delle vie aereodigestive superiori (VADS).

Non è raro, tuttavia, che lo scatenamento della sintomatologia acuta sia successivo a infezioni/infiammazioni di distretti lontani dalle VADS o dall'orecchio medio, come cistiti o prostatiti. In tal caso è molto probabile che più che di una diretta aggressione virale al nervo vestibolare si tratti di una **reazione autoimmune** agli epitopi, cioè a frammenti proteici virali presenti nell'orecchio interno [6].

Eventi acuti da patologia autoimmune labirintica, come nella sindrome di Cogan, o sistemici sono possibili ma più rari e comunque ben identificabili con un'accurata anamnesi.

Tra le cause bisogna considerare i **traumi cranici**, diretti con frattura della parte petrosa dell'osso temporale o indiretti come nella concussione labirintica da colpo di frusta.

Infine, si devono ricordare gli **eventi vascolari**. Il labirinto, organo considerato anatomicamente periferico, ha un'irrorazione centrale e comunque a prato terminale. Un insulto vascolare, spastico o trombotico, non può essere compensato da circoli collaterali, perché l'arteria labirintica origina prima della costituzione del circolo arterioso cerebrale di Willis (Fig. 4.2; cfr. Fig. 2.27). Secondo che il problema vascolare riguardi il tronco o uno o più rami dell'arteria labirintica, si possono verificare sordità, da lesione del labirinto anteriore, disequilibrio e instabilità, da lesione del vestibolo, vertigine, da lesione di uno o più dei canali semicircolari, oppure tutti questi sintomi più o meno contemporaneamente.

L'anamnesi accurata aiuta a comprendere le cause più probabili anche se, in senso generale, infezioni o reinfezioni virali sono più frequenti nei giovani, attivazioni epitopiche nella media età, insulti vascolari nell'anziano [7].

Le infezioni/reinfezioni virali sono caratterizzate da una fase critica prolungata, una fase acuta relativamente breve e una fase subacuta di una o due settimane.

Le attivazioni epitopiche presentano una fase critica, quindi una acuta molto breve e, infine, una subacuta di pochi giorni talora con risoluzione spontanea in poche ore o in uno-due giorni.

Nelle forme traumatiche la fase critica, brevissima e immediatamente post-trauma, è seguita da una fase acuta e una postacuta lunghe, perché la lesione è di solito massiccia.

Le forme vascolari, infine, sono caratterizzate da una fase critica prolungata, almeno negli spasmi vascolari, una fase acuta prolungata della durata di alcuni giorni e una subacuta di un paio di settimane.

È importante citare anche le forme tossiche, da tossinfezione alimentare o da abuso di sostanze, che portano per lo più a un blocco parziale o totale di uno o più nuclei vestibolari e della sostanza reticolare a essi funzionalmente correlata: la cosiddetta **sindrome nucleoreticolare di Arslan** [8]. In questi casi la fase critica è rapida, ma le fasi acuta e subacuta possono durare anche giorni, finché le tossine non si sono smaltite; inoltre si osservano segni sia tipici della patologia periferica sia di coinvolgimento centrale.

Le infezioni/reinfezioni virali possono interessare non solo il nervo, ma anche il neurone vestibolare provocando la cosiddetta **neuronite vestibolare**. La fase critica è rapida e le fasi acuta e subacuta

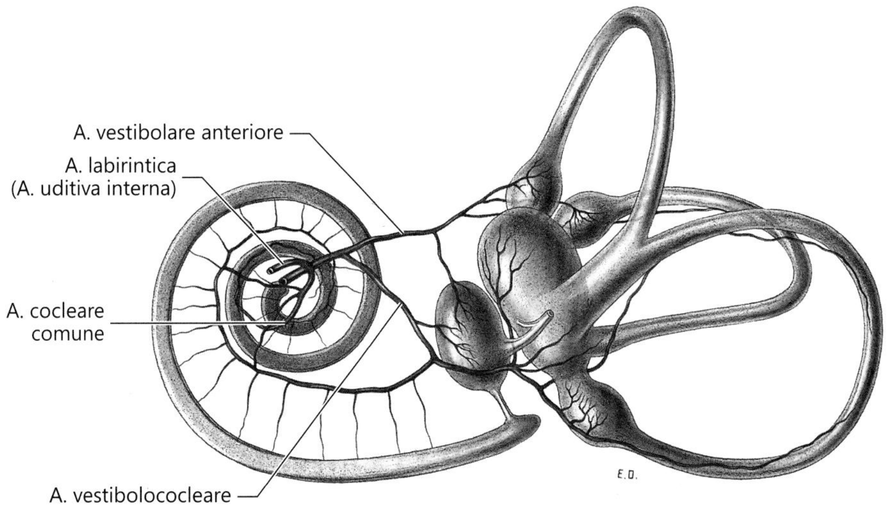

Figura 4.2 Cause vascolari della vertigine labirintica. Arteria labirintica e irrorazione del labirinto.

possono durare giorni; anche in questo caso, si osservano segni tipici sia della patologia periferica sia del coinvolgimento centrale [9] (Fig. 4.3).

Eventi infiammatori, come la **sclerosi multipla**, o vascolari, come la **sindrome di Wallenberg**, che coinvolgono il tronco encefalico e/o il cervelletto possono portare a vertigine acuta che in parte può assomigliare alla vertigine labirintica. In questi casi, però, un'anamnesi accurata e un'attenta osservazione dei segni/sintomi molto spesso consentono la diagnosi differenziale.

4.3 DIAGNOSI

Facendo riferimento all'esame semplesso (cfr. § 3.3), di seguito si descrivono i rilievi specifici in caso di paziente affetto da vertigine labirintica in fase subacuta o cronica, quelli cioè che più abitualmente si valutano al di fuori del contesto ospedaliero.

4.3.1 Esame semplesso

Anamnesi

Il paziente può aver presentato vertigine o disequilibrio sia oggettivi sia soggettivi. È importante la distinzione fra sensazione rotatoria (vertigine) e ondulatoria (disequilibrio): è probabile che il paziente abbia avvertito vertigine in fase acuta e disequilibrio in fase subacuta. In fase cronica probabilmente non lamenta né l'uno né l'altro sintomo, ma piuttosto instabilità, amplificazione del disequilibrio oggettivo, dovuta a coinvolgimento compensatorio delle strutture integrative centrali motorie e/o spaziali e/o emozionali.

Postura e colonna vertebrale

In fase acuta il paziente non riesce a rimanere né seduto né in piedi, mentre in fase subacuta mantiene la stazione eretta con difficoltà, deviando verso il lato malato.

In fase cronica assume la stazione eretta ma comunque con una postura di difesa, perché movimenti rapidi della testa e/o del corpo rendono ancora difficoltoso il mantenimento sicuro della stazione eretta o il cammino sciolto.

In fase subacuta ma soprattutto in fase cronica è facile rilevare i segni del compenso funzionale cervicale: tensione suboccipitale e segni palpatori di disfunzione minore della colonna cervicale superiore controlateralmente al lato leso, al contrario della vertigine parossistica posizionale. L'attento esame della colonna cervicale superiore aiuta a distinguere la vertigine parossistica posizionale primaria da quella secondaria a pregresso danno labirintico.

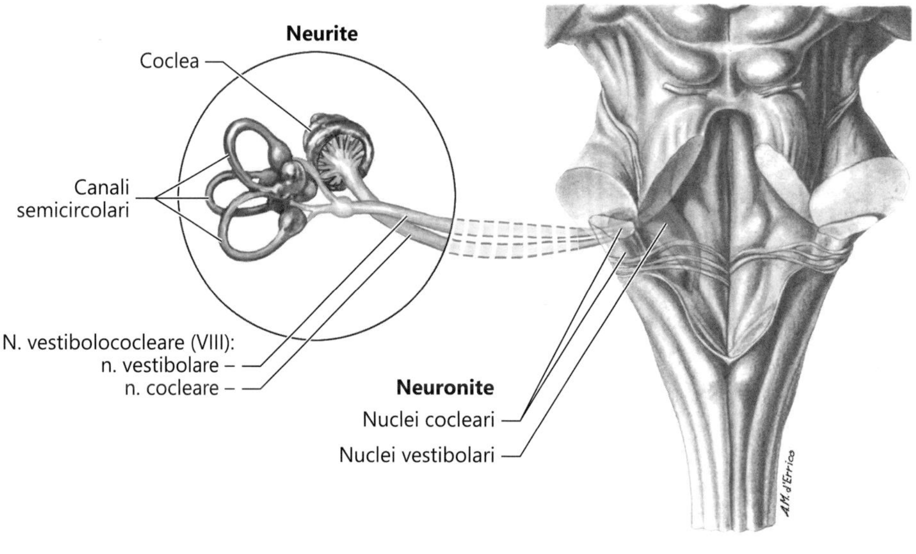

Figura 4.3 Unità funzionale labirinto-nervo vestibolare-nuclei vestibolari. I virus possono invadere il ganglio vestibolare, causando infiammazione a livello della giunzione citoneurale vestibolare o canalare (neurite), oppure possono migrare verso i nuclei vestibolari del tronco encefalico (neuronite).

Test di Romberg

Il paziente devia costantemente verso il lato debole, sia in fase acuta sia in fase cronica, anche se magari in modo meno evidente.

Strategie posturali

In fase acuta non possono essere valutate.

In fase subacuta il paziente non riesce ad attuare alcuna strategia corretta.

In fase cronica mantiene la strategia di caviglia ma perde quella di bacino.

Stepping Test

In fase acuta il paziente non riesce a camminare con gli occhi chiusi.

In fase subacuta, camminando, il paziente ruota verso il lato leso.

In fase cronica il cammino può deviare sia verso il lato leso, sia, se ipercompensato, verso quello sano. In questa fase, la traslazione o la retroproiezione indicano adattamenti posturali compensatori.

Nistagmo spontaneo

In fase acuta è frequente rilevare nistagmo spontaneo di secondo o terzo grado diretto verso il lato sano, spesso ben osservabile anche a occhio nudo. La frequenza è elevata, fino a 60-80 scosse al minuto.

In fase subacuta la frequenza del nistagmo spontaneo si riduce.

In fase cronica si rileva per lo più nistagmo di primo grado verso il lato sano. Nei soggetti ben compensati si osserva, invece, nistagmo di primo grado diretto verso il lato leso (nistagmo di ritorno di Stenger).

Nistagmo da scuotimento della testa

In fase acuta o subacuta la presenza di nistagmo da scuotimento di solito ha significato soltanto di accentuazione del nistagmo spontaneo. In fase cronica rappresenta la persistenza di uno scompenso latente tra i due emisistemi vestibolari.

In fase acuta o subacuta è frequente osservare un rallentamento degli occhi nella rotazione verso il lato leso durante l'esecuzione dell'*Head Impulse Test* (HIT). In fase cronica è altrettanto comune, anche utilizzando strumentazioni sofisticate, rilevare una risposta simmetrica, perché questo test non valuta un riflesso ma una funzione complessa che deriva da un'attività globale dei due emisistemi vestibolari tra di loro interconnessi.

Manovre posizionali

In fase acuta non sono di solito effettuabili.

In fase subacuta possono evidenziare una vertigine parossistica posizionale secondaria (cfr. Cap. 6). Se le condizioni del paziente lo consentono, l'esecuzione delle manovre liberatorie aiuta a migliorare almeno la componente posizionale.

Funzioni cognitive

Queste prove non sono facilmente eseguibili nelle fasi acuta e subacuta e comunque rivestono scarsa utilità terapeutica. Al contrario, in fase cronica servono a meglio delineare la cosiddetta cicatrice vestibolare e ad attuare le cure farmacologiche e riabilitative più adeguate.

4.3.2 Esami strumentali

Le indagini strumentali servono dopo la valutazione clinica per meglio delineare l'entità del danno vestibolare, per precisarla e quindi consentire il monitoraggio della terapia, sia essa farmacologica o riabilitativa. Le prove strumentali non devono mai sostituire l'inquadramento clinico. In linea di massima sono inutili in fase acuta e poco utili in fase subacuta, perché il paziente sta troppo male per essere sottoposto a esami strumentali complessi; al contrario sono utili nella fase cronica.

Le prove rotoacceleratorie evidenziano il compenso oculomotore, la stabilometria quello posturale e la craniocorpografia quello dinamico. Eco-Doppler e indagini neuroradiologiche servono nel caso si sospetti una causa vascolare o tumorale, come il neurinoma dell'acustico che in rarissimi casi può manifestarsi anche con una vertigine acuta sempre però accompagnata da ipoacusia.

4.4 TERAPIA

La cura è principalmente farmacologica e bisogna distinguere tra la terapia della fase acuta e quella finalizzata a recuperare la funzione di equilibrio.

Come più volte ribadito, una cura adeguata e tempestiva può guarire la lesione, se non è da trauma, contribuisce al recupero funzionale in tempi più rapidi di quelli "naturali" e porta a un risultato funzionale più stabile di quello "naturale" [10, 11].

La finalità della cura già nella fasi critica, acuta e subacuta, cioè quelle fasi per le quali interviene la guardia medica o il pronto soccorso o il ricovero ospedaliero, deve essere:
- ridurre il *deficit* antigravitario dal lato malato
- ridurre l'oscillopsia dovuta al nistagmo
- attivare i fenomeni di sostituzione funzionale
- ridurre l'inibizione internucleare
- riattivare la coordinazione
- risolvere il disorientamento spaziale (vertigine) [12].

Nelle fasi critica, acuta e subacuta, indipendentemente dalla causa, la terapia d'elezione è il **cortisone**, che ha azione antinfiammatoria e antiedemigena nelle forme infiammatorie, infettive e traumatiche e antiedemigena e neuroprotettiva in quelle vascolari. Secondo lo stato dei pazienti bisogna scegliere il dosaggio più alto possibile, per il minor tempo possibile. Per esempio, nelle forme a probabile genesi virale si può proporre il metilprednisolone somministrato per via intramuscolare (i.m.) alla dose di 40 mg per tre giorni e poi 20 mg per altri tre giorni; in alternativa, se il paziente riesce a deglutire, si può utilizzare il prednisone somministrato per via orale (*per os*, p.o.) alla dose di 50 mg per tre giorni e 25 mg per altri tre giorni.

Al cortisone occorre associare:
- se si ipotizza una genesi virale, un antivirale come aciclovir: 800 mg p.o., tre volte al giorno per una settimana;
- se si suppone una causa batterica, un antibiotico ad alta penetrazione come ciprofloxacina: 400 mg due volte al giorno per una settimana;
- se è probabile una causa vascolare, un emoreologico come pentossifillina: 400 mg p.o., due volte al giorno per due settimane.

In caso si verifichi sordità improvvisa, è bene ricorrere al più presto all'ossigenoterapia iperbarica.

È sempre importante ridurre anche il corredo sintomatologico che, inevitabilmente, aumenta la reazione ansiosa del paziente e il suo disagio emotivo, spesso rallentando il recupero in fase cronica e favorendo una sorta di memoria paradossa della vertigine.

4.4.1 Fase acuta

Per la fase acuta si propone:
- L-sulpiride e.v. alla dose di 50 mg in 250 mL di soluzione fisiologica oppure per via intramuscolare (i.m.) alla dose di 50 mg, una-due volte al giorno;
- in alternativa metoclopramide i.m. alla dose di 10 mg una o due volte al giorno associata a diazepam i.m. al dosaggio di 10 mg una o due volte al giorno. All'esordio della sintomatologia, le benzodiazepine (BDZ) attivano i fenomeni di compenso. La somministrazione prolungata oltre i primi giorni, al contrario, induce soppressione dell'attività vestibolare rallentando il recupero funzionale;
- prometazina i.m. alla dose di 25 mg due o tre volte al dì. Se la sintomatologia è meno intensa, si può utilizzare tietilperazina alla dose di 10 mg una o due volte al giorno, per via rettale. La somministrazione della tietilperazina andrebbe limitata a pochi giorni. L'uso prolungato può infatti inibire l'attività dei nuclei della base inducendo una sindrome extrapiramidale.

Nella fase di maggior sintomatologia si consiglia di tenere il paziente in decubito sul lato sano, chiedendogli di fissare una mira sul lato opposto. L'ambiente deve essere tranquillo ma né buio né completamente silenzioso. È utile mantenere la testa rialzata di circa 20°.

Poiché il miglioramento è frequentemente dovuto al recupero funzionale piuttosto che alla guarigione della lesione, è importante favorire i meccanismi fisiologici del compenso vestibolare. Se possibile, è quindi utile ricorrere al più presto alla terapia riabilitativa.

Si può iniziare con la stimolazione elettrica nervosa transcutanea (*Transcutaneous Electrical Nerve Stimulation*, TENS) – onda quadra bifasica modulata, 80 Hz, 100 ms – con elettrodi posizionati sulla regione nucale omolaterale alla direzione del nistagmo spontaneo, quindi "contro nistagmo", e sul muscolo trapezio superiore dal lato malato (Fig. 4.4) [13, 14, 15]. Si eseguono due stimolazioni al giorno per un'ora ciascuna per cinque-sette giorni. Durante la prima mezz'ora il paziente rimane a letto, sdraiato sul lato sano, alla luce, cercando di tenere gli occhi aperti e di fissare una mira situata al lato opposto del campo visivo.

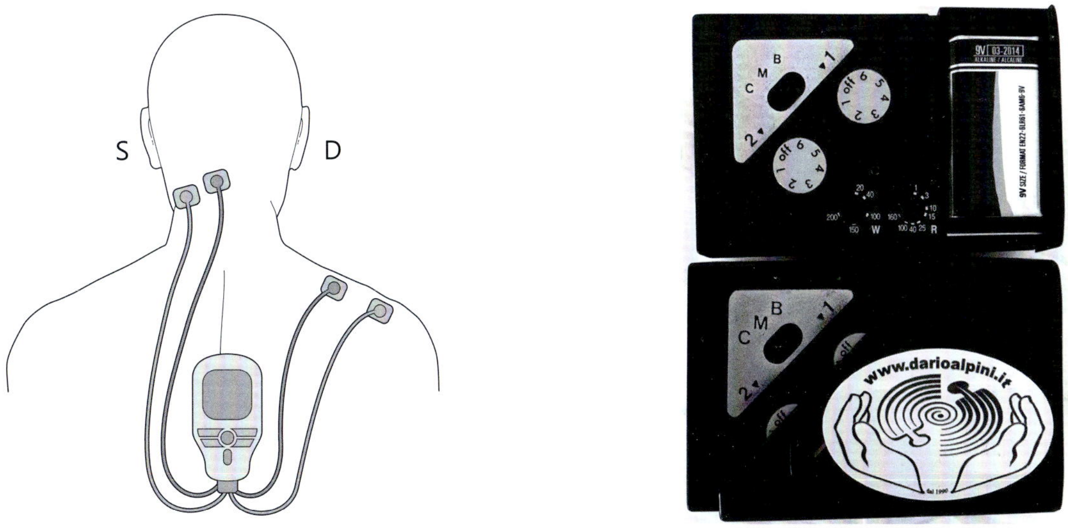

a b

Figura 4.4 La stimolazione elettrica nervosa transcutanea (*Transcutaneous Electrical Nerve Stimulation*, TENS) può essere utilizzata per facilitare il compenso di una lesione vestibolare acuta. **a**, In caso di lesione destra, gli elettrodi dell'apparecchiatura per TENS bicanale sono posizionati sui muscoli paravertebrali suboccipitali del lato sano (lato verso cui batte il nistagmo spontaneo) e sul muscolo trapezio controlaterale. **b**, Elettrostimolatore TENS.

Nella seconda mezz'ora, si fa sedere il paziente e appena possibile lo si fa alzare e camminare accompagnandolo.

Dopo i primi giorni si può iniziare la riabilitazione in palestra, con esercizi atti al recupero dell'equilibrio, evitando esercizi di stimolazione vestibolare quali i cambi rapidi di posizione, la rotazione veloce della testa eccetera.

4.4.2 Fase cronica

Nella fase cronica, per facilitare il recupero funzionale, dal punto di vista farmacologico si può proporre:
- amantadina alla dose di 50-200 mg/die, p.o. per uno-due mesi [16];
- citicolina i.m. alla dose di 500-1.000 mg/die per 10-20 giorni;
- piracetam p.o. due volte al giorno per quattro-cinque mesi.

In questa fase si consiglia di evitare, o comunque di utilizzare a basso dosaggio e per brevi periodi, farmaci che pur avendo un buon effetto sintomatico agiscono come vestibolo-soppressori e che rallentano quindi il compenso (per esempio, L-sulpiride, cinnarizina, flunarizina, benzodiazepine).

La riabilitazione vestibolare svolge un ruolo fondamentale nel ridurre i tempi di recupero, per migliorare il compenso funzionale e per evitare adattamenti posturali patologici e comportamenti di evitamento. Per indicazioni generali sulla riabilitazione vestibolare si rimanda all'Appendice 1; per protocolli specifici si faccia riferimento a testi specifici [17, 18, 19].

RIQUADRO 4.1
Norme comportamentali

- Evitare sempre:
  - assunzione di nicotina anche tramite sigarette elettroniche
  - assunzione di droghe d'abuso
  - consumo abituale di *soft-drink* (bevande industriali gasate e dolci)
  - consumo abituale di cibi industriali in generale e di scatolame e conservati in particolare
  - almeno a cena, alimenti e bevande che aumentano l'acidità gastrica, quali caffè, cibi piccanti (in particolare il peperoncino) [20], insaccati, superalcolici, cioccolato, agrumi, pomodori, brodo di carne e cipolla.
- Bere almeno 2 L di liquidi naturali al giorno, di cui non più di mezzo litro d'acqua gasata e privilegiando bevande ricche di vitamine, come le bibite a base di rosa canina, e di antiossidanti, come il tè verde. In linea di massima si consiglia: una tazza a colazione, tre bicchieri a pranzo, tre bicchieri a cena, cinque/sei bicchieri nell'arco della giornata.
- Salire e scendere due piani di scale al giorno per migliorare il tono antigravitario (salita) e la coordinazione visivovestibolosomatosensitiva (discesa), utilizzando il corrimano per sicurezza, almeno nelle prime fasi del recupero.
- Impegnarsi in venti minuti di attività fisica aerobica almeno a giorni alterni. Evitare la corsa e privilegiare il cammino veloce, meglio se utilizzando i bastoncini per il *nordic walking* in modo da migliorare la sincronia del passo e la coordinazione respiratoria in movimento.
- Dormire rialzando la testa di circa 20° rispetto alla posizione abituale, meglio se utilizzando un cuscinetto sistemato sotto il materasso oltre a quello abituale sotto il capo.
- Evitare massaggi, manipolazioni e qualsiasi trattamento fisico manuale strumentale del collo da C0 a C3-4.

BIBLIOGRAFIA

1. Bisdorff A, von Brevern M, Lempert T, Newman-Toker DE. Classification of vestibular symptoms: towards an international classification of vestibular disorders. J Vestib Res 2009; 19: 1-13.
2. Ferrè ER, Bottini G, Haggard P. Vestibular inputs modulate somatosensory cortical processing. Brain Struct Funct 2012; 217: 859-64.
3. Brandt T. Phobic postural vertigo. Neurology 1996; 46: 1515-9.
4. Sekitani T, Imate Y, Noguchi T, Inokuma T. Vestibular neuronitis: epidemiological survey by questionnaire in Japan. Acta Otolaryngol Suppl 1993; 503: 9-12.
5. Arbusow V, Theil D, Strupp M, Mascolo A, Brandt T. HSV-1 not only in human vestibular ganglia but also in the vestibular labyrinth. Audiol Neurootol 2001; 6: 259-62.
6. Platt M, Dilwali S, Elackattu A, Parikh JR, Stankovic KM. Mining immune epitopes in the inner ear. Otolaryngol Head Neck Surg 2014; 150: 460-3.
7. Smouha E. Inner ear disorders. NeuroRehabilitation 2013; 32: 455-62.
8. Brandt T, Dieterich M, Strupp M. Vertigo and dizziness – common complaints. London: Springer; 2005.
9. Arbusow V, Schulz P, Strupp M, et al. Distribution of herpes simplex virus type 1 in human geniculate and vestibular ganglia: implications for vestibular neuritis. Ann Neurol 1999; 46: 416-9.
10. Cousins S, Kaski D, Cutfield N, et al. Vestibular perception following acute unilateral vestibular lesions. PLoS One 2013; 8: e61862.
11. Sang FY, Jáuregui-Renaud K, Green DA, Bronstein AM, Gresty MA. Depersonalisation/derealisation symptoms in vestibular disease. J Neurol Neurosurg Psychiatry 2006; 77: 760-6.
12. Cesarani A, Alpini D, Monti B, Raponi G. The treatment of acute vertigo. Neurol Sci 2004; 25 Suppl 1: S26-30.
13. Alpini D, Cesarani A, Barozzi S. Non pharmacological treatment of acute vertigo. In: Claussen CF, Kirtane MV, Schneider D, eds. Diagnostic procedures and imaging techniques used in neurotology. Proceedings of the XVI NES Congress. Hambourg: Edition M+P; 1992: 337-40.
14. Cesarani A, Alpini D, Barozzi S. Electrical stimulation in the treatment of acute vertigo. In: Sacristan T, Alvarez-Vincent JJ, Bartual J, Antoli-Candela F, eds. Otorhinolaryngology, head & neck Surgery. Proceedings of the XIV World Congress of Otorhinolaryngology, Madrid, 1989. Amsterdam, Berkeley, Milano: Kugler & Ghedini Publ; 1990.
15. Cesarani A, Alpini D, Barozzi S. Neck electrical stimulation in the treatment of labyrinth acute vertigo. Riv It Eeg Neurof Cl 1990; 13: 55-61.
16. Ossola B, Schendzielorz N, Chen SH, et al. Amantadine protects dopamine neurons by a dual action: reducing activation of microglia and inducing expression of GDNF in astroglia. Neuropharmacology 2011; 61: 574-82.
17. Cesarani A, Alpini DC. Vertigo and Dizziness Rehabilitation. The MCS Method. Heidelberg: Springer; 1999.
18. Brugnoni G, Alpini D. Medicina fisica e riabilitativa nei disturbi di equilibrio. Milano: Springer; 2007.
19. Alpini DC, Cesarani A, Brugnoni G. Vertigo Rehabilitation Protocols. Milano: Springer; 2014.
20. Vass Z, Dai CF, Steyger PS, Jancsó G, Trune DR, Nuttall AL. Co-localization of the vanilloid capsaicin receptor and substance P in sensory nerve fibers innervating cochlear and vertebro-basilar arteries. Neuroscience 2004; 124: 919-27.

5

Vertigine parossistica posizionale

La vertigine parossistica posizionale (VPP) si manifesta con una sintomatologia acuta, provocata da un movimento della testa e/o del corpo. Molto comunemente si tratta di una vertigine, cioè di una sensazione di rotazione improvvisa del sé o dell'ambiente, ma talora può presentarsi, sempre in modo acuto e provocato, con accessuale disequilibrio o instabilità, come nella vertigine cervicogenica.

L'evento acuto avviene frequentemente a letto, per lo più nell'atto di girarsi o alzarsi dal letto o di ricoricarsi. In posizione supina comunque, se il paziente rimane immobile, la sintomatologia scompare, così come accade nella vertigine cervicogenica, ma diversamente dalla vertigine labirintica, nella quale i sintomi continuano anche a riposo. Spesso il paziente si sente comunque meglio a letto se ha il capo rialzato o anche se è semiassiso, mentre peggiora se completamente supino.

All'esordio la sintomatologia può essere così intensa da impedire la stazione eretta e il cammino, di solito per poco tempo (tra 10 e 30 minuti), anche se la frequente reazione ansiosa di accompagnamento spesso consiglia al paziente di rimanere a riposo. Un'attenta anamnesi consente di capire se per il paziente stare in piedi e camminare fosse "fonte di timore", "difficoltoso" o "impossibile" come nella vertigine labirintica.

L'evento acuto può accompagnarsi o meno a sintomi neurovegetativi quali nausea, conati di vomito, sudorazione. La tachicardia è comune, ma per lo più è correlabile alla reazione ansiosa che spesso segue all'evento improvviso. La sintomatologia neurovegetativa di solito è modesta seppure fastidiosa.

Possono associarsi acufeni e ipoacusia. L'evento improvviso può essere preceduto o accompagnato da dolore/tensione cervicale o vertebrale in generale, ma non necessariamente, mentre tensioni o dolori cervicali/vertebrali sono comuni successivamente all'evento acuto, perché il paziente inconsciamente assume una postura di difesa, antivertigine, per ridurre i movimenti del capo che possono riprovocare i sintomi.

L'evento acuto può rimanere isolato, ma più comunemente la vertigine si ripresenta ogni volta che il paziente torna a letto, o si gira su un fianco, o si china ad allacciarsi le scarpe. La sintomatologia può presentarsi anche per settimane, seppure con un'intensità progressivamente minore; spesso scompare del tutto, spontaneamente, nell'arco di due-tre mesi.

Per lo più tra una vertigine posizionale e l'altra, cioè durante il giorno, il paziente, purché non compia un movimento evocativo specifico, è asintomatico, anche se talora la postura di difesa o la reazione ansiosa porta a disequilibrio o instabilità subcontinui che possono proseguire per settimane anche dopo la scomparsa della vertigine posizionale (*residual dizziness*), confondendosi quindi con i segni/sintomi della vertigine cervicogenica. Un'anamnesi accurata consente però di formulare una diagnosi differenziale corretta: la colonna vertebrale è sempre disfunzionale nei pazienti affetti da VPP, ma la disfunzione della colonna vertebrale non è la causa della VPP.

La VPP può anche accompagnare o seguire una vertigine labirintica da lesione acuta vestibolare, che sia infiammatoria, infettiva o ischemica. Anche in questo caso un'anamnesi accurata porta a una diagnosi differenziale corretta: la sintomatologia nella **VPP primaria** scompare quando il paziente è a riposo, seduto o supino, ed è evocata da un movimento specifico del capo e/o del corpo; la sintomatologia nella **VPP secondaria** in fase acuta è continua anche a riposo e può essere provocata anche da più movimenti del capo e/o del corpo. La VPP può seguire un evento acuto labirintico anche a distanza di mesi (**VPP secondaria tardiva**). Anche in questo caso un'anamnesi accurata consentirà di ricostruire correttamente la cronologia degli eventi e di distinguere facilmente la VPP primaria da quella secondaria, acuta o tardiva che sia.

La VPP primaria può essere un evento isolato, seppure ricorrente anche per settimane, oppure recidivante a distanza di pochi mesi, con un intervallo tra i due episodi completamente libero da sintomi. Nei pazienti affetti da VPP recidivante l'eziologia è per lo più multifattoriale e sono presenti problemi dismetabolici o endocrini: l'anamnesi deve essere molto accurata e scrupolosa per poter pianificare le successive indagini, necessarie e specifiche per l'individuazione delle cause.

La componente disfunzionale cervicale è di accompagnamento, non è la causa primaria e il suo trattamento è complementare al trattamento specifico della VPP.

5.1 FISIOPATOLOGIA

La VPP è l'entità clinica più frequente nell'ambito della patologia vestibolare periferica. Già descritta da Barany nel 1907, è stata delineata nelle sue caratteristiche cliniche da Dix e Hallpike nel 1952 [1]. Sebbene il quadro clinico sia ben descritto da parecchi anni, l'eziopatogensi è ancora dibattuta. La teoria più diffusa è quella della **litiasi**, originalmente descritta da Schuknecht [2, 3] che chiamò questa vertigine *cupololitiasi*. Secondo questa teoria, all'interno dei canali semicircolari si formerebbero sostanze, per esempio frammenti di otoliti, con un peso specifico maggiore dell'endolinfa e quindi sensibili agli spostamenti del capo del soggetto. Questi corpuscoli si attaccherebbero alla cupola endolinfatica modificandone le caratteristiche fisiche e rendendola quindi sensibile alle accelerazioni lineari che avvengono durante i cambiamenti posturali. Successivamente è stata proposta la teoria della *canalolitiasi*, ipotizzando che i frammenti di otoliti o altre particelle più pesanti dell'endolinfa, liberi di muoversi all'interno dei canali, addensino l'endolinfa tanto da stimolare in modo abnorme le cupole durante i cambiamenti posturali.

In ogni caso la manifestazione più evidente, e quindi patognomonica, è la comparsa di vertigine associata a nistagmo quando il paziente assume una precisa e ripetibile posizione o compie un preciso e ripetibile movimento di capo e/o corpo. La risposta a questo evento scatenante può essere di due tipi:

- fasica: nistagmo e sintomatologia compaiono dopo qualche secondo dall'evento scatenante, si intensificano progressivamente sino a raggiungere il culmine (parossismo), per poi diminuire sino a scomparire rapidamente come sono comparsi;
- tonica: nistagmo e sintomatologia compaiono immediatamente all'esecuzione dell'evento scatenante, si intensificano progressivamente sino a raggiungere il culmine (parossismo), per poi diminuire progressivamente sino a scomparire.

Sulla base della biomeccanica dell'accoppiamento cupola/endolinfa si ritiene [4] che la risposta tonica sia propria della cupololitiasi, cioè di una cupola resa pesante dall'adesione di corpuscoli e/o frammenti otolitici, mentre quella fasica sia propria della canalolitiasi, in cui è richiesto qualche secondo prima che i calcoli labirintici raggiungano e appesantiscano la cupola. In entrambi i casi l'esaurimento della risposta entro un minuto è tipica. La sintomatologia, per lo più una vertigine rotatoria, ma talora un senso di sprofondamento, di spostamento del corpo o del letto nella stanza, è violentissima seppur breve.

Non sempre sintomi e segni posizionali sono causati da un'alterata biomeccanica cupola/endolinfa, ma possono derivare da una risposta riflessa patologica a un movimento naturale a causa di una lesione labirintica o troncoencefalica-cerebellare. In questo caso la corretta esecuzione delle procedure diagnostiche illustrate di seguito consente una precisa diagnosi differenziale tra disfunzione vestibolare, la VPP appunto, e lesione vestibolare.

5.2 DIAGNOSI

Oltre che sull'anamnesi, la diagnosi si basa sull'esecuzione di specifiche e precise manovre atte a evocare la sintomatologia. È importante ricordare che, anche se la sintomatologia più comune è la vertigine rotatoria e il nistagmo è quasi sempre elicitato, quello che deve guidare la diagnosi non è la comparsa del nistagmo né della vertigine rotatoria, quanto piuttosto l'osservazione di una sintomatologia correlabile alla manovra utilizzata e con andamento specifico.

5.2.1 Manovre diagnostiche

Poiché la VPP è comunque provocata dalla stimolazione dei recettori di uno o più canali semicircolari, le manovre diagnostiche devono essere in grado di stimolare adeguatamente i labirinti nei tre piani dello spazio.

Per stimolare il piano dei canali semicircolari posteriori la più comune è la **manovra di Dix-Hallpike** [1]: il paziente è seduto sul lettino, l'esaminatore gli afferra saldamente la testa e, con un movimento rapido ma armonico, porta il paziente in posizione supina ruotando il capo da un lato e iperestendendolo al di fuori del lettino. In questa posizione, dopo pochi secondi di latenza, possono comparire intensa vertigine e nistagmo che durano circa 20-30 secondi. Riportando il paziente in posizione seduta, dopo pochi secondi compaiono nuovamente vertigine e nistagmo diretto verso la direzione opposta a quella precedente (Fig. 5.1).

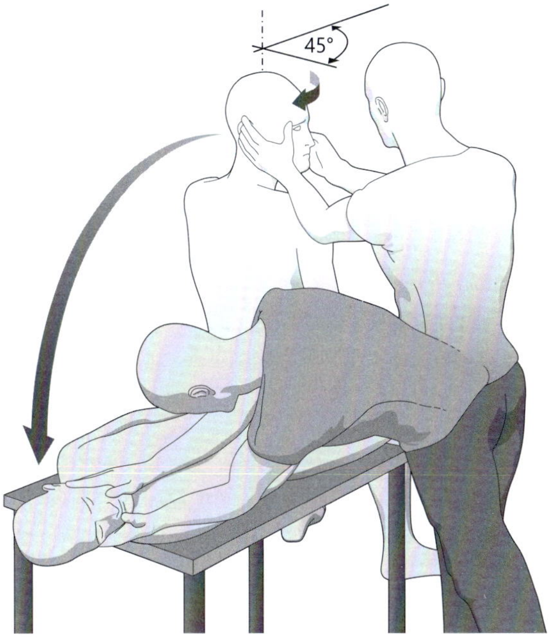

Figura 5.1 Manovra di Dix-Hallpike.

Sintomatologia e nistagmo compaiono quando il paziente ruota verso il lato leso. Il nistagmo elicitato, ben evidente anche senza occhiali di Frenzel, per lo più è orizzontale rotatorio e geotropo, cioè diretto verso il lato affetto; inoltre, ha una breve latenza, cioè appare dopo pochi secondi dall'esecuzione della manovra, è esauribile, cioè dura meno di un minuto, ed è affaticabile, cioè diminuisce progressivamente ripetendo più volte consecutivamente la stessa manovra. Talora direzione, latenza e senso del nistagmo possono non essere così tipici. Tuttavia, un elemento che differenzia sempre la VPP da disfunzione periferica da quella causata da una lesione centrale è l'affaticabilità con la ripetizione della manovra, poiché questa non si osserva mai nelle patologie neurologiche.

Per stimolare il piano dei canali semicircolari orizzontali la più comune è la **manovra di McClure** [5], che consiste nel ruotare di lato la testa del paziente supino. In questo caso si provoca una sintomatologia con nistagmo orizzontale puro, geotropo o ageotropo, che compare senza latenza, è esauribile, anche se spesso dura più di un minuto, e affaticabile con la ripetizione della manovra. Anche in questo caso la ripetizione una o due volte della manovra serve a valutate l'affaticabilità della risposta, che non si osserva mai nelle patologie neurologiche (Fig. 5.2).

Per stimolare il piano dei canali semicircolari anteriori sono varie le manovre proposte. La più semplice è la **manovra di Rahko** [6]. Il paziente è in stazione eretta con i piedi ravvicinati, quindi gli si chiede di chinarsi in avanti portando il mento verso lo sterno tenendo gli occhi chiusi. Dopo essere rimasto in questa posizione per 20 secondi, lo si riporta diritto sempre con gli occhi chiusi. Se è presente litiasi in uno dei due canali anteriori,

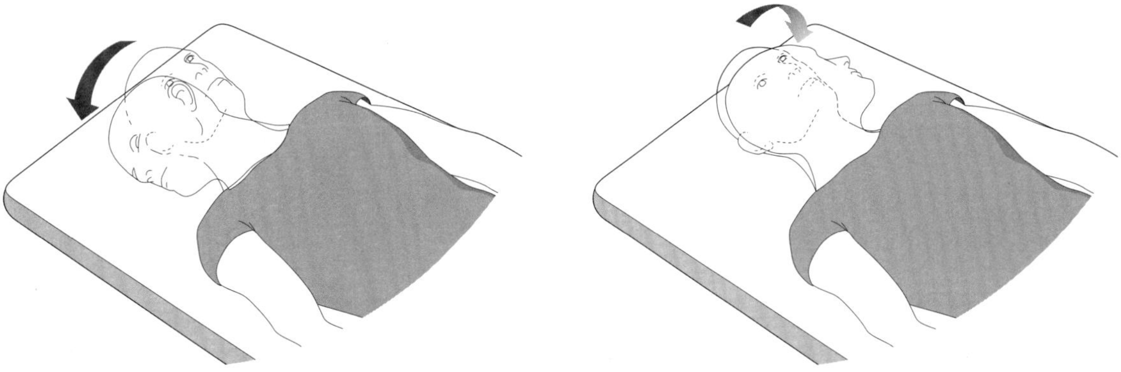

Figura 5.2 Manovra di McClure.

verticali, il paziente, tornando diritto, presenta una netta retrolateropulsione verso il lato affetto.

Per stimolare il piano dei canali semicircolari anteriori si può utilizzare anche la **manovra di Rose**, che consiste nel mettere il paziente supino e poi portarne la testa al di fuori del lettino in iperestensione (Fig. 5.3). In questo caso, data la particolare scomodità della posizione, più che la sintomatologia è importante osservare il nistagmo: nelle litiasi del canale anteriore compare con una certa latenza un nistagmo verticale di solito verso l'alto, parossistico, esauribile e affaticabile con la ripetizione. Quando, al contrario, compare nistagmo verticale verso il basso, costante, non esauribile e non affaticabile è molto probabile che si tratti di una sofferenza cerebellare; questo nistagmo è pressoché patognomonico di alterazioni della cerniera atlantoccipitale, come per esempio la malformazione di Arnold-Chiari.

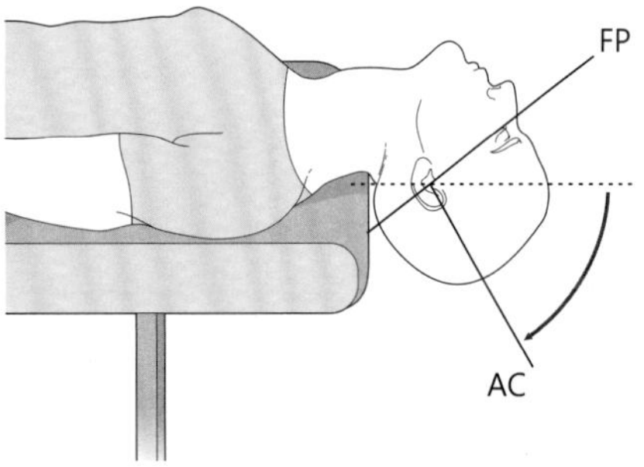

Figura 5.3 Manovra di Rose: sistemato il paziente in posizione supina, si porta la testa al di fuori del lettino in iperestensione. AC, canale semicircolare anteriore; FP, piano di Francoforte.

Per effettuare uno *screening* più rapido ma comunque specifico, si può eseguire in prima istanza la **manovra di Semont** che stimola i tre piani consequenzialmente (cfr. § 3.3.9; Fig. 3.14). Questa manovra [7] può non essere così elicitante per i canali orizzontali e soprattutto anteriori; tuttavia si consiglia di iniziare la valutazione posizionale proprio con la manovra di Semont per poi procedere con quelle più specifiche se, a fronte di un'anamnesi fortemente suggestiva per VPP, la manovra di Semont risultasse negativa, negativa, ripetiamo, per la sintomatologia: la VPP può manifestarsi anche senza nistagmo evidente e con sintomi diversi dalla vertigine rotatoria.

Nella vertigine cervicogenica la sintomatologia abitualmente è evocata in qualsiasi piano, persino tutti tre e per entrambi i lati, ma anche in modo diverso in differenti giorni. Non è mai presente nistagmo. La sintomatologia, inoltre, si manifesta soprattutto durante il movimento più che al raggiungimento della posizione e non è quindi parossistica; non presenta latenza e tende anzi a esaurirsi alla fine del movimento; è spesso riproducibile con la ripetizione della manovra.

Nella VPP la sintomatologia è evocata in un piano, raramente su due lati, ancora più raramente in due piani. Il nistagmo è molto frequente. La sintomatologia è scarsa durante il movimento e violenta raggiunta la posizione, con minor o maggior latenza; inoltre è parossistica, esauribile e affaticabile con la ripetizione della manovra.

Nelle lesioni vestibolari, soprattutto nelle patologie del sistema nervoso centrale, in particolare troncoencefaliche-cerebellari, la sintomatologia è sempre accompagnata da nistagmo, può essere presente durante o alla fine del movimento, raramente è esauribile, è sempre riproducibile con la ripetizione e non è affaticabile.

L'esecuzione delle manovre posizionali non esaurisce il percorso diagnostico che deve sempre essere completo almeno dal punto di vista clinico, perché la ricerca dei segni deve tenere conto dei sintomi e delle indicazioni raccolte con l'anamnesi. È consigliabile, anzi, eseguire le manovre diagnostiche alla fine della valutazione clinica.

5.2.2 Esame semplesso

Di seguito si ripercorre l'esame semplesso descritto del capitolo 3 sulla base di un'anamnesi fortemente suggestiva di VPP.

Postura e colonna vertebrale

Se l'esordio della VPP è recente, è improbabile che si sia instaurata una postura di compenso antivertigine e quindi, anche se è sempre bene esaminare le caratteristiche principali dell'assetto posturale, queste sono di solito poco indicative. Tuttavia, è sempre utile valutare la mobilità passiva della testa in posizione seduta e ricercare disturbi dolorosi intervertebrali minori (DDIM) cervicali (cfr. § 3.2.1). Nella VPP è molto frequente trovare tensione suboccipitale e segni palpatori di disfunzione minore della colonna cervicale superiore omolateralmente al lato della vertigine posizionale, al contrario di quanto accade nella vertigine labirintica. L'attento esame della colonna cervicale superiore aiuta a distinguere la VPP primaria da quella secondaria a pregresso danno labirintico.

Se sono passate settimane o mesi dall'esordio, è invece probabile che il paziente abbia assunto una postura di difesa con anteroposizione del capo, elevazione delle spalle, tensione e dolorabilità non solo della colonna cervicale superiore, sempre omolaterale al lato della vertigine posizionale, ma anche tensione e dolorabilità dei muscoli trapezi, soprattutto dal lato sano, e segni di disfunzione minore delle cerniere cervicotoracica, mediotoracica e toracolombare.

Test di Romberg

Il paziente devia moderatamente verso il lato debole, cioè omolateralmente al lato della vertigine posizionale, oppure, nettamente all'indietro in caso di VPP da disfunzione cerebellare. Se la deviazione laterale è molto evidente si può ipotizzare che la VPP sia secondaria a vertigine labirintica.

Strategie posturali

Nel paziente affetto da VPP primaria o secondaria, le strategie posturali sono per lo più normali se l'esordio è recente. Se la sintomatologia è di lunga durata e si è instaurata una postura di difesa, è probabile osservare ridotte strategie di bacino.

Stepping Test

Nella VPP primaria non si rilevano abitualmente deviazioni significative. Se si osserva una deviazione di 45° o più dallo stesso lato della deviazione evidenziata nel test di Romberg, è molto probabile che si tratti di una VPP secondaria. Se si è instaurata una postura di difesa, è verosimile osservare una traslazione in genere, però, inferiore a 45°.

Nistagmo spontaneo

Nella VPP primaria è di solito assente.

Se è presente nistagmo, anche solo di primo grado, nella lateralità di sguardo, controlaterale alla deviazione del test di Romberg, è molto probabile che la VPP sia secondaria.

Se è presente nistagmo spontaneo verticale, è verosimile che la VPP sia dovuta a lesione centrale.

Nistagmo da scuotimento della testa

Nella VPP primaria non si osserva mai nistagmo.

Se compare nistagmo, molto probabilmente si è in presenza di una VPP secondaria.

5.2.3 Esami strumentali

In base all'anamnesi e all'esame clinico, si possono programmare esami di secondo livello.

Qualora anamnesi, esame clinico e manovre posizionali indichino una VPP primaria, si può procedere alla terapia senza ulteriori indagini. In caso di VPP recidivante, è necessario programmare un approfondimento per stabilizzare il risultato ottenuto dalla terapia e prevenire la recidiva.

5.3 TERAPIA DELLA VERTIGINE PAROSSISTICA POSIZIONALE PRIMARIA

La cura principale è rappresentata da manovre fisiche, definite impropriamente *manipolazioni del labirinto*, atte a liberare i canali semicircolari dai calcoli.

Di seguito per ciascun piano dei canali semicircolari si illustrano due manovre, perché non sempre una manovra si dimostra risolutiva e la risposta dipende dallo specifico paziente. Si possono comunque eseguire 3-4 manovre liberatorie distanziate di 4-5 giorni, ma è sempre indispensabile rivalutare il quadro clinico eseguendo un esame clinico di base prima di ritrattare il paziente, perché talora la sintomatologia e/o i segni si modificano. In ogni caso si deve assistere a un progressivo decadimento della sintomatologia posizionale.

5.3.1 Interessamento dei canali posteriori

In caso di vertigine elicitata nel piano dei canali posteriori mediante la manovra di Dix-Hallpike, le manovre liberatorie più diffuse sono quella di Semont e di Epley. Sono differenti sia per i movimenti eseguiti sia per la rapidità con cui il paziente è mobilizzato. Tuttavia, sono entrambe efficaci in almeno l'80-90% dei pazienti.

Manovra di Semont terapeutica

Il paziente viene fatto sdraiare dal lato che provoca la vertigine. La testa viene ruotata verso l'alto di circa 105° per permettere lo spostamento delle particelle pesanti alla base del canale semicircolare posteriore; questa posizione elicita vertigine e nistagmo ed è mantenuta per un paio di minuti. Quindi il terapeuta prende con fermezza la testa del paziente e con decisione lo porta dal lato opposto con una contemporanea rotazione verso il basso di 195°. In genere, in questa nuova posizione, dopo pochi secondi, compaiono ancora la vertigine e un nistagmo definito da Semont *liberatorio*, perché esprimerebbe l'efficacia della manovra. Quando il nistagmo scompare, il terapeuta riporta lentamente il paziente in posizione seduta, raddrizzando il capo solo alla fine. Il riposizionamento del capo in asse con il vettore gravitazionale comporta, secondo Semont, la fuoriuscita delle particelle pesanti dal canale verso l'utricolo. Questa fuoriuscita determinerebbe la reazione vertiginosa violenta che abitualmente avviene in questo momento (Fig. 5.4).

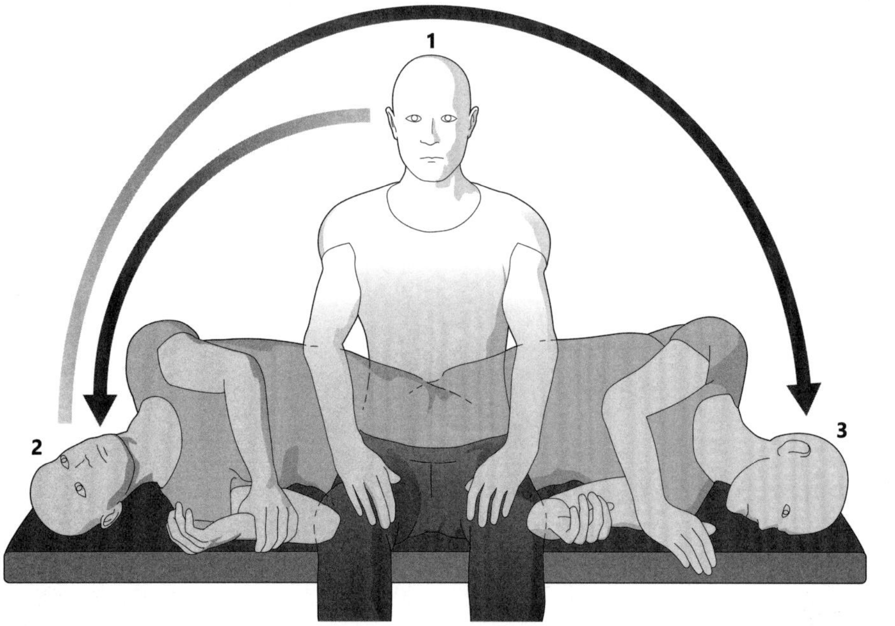

Figura 5.4 Manovra di Semont terapeutica.

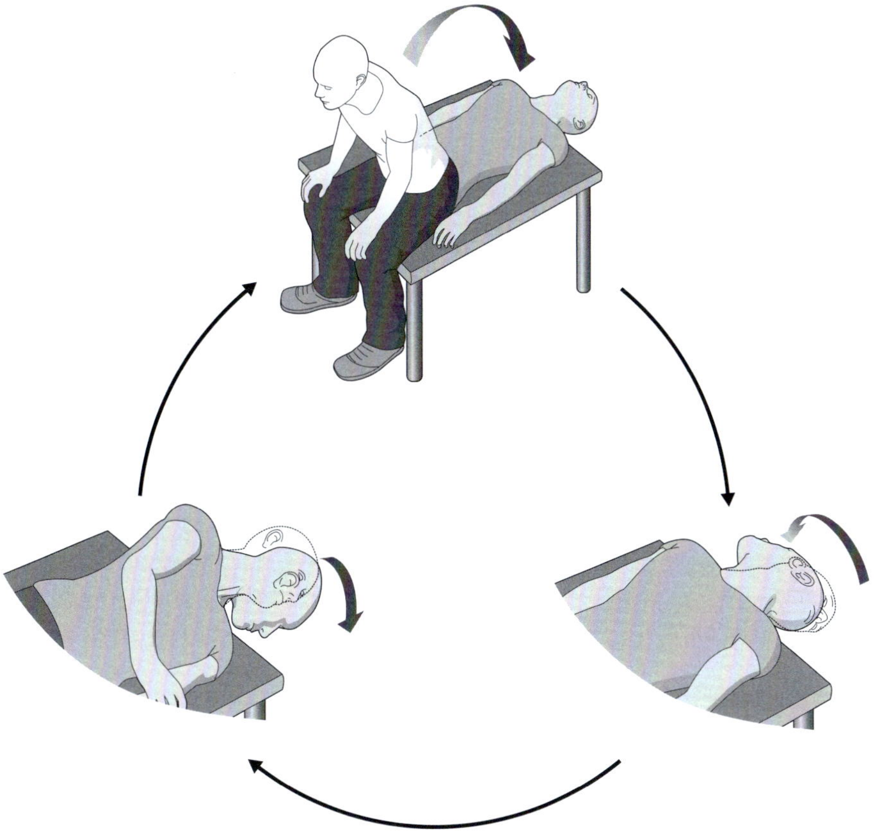

Figura 5.5 Manovra di Epley.

Manovra di Epley

Secondo la descrizione originale di questa tecnica [8], il paziente viene premedicato con scopolamina transdermica la sera prima, oppure con diazepam, alla dose di 5 mg.

Il paziente, seduto sul lettino, viene portato in posizione supina con la testa estesa oltre il bordo del letto. L'operatore si posiziona dietro al paziente con un assistente a lato. Durante la manovra di posizionamento si può applicare una vibrazione al processo mastoideo ipsilaterale della frequenza di 80 Hz in modo da facilitare il distacco dei frammenti otolitici dalle pareti del canale semicircolare. Per circa 30 secondi il soggetto rimane sdraiato con una lieve iperestensione del capo e una contemporanea rotazione di 105° verso il lato leso; in questa posizione appaiono vertigine e nistagmo. A questo punto la testa viene ruotata dal lato opposto verso il labirinto sano, di 90°, mentre contemporaneamente anche il tronco e gli arti inferiori ruotano verso il lato sano: in genere, si osserva ora un nistagmo liberatorio. Infine, il paziente completa la rotazione degli arti inferiori e ritorna seduto tenendo la testa ruotata dal lato opposto rispetto al labirinto leso (Fig. 5.5).

5.3.2 Interessamento dei canali orizzontali

Per la VPP, meno frequente, elicitata nel piano dei canali orizzontali dalla manovra di McClure, Lempert ha proposto una manovra frequentemente molto efficace.

Manovra di Lempert

Questa manovra, definita *a barbecue* [9], rappresenta un adattamento della manovra di Epley ed è rivolta allo spostamento delle particelle pesanti in senso ampullifugo verso l'apertura del canale orizzontale nell'utricolo.

Il paziente è supino. La testa viene ruotata di 90° verso il lato malato e la posizione è mantenuta per

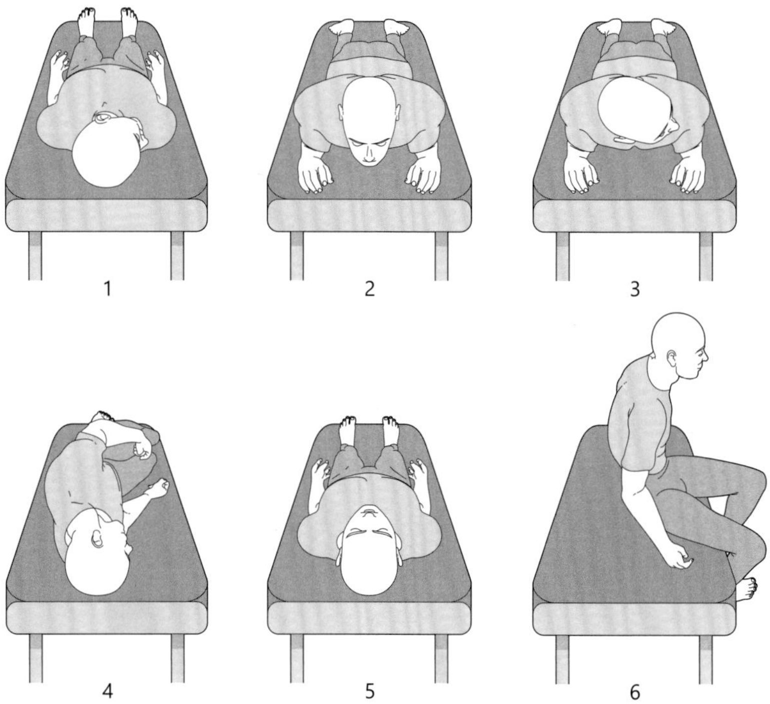

Figura 5.6 Manovra di Lempert o a barbecue per una vertigine parossistica posizionale destra.

1 minuto dopo la fine della sintomatologia. Quindi si pone il paziente prono per 1 minuto, trascorso il quale si ruota la testa di 90° verso il lato sano. Dopo un altro minuto, si pone il paziente supino. In questo modo si effettua una rotazione di 270° del capo in tre passaggi successivi (Fig. 5.6).

Manovra di Gufoni

Altrettanto efficace rispetto alla manovra di Lempert, quella di Gufoni risulta più semplice da eseguire.

Il paziente è seduto sul lettino con le gambe al di fuori. Successivamente si sdraia rapidamente, sempre con fermezza ma non violentemente, sul lato sano se durante la manovra diagnostica di McClure si era osservato un nistagmo geotropo, oppure sul lato affetto se si era osservato un nistagmo ageotropo. Da questa posizione con la testa e l'orecchio appoggiati sul lettino, trascorsi 2-3 minuti per far esaurire l'eventuale sintomatologia provocata dalla precedente manovra, si ruota rapidamente, con fermezza ma non violentemente, il capo del paziente verso il basso di 45° portando quindi il naso sul lettino. Trascorsi altri 2-3 minuti per far esaurire l'eventuale sintomatologia provocata dalla rotazione della testa, si riporta lentamente il paziente in posizione seduta con il capo diritto (Fig. 5.7) [10].

5.3.3 Interessamento dei canali anteriori

Per la vertigine elicitata nel piano dei canali anteriori sono state proposte differenti manovre. Le più semplici sono quelle di Rahko [6] e di Yacovino [11].

Manovra di Rahko

Il paziente è sdraiato sul lato sano. Dopo 30 secondi il capo viene ruotato di 45° verso il basso portando quindi il naso sul lettino (posizione 1); trascorsi 30 secondi, si porta la testa orizzontalmente, con l'orecchio sul lettino (posizione 2); dopo altri 30 secondi, si gira la testa di 45° verso l'alto portando quindi il naso verso l'alto (posizione 3); infine si mette il paziente in posizione seduta sul lettino (posizione 4) invitandolo a rimanere tranquillo per 3 minuti e senza allontanarsi come precauzione in caso si scatenasse una sintomatologia liberatoria tardiva.

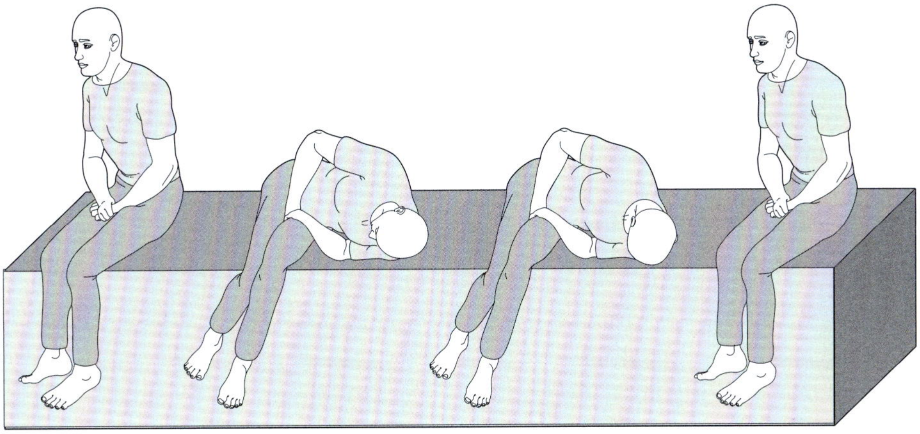

Figura 5.7 Manovra di Gufoni.

Manovra di Yacovino

Il paziente è seduto sul lettino con il capo diritto (posizione 1). Dopo circa 30 secondi si sdraia il paziente supino estendendo il capo al di fuori del lettino di almeno 30°, come nella posizione di Rose (posizione 2); si attende la comparsa di un'eventuale sintomatologia e, trascorsi almeno 30 secondi, si solleva rapidamente il capo, sempre con fermezza ma non violentemente, portando il mento del paziente verso lo sterno (posizione 3); trascorsi altri 30 secondi, per consentire l'esaurimento di un'eventuale sintomatologia liberatoria, si riporta lentamente il paziente in posizione seduta (posizione 4) invitandolo a rimanere tranquillo per 30 secondi e senza allontanarsi come precauzione in caso si scatenasse una sintomatologia liberatoria tardiva (Fig. 5.8).

5.3.4 Considerazioni conclusive

Se dopo 3-4 manovre il quadro clinico non cambia, non si deve proseguire a oltranza, ma rivedere completamente il caso ripartendo dall'anamnesi: se una VPP non si risolve pressoché completamente in tre manovre o si è sbagliata la diagnosi o la manovra scelta non è adeguata. Si può ripetere il trattamento con un'altra manovra una-due volte, ma se ancora non si osserva miglioramento è indispensabile non proseguire e rivalutare/approfondire il caso.

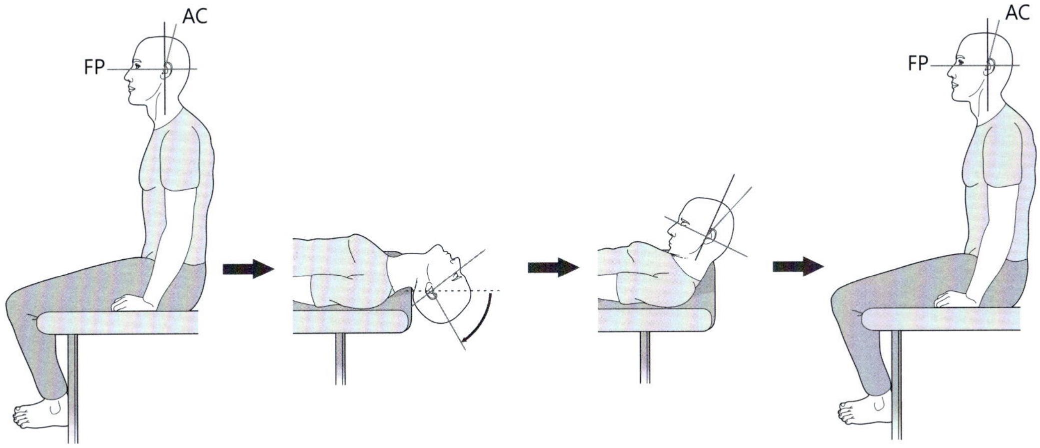

Figura 5.8 Manovra di Yacovino. AC, canale semicircolare anteriore; FP, piano di Francoforte.

In alcuni pazienti, soprattutto se anziani, la sintomatologia evocata in fase diagnostica può essere molto violenta tanto da sconsigliare un primo trattamento a seguito della visita. In questi casi è più ragionevole rimandare il trattamento di 5-7 giorni facendo assumere al paziente L-sulpiride o dimenidrato oppure la combinazione cinnarizina-dimenidrato o anche solo diazepam a basso dosaggio. Per la terapia farmacologia si veda il capitolo 7.

Di seguito è descritto un trattamento interlocutorio basato sulle tecniche della medicina manuale [12, 13], che può essere effettuato, con le dovute precauzioni, anche in pazienti anziani e/o molto ansiosi:

- si solleva la testata del lettino di circa 20° e si fa adagiare supino il paziente ruotandogli il capo dal lato sintomatico;
- con il massaggio trasverso profondo (MTP) si tratta il terzo inferiore del muscolo scaleno posteriore controlaterale. Successivamente si esegue una contrazione isometrica contro resistenza verso il lato opposto;
- dopo circa 1 minuto di riposo, si ruota il capo dall'altro lato e si trattano con MTP le inserzioni suboccipitali. Successivamente si esegue una contrazione isometrica contro resistenza verso il lato opposto;
- da ultimo, si eseguono mobilizzazioni e manipolazioni vertebrali della cerniera cervicotoracica.

È importante avvertire il paziente che, in ogni caso e con tutte le manovre descritte, è frequente che nel corso delle 24-48 ore successive al trattamento fisico si osservi una recrudescenza delle vertigini.

Nonostante la corretta esecuzione delle manovre liberatorie e la completa risoluzione della sintomatologia posizionale, spesso si osserva la cosiddetta ***residual dizziness***, la persistenza, cioè, di disequilibrio e/o instabilità anche per alcune settimane. La genesi di questa sintomatologia è controversa. Può trattarsi di residui litiasici nei canali semicircolari o di una sorta di memoria paradossa della vertigine oppure, secondo l'esperienza dell'Autore, del residuo degli adattamenti posturali di difesa. Si tratta, cioè, di una variante minore della vertigine cervicogenica a genesi propriocettiva e può essere trattata come tale.

È sempre importante completare il trattamento liberatorio con una terapia farmacologica e specifici provvedimenti comportamentali:

- L-sulpiride: 20 gocce prima dei pasti due volte al giorno per cinque giorni e poi eventualmente 10 gocce prima dei pasti due volte al giorno per altri cinque giorni [14];
- bere almeno 2 L di liquidi al giorno (acqua non gasata, tè, camomilla, tè verde, rosa canina, brodo, tisane, succhi di frutta eccetera): una tazza a colazione, tre bicchieri a pranzo, tre bicchieri a cena e cinque/sei bicchieri nella giornata;
- dormire rialzando il capo con un cuscinetto posto eventualmente anche sotto il materasso (testa e spalle devono essere sullo stesso piano rialzato di circa 20°).

5.4 VERTIGINE PAROSSISTICA POSIZIONALE SECONDARIA

In un terzo circa dei pazienti più giovani la VPP è secondaria a colpo di frusta o trauma cranico, anche minore o da chirurgia dell'orecchio [15]. Questi eventi vanno sempre considerati nell'anamnesi e l'ipotesi che sia avvenuta una lesione del sistema vestibolare, in particolare delle macule, va indagata con indagini appropriate. L'esame strumentale più specifico per valutare l'integrità dell'arco riflesso maculare sono i potenziali evocati vestibolari miogeni (*Vestibular Evoked Myogenic Potential*, VEMP) cervicali (per il sacculo) od oculari (per l'utricolo).

Nell'età media la VPP può essere secondaria a emicrania [16], malattia di Ménière [17], sordità improvvisa [17] o neurite vestibolare [18]. Anche in questi casi, questi eventi vanno indagati in anamnesi e, oltre al trattamento della VPP al momento in cui si presenta, è indispensabile approfondire le indagini con gli esami strumentali descritti nel capitolo 3 per identificare un'eventuale lesione del sistema vestibolare.

La presenza di una lesione del sistema vestibolare, identificata con i VEMP e con altre indagini strumentali (cfr. Cap. 3), comporta due conseguenze di cui è importante essere consapevoli:

- anche utilizzando le manovre adeguate, la risoluzione della VPP può essere difficoltosa e non completa. Le manovre non vanno ripetute a oltranza;

- anche se la VPP si risolve completamente, è certo che, entro breve tempo, si presenterà una recidiva se non si tratta adeguatamente la patologia primaria.

Per il trattamento specifico di tali patologie, che esulano degli argomenti di questo libro, si rimanda a pubblicazioni specifiche [19].

In pazienti di tutte le età bisogna considerare la possibilità che la VPP sia secondaria a trattamenti odontoiatrici. In tal caso, anche se la cura della VPP non cambia, è indispensabile consigliare al paziente alcuni provvedimenti in previsione di successive cure dentistiche:
- bere molto prima della seduta odontoiatrica;
- farsi porre un piccolo cuscinetto sotto la testa durante la seduta in modo da mantenere il capo un po' rialzato rispetto al lettino (circa 10-15°);
- salvo parere contrario dell'odontoiatra, un'ora prima circa del trattamento odontoiatrico assumere diazepam (10 gocce) come miorilassante;
- salvo parere contrario dell'odontoiatra, assumere antinfiammatori non steroidei (FANS) dopo la seduta anche se non particolarmente dolorosa.

5.5 VERTIGINE PAROSSISTICA POSIZIONALE CENTRALE

È doveroso approfondire la diagnosi indagando il sistema nervoso centrale nei seguenti casi:
- la manovra di Rose ha evidenziato un nistagmo di tipo centrale;
- i segni/sintomi evocati dalle manovre diagnostiche non presentano le caratteristiche di esauribilità-affaticabilità;
- i VEMP sono risultati alterati senza che sia ben evidente una pregressa patologia vestibolare periferica che ne giustifichi le alterazioni;
- dalla rivalutazione dell'anamnesi sia personale sia familiare, o dall'esame prima clinico e poi strumentale, sono emersi sospetti di un'origine centrale della vertigine posizionale.

Vertigini posizionali atipiche che non rispettano i criteri sopra riportati di esauribilità-affaticabilità della risposta alle manovre diagnostiche possono derivare da:
- lesioni vascolari o infiammatorie (sclerosi multipla) troncoencefaliche-cerebellari (Fig. 5.9);
- neurinoma dell'VIII nervo cranico;
- conflitto neurovascolare arterioso – più comune – o venoso con il nervo vestibolare come nei cosiddetti parossismi vestibolari [20, 21];
- malformazione della cerniera atlantoccipitale come nella malformazione di Arnold-Chiari.

Le indagini specifiche sono quelle neuroradiologiche. La più completa è la risonanza magnetica (RM) dell'encefalo con mezzo di contrasto completata dall'angio-RM digitale (la cosiddetta tecnica ToF, *Time of Flight*) per le arterie del circolo arterioso cerebrale di Willis. È sempre utile indicare al neuroradiologo quali sono i sospetti diagnostici (lesione troncoencefalica-cerebellare, conflitto neurovascolare, un neurinoma dell'VIII nervo, malformazione della cerniera atlantoccipitale eccetera) in modo da rendere l'esame il più specifico possibile ed evitare, quindi, proposte generiche di approfondimento neuroradiologico.

5.6 PROFILASSI DELLA VERTIGINE PAROSSISTICA POSIZIONALE RECIDIVANTE

In molti casi la VPP primaria tende a recidivare a distanza di mesi o di uno-due anni. Quando si pre-

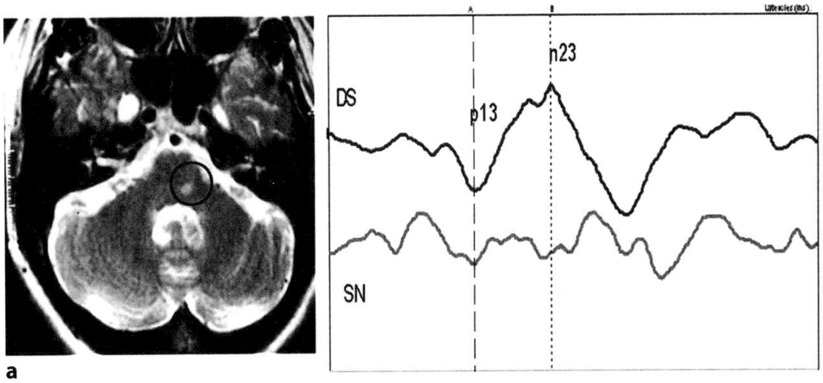

a b

Figura 5.9 Potenziali evocati vestibolari miogeni (*Vestibular Evoked Myogenic Potential*, VEMP) patologici in un caso di sclerosi multipla. **a**, La risonanza magnetica nucleare (RMN) evidenzia la lesione demielinizzante del tronco encefalico a sinistra (cerchio rosso). **b**, I VEMP sono normali a destra (traccia superiore) e del tutto assenti a sinistra (traccia inferiore).

senta un primo evento di VPP che con ragionevole certezza si ritiene primaria, si può non procedere con ulteriori esami. Tuttavia, in caso di recidiva è necessario valutare i fattori fragilizzanti il metabolismo labirintico:

- dismetabolismo glucidico. Molto spesso l'anamnesi familiare è positiva per diabete, ma la VPP è condizionata più dall'instabilità dei valori glucidici che da un diabete conclamato e pertanto è opportuno valutare la curva glicemica, non quella da carico. È comune osservare un calo relativo della glicemia postprandiale a indicare una relativa iperinsulinemia reattiva cui il labirinto è molto sensibile [22];
- patologia autoimmune tiroidea. Il metabolismo labirintico non risente delle variazioni della funzione tiroidea (misurabile tramite la tireotropina o TSH, *Thyroid-Stimulating Hormone*) – se non nei casi estremi di marcato ipo- o ipertiroidismo – ma piuttosto dello stato infiammatorio della tiroide, evidenziabile mediante ecografia del collo o dosaggio degli anticorpi tiroidei [23];
- iperuricemia [24];
- ipovitaminosi D [25] e/o osteoporosi [26];
- infezioni virali ricorrenti [27].

La profilassi della VPP recidivante richiede quindi un'accurata anamnesi personale e familiare e un adeguato approfondimento, in particolare con gli esami di laboratorio e la correzione delle alterazioni rilevate.

RIQUADRO 5.1
Norme comportamentali

- Evitare, almeno a cena, alimenti e bevande che aumentano l'acidità gastrica, quali caffè, cibi piccanti, insaccati, superalcolici, cioccolato, agrumi, pomodori, brodo di carne e cipolla.
- Bere sempre almeno due litri di liquidi naturali al giorno, di cui non più di mezzo litro di acqua gasata e privilegiando bevande ricche di vitamine, come le bibite a base di rosa canina, e di antiossidanti, come il tè verde. In linea di massima si consiglia: una tazza a colazione, tre bicchieri a pranzo, tre bicchieri a cena, cinque/sei bicchieri nell'arco della giornata.
- Dormire rialzando la testa di circa 20° rispetto alla posizione abituale, meglio se utilizzando un cuscinetto sistemato sotto il materasso oltre a quello abituale sotto il capo.
- Dal parrucchiere evitare l'iperestensione della testa e fare attenzione a che la bacinella per il lavaggio dei capelli non prema la nuca.
- Evitare massaggi, manipolazioni e qualsiasi trattamento fisico manuale strumentale del collo da C0 a C3-4.

BIBLIOGRAFIA

1. Dix MR, Hallpike CS. The pathology, symptomatology and diagnosis of certain common disorders of the vestibular system. Ann Otol Rhinol Laryngol 1952; 61: 987-1016.
2. Schuknecht HF. Positional vertigo: clinical and experimental observations. Trans Am Acad Ophthalmol Otolaryngol 1962; 66: 319-32.
3. Schuknecht HF. Cupulolithiasis. Arch Otolaryngol 1969; 90: 765-78.
4. Rajguru SM, Ifediba MA, Rabbitt RD. Three-dimensional biomechanical model of benign paroxysmal positional vertigo. Ann Biomed Eng 2004; 32: 831-46.
5. Parnes LS, McClure JA. Free-floating endolymph particles: a new operative finding during posterior semicircular canal occlusion. Laryngoscope 1992; 102: 988-92.
6. Rahko T. The test and treatment methods of benign paroxysmal positional vertigo and an addition to the management of vertigo due to the superior vestibular canal (BPPV-SC). Clin Otolaryngol Allied Sci 2002; 27: 392-5.
7. Semont A, Sterkers JM. Reeducation vestibulaires. Les Cahiers D'Orl 1980; 15, 305-76.
8. Epley JM. The canalith repositioning procedure: for treatment of benign paroxysmal vertigo. Otolaryngol Head Neck Surg 1992; 107: 399-404.
9. Lempert T. Horizontal benign positional vertigo. Neurology 1994; 44: 2213-4.
10. van den Broek EM, van der Zaag-Loonen HJ, Bruintjes TD. Systematic review: efficacy of Gufoni maneuver for treatment of lateral canal benign paroxysmal positional vertigo with geotropic nystagmus. Otolaryngol Head Neck Surg 2014; 150: 933-8.
11. Yacovino DA, Hain TC, Gualtieri F. New therapeutic maneuver for anterior canal benign paroxysmal positional vertigo. J Neurol 2009; 256: 1851-5.
12. Brugnoni G, Alpini D. Medicina fisica e riabilitativa nei disturbi di equilibrio. Milano: Springer; 2007.
13. Maigne R, Nieves WL, eds. Diagnosis and Treatment of Pain of Vertebral Origin. 2nd ed. Boca Raton (FL): CRC Press; 2005.
14. Bhattacharyya N, Baugh RF, Orvidas L, et al. Clinical practice guideline: benign paroxysmal positional vertigo. Otolaryngol Head Neck Surgery 2008; 139: S47-81.
15. von Brevern M, Radtke A, Lezius F, et al. Epidemiology of benign paroxysmal positional vertigo: a population based study. J Neurol Neurosurg Psychiatry 2007; 78: 710-5.
16. Lempert T, Olesen J, Furman J, et al. Vestibular migraine: diagnostic criteria. J Vestib Res 2012; 22(4): 167-72.
17. Caruso G, Nuti D. Epidemiological data from 2270 PPV patients. Audiol Med 2005; 3: 7-11.
18. Korres SG, Balatsouras DG, Papouliakos S, Ferekidis E. Benign paroxysmal positional vertigo and its management. Med Sci Monit 2007; 13: CR275-82.
19. Alpini DC, Cesarani A, Brugnoni G. Vertigo Rehabilitation Protocols. Milano: Springer; 2014.
20. Brandt T, Dieterich M. Vestibular paroxysmia: vascular compression of the eighth nerve? Lancet 1994; 343: 798-9.
21. Hüfner K, Barresi D, Glaser M, et al. Vestibular paroxysmia: diagnostic features and medical treatment. Neurology 2008; 71: 1006-14.
22. Yoda S, Cureoglu S, Yildirim-Baylan M, et al. Association between type 1 diabetes mellitus and deposits in the semicircular canals. Otolaryngol Head Neck Surg 2011; 145: 458-62.
23. Papi G, Corsello SM, Milite MT, et al. Association between benign paroxysmal positional vertigo and autoimmune chronic thyroiditis. Clin Endocrinol (Oxf) 2009; 70: 169-70.
24. Lin YT, Lin HW, Huang YC, Ho WT, Li YC, Chen TJ. Association between gout and vertigo in a Taiwanese population.J Clin Neurosci 2013; 20: 857-61.
25. Jeong SH, Kim JS, Shin JW, et al. Decreased serum vitamin D in idiopathic benign paroxysmal positional vertigo. J Neurol 2013; 260: 832-8.
26. Vibert D, Kompis M, Häusler R. Benign paroxysmal positional vertigo in older women may be related to osteoporosis and osteopenia. Ann Otol Rhinol Laryngol 2003; 112: 885-9.
27. Gacek RR. Pathology of benign paroxysmal positional vertigo revisited. Ann Otol Rhinol Laryngol 2003; 112: 574-82.

6 Vertigine cervicogenica

La vertigine cervicogenica si presenta come sintomatologia *acuta* oppure *subcontinua* (Tab. 6.1).

La **manifestazione acuta** è abitualmente, ma non necessariamente, una vertigine rotatoria; talora è un disequilibrio improvviso e violento. In entrambi i casi, si tratta di una sintomatologia provocata da un movimento, non necessariamente rapido, della testa e/o del corpo. L'evento acuto non avviene mai a letto, come nella vertigine posizionale, neppure quando ci si gira nella posizione supina, mentre è comune nell'alzarsi dal letto. In decubito supino, comunque, la sintomatologia scompare, come nella vertigine posizionale e diversamente da quanto accade nella vertigine labirintica, nella quale i sintomi continuano anche a riposo; spesso il paziente si sente meglio assumendo una specifica posizione, per lo più completamente supino o semi assiso.

La ripetizione del movimento che ha provocato la sintomatologia acuta può rievocare il sintomo, ma in effetti questo può essere per lo più riprovocato da qualsiasi movimento del capo e/o del corpo, mentre nella vertigine posizionale il sintomo è provocato da un movimento ben preciso e specifico e nella vertigine labirintica i movimenti esacerbano, non provocano, una sintomatologia continua comunque già presente.

All'esordio la sintomatologia può essere così intensa da impedire la stazione eretta e il cammino, di solito per pochi minuti od ore, mai per giorni, anche se la frequente reazione ansiosa di accompagnamento spesso consiglia al paziente di rimanere a riposo. Un'attenta anamnesi consentirà di capire se per il paziente stare in piedi e camminare fosse "fonte di timore", "difficoltoso" o "impossibile" come nella vertigine labirintica.

L'evento acuto può accompagnarsi o meno a sintomi neurovegetativi quali nausea, conati di vomito, sudorazione. La tachicardia è comune, ma per lo più è correlabile alla reazione ansiosa che spesso segue l'evento improvviso. La sintomatologia neurovegetativa di solito è modesta seppure fastidiosa.

Possono associarsi acufeni, ma non ipoacusia. L'evento improvviso può essere preceduto o accompagnato da dolore/tensione cervicale o vertebrale in generale, ma non necessariamente, mentre tensioni o dolori cervicali/vertebrali sono comuni

Tabella 6.1 Vertigine cervicogenica: manifestazione, eziologia e sintomatologia

Manifestazione	*Eziologia*	*Caratteristiche*
Acuta	Esclusivamente cervicale	Vertigine rotatoria o disequilibrio provocati da un movimento della testa o del corpo
Subcontinua	Multifattoriale	Disequilibrio o instabilità senza un evento acuto a monte

successivamente all'evento acuto, anche perché il paziente inconsciamente assume una postura di difesa, antivertigine, per ridurre i movimenti della testa che possono riprovocare i sintomi.

L'evento acuto può rimanere un evento isolato, ripresentarsi in seguito ad altri movimenti del capo o del corpo o, più frequentemente, essere seguito da disequilibrio o instabilità subcontinui, esacerbati dai movimenti della testa e/o del corpo, che scompaiono a letto. La sintomatologia può rimanere per settimane, seppure con un'intensità progressivamente minore, e spesso scompare del tutto, spontaneamente, nell'arco di due-tre mesi.

La seconda modalità di presentazione della vertigine cervicogenica è caratterizzata da una **manifestazione subcontinua** di disequilibrio o instabilità, senza un evento acuto a monte. D'altra parte, un'accurata anamnesi molto spesso riesce a identificare l'evento originario. Il disequilibrio o l'instabilità continui e progressivi si rilevano, infatti, per lo più in pazienti anziani o affetti da patologie del sistema nervoso centrale: in entrambi i casi si comprende bene come la colonna cervicale sia solo una delle cause – e spesso non la più importante – della sintomatologia.

Tuttavia bisogna riconoscere che esistono pazienti né anziani né affetti da patologie neurologiche nei quali la sintomatologia subcontinua non è la conseguenza di un evento acuto. Molto spesso in questi pazienti sono presenti, oltre ai problemi disfunzionali della colonna vertebrale, esiti di pregresse lesioni vestibolari (per esempio, labirintite o neurite) oppure, più frequentemente, problemi dismetabolici o endocrini.

In altri termini, la manifestazione acuta provocata, sia essa con vertigine o con disequilibrio, può avere una causa esclusivamente cervicale, mentre la sintomatologia protratta, subcontinua e spontanea è per lo più multifattoriale e l'anamnesi deve essere molto accurata e scrupolosa per poter pianificare le successive indagini necessarie e specifiche all'individuazione delle cause extracervicali.

La componente disfunzionale cervicale è la causa primaria, ma spesso non esclusiva, della vertigine cervicogenica e il suo trattamento può essere risolutivo, purché venga considerata la colonna vertebrale *in toto*, non solo il segmento cervicale, e siano attentamente valutati anche gli altri fattori concausali o, comunque, predisponenti.

6.1 FISIOPATOLOGIA

Come si può rilevare dalle differenti strutture sensoriali, neurovegetative e vascolari cervicocefaliche e dalle loro reciproche interazioni (cfr. Capitolo 2), il ruolo del collo, inteso come regione anatomica, nella genesi di vertigine, disequilibrio e/o instabilità non è di semplice interpretazione e proprio questa complessità ha reso difficoltoso l'inquadramento nosologico della vertigine cervicogenica. Nel capitolo 1 è descritta la sindrome di Neri-Barré-Lieou. Ryan e Cope [1] descrivono la vertigine cervicogenica come "una sensazione non specifica di alterazione dell'orientamento nello spazio e disequilibrio derivante dall'anormale attività delle afferenze dal collo". Questi Autori hanno riscontrato nei pazienti anche sintomi di atassia, instabilità nella deambulazione o disequilibrio posturale associati a limitazioni nel *range* di movimento della colonna cervicale o dolori alla testa.

Brandt e Bronstein [2] descrivono il disturbo dell'equilibrio di origine cervicale non come una vera vertigine, ma piuttosto come un senso di instabilità, solitamente moderata, persistente per giorni o settimane che si associa spesso a fenomeni neurovegetativi. Talora è scatenata da movimenti precisi del capo e si accompagna a una sintomatologia dolorosa cervicale. Questi Autori indicano come sintomo preminente la sensazione di testa leggera (*lightheadedness*) o l'instabilità fluttuante con leggera atassia in stazione eretta e durante la deambulazione, provocata o aumentata dai movimenti rotatori del capo. Poiché gli *input* somatosensitivi cervicali convergono con quelli vestibolari per modulare il controllo multisensoriale dell'orientamento, dello sguardo e della postura, la sindrome clinica di vertigine cervicogenica può teoricamente includere sintomi percettivi di disorientamento, disequilibrio posturale e segni oculomotori quali il nistagmo.

La maggior parte degli Autori si trova perciò d'accordo nel considerare i disturbi dell'equilibrio di origine vertebrale non come una vertigine vera e propria, con specifiche caratteristiche rotatorie, bensì come una sensazione di instabilità e disequilibrio meno marcata e definita. Ognuno di loro riscontra sintomi associati simili che possono essere nistagmo, atassia, fenomeni neurovegetativi, dolore nella regione del collo e della testa; questi

Tabella 6.2	Tipi di vertigine cervicogenica
	√ Propriocettiva
	√ Neurovegetativa
	√ Vascolare
	√ Trigeminale

sintomi non rendono comunque chiaro il quadro clinico in quanto si presentano diversamente combinati tra loro e con tempistiche e intensità molto variabili nei differenti pazienti e nelle varie fasi della patologia.

Nel suo complesso la definizione di *vertigine cervicogenica* non è quindi chiara, perché di fatto sottintende la presenza contemporanea di un sintomo vertiginoso e di un disturbo cervicale. D'altra parte, questa interpretazione non solo è poco chiara, vista la grande diffusione di problemi cervicali in senso lato nella popolazione generale anche in assenza di vertigine, ma soprattutto non aiuta a pianificare la terapia. Per questo, in accordo con Li e Peng [3], dal punto di vista terapeutico risulta più utile suddividere la vertigine cervicogenica in *propriocettiva*, *neurovegetativa*, *vascolare* e *trigeminale* (Tab. 6.2).

6.1.1 Vertigine cervicogenica propriocettiva

Circa il 50% di tutti i propriocettori cervicali sono concentrati nelle capsule articolari dalla vertebra C1 a C3 e vi è una particolare abbondanza di meccanocettori nei fusi muscolari dei muscoli cervicali profondi superiori. La funzione di questi meccanocettori può essere alterata da traumi diretti (per esempio, il colpo di frusta), da fatica muscolare (per esempio dovuta al mantenimento prolungato di malposizioni della testa davanti al *personal computer* o al *tablet*), da cambiamenti degenerativi (per esempio, particolari forme di artrosi delle prime vertebre cervicali) o per effetto diretto del dolore.

Disturbi della propriocezione cervicale possono provocare vertigine o disequilibrio acuti con le caratteristiche riportate nel paragrafo precedente, ma più frequentemente comportano disequilibrio e/o instabilità subcontinui.

In fase acuta o subacuta l'esercizio fisico peggiora la sintomatologia, perché sollecita delle strutture disfunzionali. Al contrario, quando i sintomi durano da settimane, l'esercizio fisico per lo più attenua il disequilibrio e/o l'instabilità almeno transitoriamente, come pure il senso di rigidità cervicotoracica e di pesantezza del capo che di solito accompagna la sintomatologia cronica. Quando i sintomi cronici sono particolarmente esacerbati dall'esercizio fisico o addirittura a essi si associa cefalea da sforzo, si può ipotizzare una malformazione della cerniera atlantoccipitale come nella sindrome di Arnold-Chiari.

Nelle forme minori di questa patologia (di tipo 1), la vertigine cervicogenica cronica è spesso l'unica manifestazione.

6.1.2 Vertigine cervicogenica neurovegetativa

Si tratta *de facto* della rivalutazione, almeno parziale e più specifica, della già riportata sindrome di Neri-Barré-Lieou (cfr. Cap. 1). In particolare, si è dimostrato che un gran numero di fibre simpatiche postgangliari sono distribuite nei legamenti longitudinali cervicali posteriori, come pure nella capsula delle articolazioni cervicali e nello spazio epidurale [4]. Si ritiene, quindi, che la spondilosi delle prime vertebre cervicali possa determinare compressione o stimolazione delle fibre del sistema nervoso simpatico; queste avvolgono e seguono le arterie vertebrali lungo tutto il loro decorso e pertanto, sebbene il flusso ematico cerebrale sia poco sensibile a stimolazioni del tronco simpatico cervicale, sovrastimolazioni cervicali, come malposizioni prolungate della testa, traumi diretti o movimenti rapidi del segmento superiore cervicale, possono portare a spasmo dell'arteria vertebrale e brusco calo irrorativo del labirinto. Si ricordi, infatti, che il labirinto è irrorato dall'arteria labirintica che non ha circoli collaterali di compenso e il cui flusso può considerarsi derivante dalla sola arteria vertebrale omolaterale. Lo spasmo dell'arteria labirintica determina una vertigine acuta o, più raramente, un disequilibrio acuto.

In questo ambito va fatta rientrare anche l'instabilità acuta da ipotensione ortostatica provocata dalla rotazione della testa. In alcuni soggetti anziani, infatti, un'importante placca calcarea alla biforcazione carotidea, anche se non si rivela in grado di determinare stenosi emodinamicamente significativa, a causa di una rotazione del capo non necessariamente rapida ma sufficientemente ampia, determina la stimolazione dei barocettori del glomo carotideo con brusco calo della pressione [5].

6.1.3 Vertigine cervicogenica vascolare

In questo ambito si considerano le situazioni derivanti dalla compressione dell'arteria vertebrale dominante o di entrambe le arterie vertebrali. L'ischemia transitoria vertebrobasilare comporta sia una transitoria ipoperfusione labirintica sia un'ipoperfusione cerebellare, poiché l'arteria labirintica deriva o dall'arteria vertebrale o, più comunemente, dall'arteria cerebellare inferiore posteriore. Si è dimostrato che la transitoria interruzione completa di flusso dell'arteria labirintica per 15-20 secondi determina la completa ineccitabilità del labirinto che può durare parecchi minuti o portare a una lesione labirintica permanente anche con ipoacusia.

Sono descritte due sindromi da compressione vertebrale:

- **sindrome del tiratore con l'arco** (*Bow Hunter's Syndrome*) [6]: la vertigine è provocata dalla compressione dell'arteria vertebrale dominante a livello atlantoccipitale durante la rotazione del capo come avviene, per esempio, quando si prende la mira con l'arco. Più comunemente questa vertigine può essere provocata da una qualsiasi rotazione forzata e prolungata della testa, come per esempio quando si guida in retromarcia in auto;
- **sindrome del salone del parrucchiere** (*Beauty Parlor Syndrome*) [7]: la vertigine è provocata dall'iperestensione prolungata della testa, posizione che si assume, per esempio, quando ci si fa lavare i capelli dal parrucchiere, ma anche quando si osserva a lungo una volta affrescata (sindrome di Stendhal) o quando si imbianca un soffitto. In ogni caso il mantenimento prolungato dell'estensione del capo porta alla compressione di entrambe le arterie vertebrali a livello del passaggio atlantoccipitale, quando compiono un inginocchiamento per entrare nella scatola cranica.

Entrambe queste sindromi vascolari determinano una vertigine rotatoria acuta dovuta a insufficienza vertebrobasilare transitoria. È importante sottolineare che i nomi delle due sindromi (*Bow Hunter's* e *Beauty Parlor*) derivano dalla descrizione di veri e propri ictus vertebrobasilari provocati dalla rotazione forzata o dall'iperestensione forzata della testa (Fig. 6.1).

6.1.4 Vertigine cervicogenica trigeminale

Yacovino e Hain [8] hanno ipotizzato che la vertigine cervicogenica possa essere una manifesta-

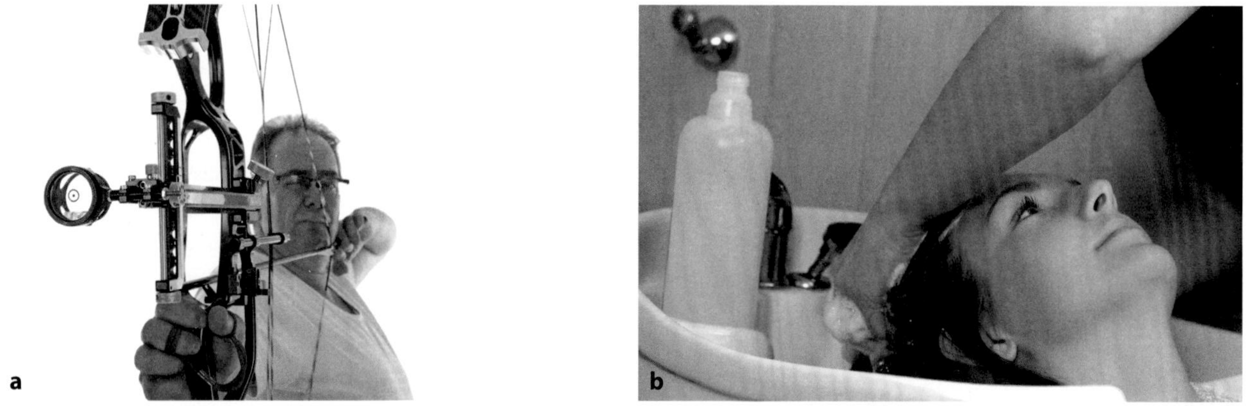

Figura 6.1 La vertigine cervicogenica vascolare è dovuta alla compressione dell'arteria vertebrale. **a**, Nella sindrome del tiratore con l'arco (*Bow Hunter's Syndrome*) la compressione è dovuta a una rotazione della testa simile a quella che si effettua quando si prende la mira con l'arco. **b**, Nella sindrome del salone del parrucchiere (*Beauty Parlor Syndrome*) la compressione è provocata dall'iperestensione prolungata della testa, posizione che si assume quando ci si fa lavare i capelli dal parrucchiere (**a**, crediti Yellowpaul).

zione particolare della vertigine emicranica, almeno nel caso di quei pazienti che lamentano anche dolore o rigidità cervicale nelle crisi emicraniche. Quindi, più specificatamente si tratta della variante "vertiginosa" della cefalea cervicogenica. Il *trait d'union* tra collo e nuclei vestibolari, in questo caso, è il nervo trigemino attraverso le connessioni trigeminovestibolari del nucleo caudale del V nervo cranico (nucleo reticolare pontino caudale). D'altra parte il nervo trigemino regola la vascolarizzazione del labirinto [9, 10] e quindi l'irritazione trigeminale che si ha in alcune forme di cefalea, in particolare di quella cervicogenica, può modificare sia la perfusione dell'orecchio interno sia l'attività dei nuclei vestibolari provocando, nel primo caso, vertigine o disequilibrio anche acuti e, nel secondo caso, disequilibrio e/o instabilità subcontinui. La vertigine cervicogenica in questi casi ha lo stesso significato dell'allodinia e dell'iperalgesia segmentaria cervicale che si rileva in questi pazienti affetti da cefalea.

È molto importante sottolineare che in tutte le quattro forme di vertigine cervicogenica descritte la regione determinante non è la colonna cervicale *in toto*, ma la colonna cervicale superiore e, in particolare, la cerniera atlantoccipitale: su queste regioni vanno rivolti trattamenti specifici e mirati. Manipolazioni o altri trattamenti cervicali *in toto* sono aspecifici e quindi potenzialmente inutili se non dannosi.

6.2 DIAGNOSI

Un'anamnesi accurata è sempre molto utile per porre il sospetto di vertigine cervicogenica. L'esame clinico consente poi di escludere altre cause di vertigine, instabilità o disequilibrio e pone le basi per una terapia specifica.

6.2.1 Esame semplesso

Di seguito si ripercorre l'esame semplesso descritto nel capitolo 3 sulla base di un'anamnesi fortemente suggestiva di vertigine cervicogenica (Tab. 6.3).

Postura e colonna vertebrale

Se l'esordio della vertigine cervicogenica è recente, è improbabile che si sia instaurata una postura di compenso antivertigine e quindi, anche se è sempre opportuno esaminare le caratteristiche principali dell'assetto posturale, queste sono di solito poco indicative. Tuttavia, l'esame segmentario della colonna cervicale evidenzia spesso una ridotta mobilità

Tabella 6.3 Correlazione fra i risultati dell'esame semplesso e i diversi tipi di vertigine cervicogenica

Esame semplesso	*Propriocettiva*	*Neurovegetativa*	*Vascolare*	*Trigeminale*
Postura e colonna vertebrale	Alterata solo se sono passati parecchi giorni dall'esordio	Alterata solo se sono passati parecchi giorni dall'esordio	Alterata solo se sono passati parecchi giorni dall'esordio	Alterata solo se sono passati parecchi giorni dall'esordio
Test di Romberg	Positivo	Positivo	Positivo	Positivo
Strategie posturali	Alterate	Alterate	Alterate	Alterate
Stepping Test	Positivo	Positivo	Positivo	Positivo
Interazione cervicoculare	Alterata	Alterata	Alterata	Alterata
Nistagmo spontaneo	Assente	Assente	Presente	Assente
Nistagmo da scuotimento della testa	Assente	Assente	Presente	Assente
Manovre posizionali	Poco significative	Poco significative	La manovra di Rose evoca sintomatologia e nistagmo specifici	Poco significative
Funzioni cognitive	Poco significative	Poco significative	Poco significative	Poco significative

passiva del capo da seduti e la presenza di dolenza/tensione suboccipitale e franchi disturbi dolorosi intervertebrali minori (DDIM) dei segmenti superiori della colonna cervicale (cfr. Cap. 3). Nella vertigine cervicogenica il lato dove si osservano la tensione suboccipitale e i segni palpatori di disfunzione minore della colonna cervicale superiore frequentemente non sono correlabili agli altri segni di asimmetria vestibolare come nella vertigine parossistica posizionale e nella vertigine labirintica.

Se sono passati parecchi giorni o settimane dall'esordio, è invece probabile che il paziente abbia assunto una postura di difesa con anteroposizione della testa, elevazione delle spalle, tensione e dolorabilità non solo della colonna cervicale superiore, sempre non direttamente correlabile agli altri segni di scompenso vestibolare, ma anche dei muscoli trapezi e segni di disfunzione minore delle cerniere cervicotoracica, mediotoracica e toracolombare.

Test di Romberg

Il paziente devia moderatamente verso il lato funzionalmente debole, tendendo, quindi, verso il lato che ha ricevuto l'insulto vascolare, sia esso da spasmo per ipereccitazione simpatica o da transitoria stenosi. Nella forma propriocettiva, il lato debole è quello della tensione suboccipitale, perché i propriocettori e i meccanocettori cervicali proiettano ai nuclei vestibolari controlaterali. Se la deviazione laterale è molto evidente si può ipotizzare che la vertigine cervicogenica sia secondaria a un significativo insulto vascolare labirintico.

Strategie posturali

Nelle forme propriocettiva e trigeminale, la vertigine cervicogenica è conseguenza di disfunzioni articolari e vertebrali multiple che disturbano le catene fisiologiche statiche e cinetiche [11]. Pertanto, è molto frequente che le strategie posturali siano alterate.

Stepping Test

Nella vertigine cervicogenica propriocettiva e trigeminale, per i motivi già descritti per le alterazioni delle strategie posturali, è probabile osservare una traslazione anche superiore a 45° e spesso dal lato opposto rispetto a quello della deviazione evidenziata con il test di Romberg. Se si rileva una rotazione superiore a 45°, soprattutto se concorde al lato della deviazione osservata nel test di Romberg, si può ipotizzare che la vertigine cervicogenica sia secondaria a un significativo insulto vascolare labirintico.

Interazione cervicoculare

Nelle forme propriocettiva e trigeminale, il paziente non riesce a inseguire correttamente la mira utilizzando la sola rotazione del capo, per lo più solo da un lato, abitualmente quello funzionalmente più compromesso. Non necessariamente questa compromissione si evidenzia con la valutazione della mobilità passiva della colonna vertebrale, mentre l'alterata interazione cervicoculare si correla alla tensione/dolorabilità suboccipitale.

Frequentemente in questi pazienti si rileva rigidità cervicotoracica e tensione/dolorabilità dei muscoli trapezi e sternocleidomastoidei. La disfunzione della muscolatura cervicale superficiale è quindi un compenso parziale e spesso inefficace dei meccanismi neurofisiologici e muscolari più fini di stabilizzazione dinamica del campo visivo. La terapia non deve dunque essere rivolta alle tensioni superficiali, ma deve attuare un'adeguata riabilitazione dell'interazione posturale dinamica multisegmentaria.

Nistagmo spontaneo

Nella vertigine cervicogenica propriocettiva e trigeminale il nistagmo spontaneo è assente. Se è presente, soprattutto se batte in direzione opposta alle deviazioni evidenziate con i test di Romberg e di *stepping*, si può ipotizzare che la vertigine cervicogenica sia secondaria a un significativo insulto vascolare labirintico. Se è presente nistagmo spontaneo verticale, è molto probabile che l'insulto vascolare abbia coinvolto il tronco encefalico.

Nistagmo da scuotimento della testa

Nella vertigine cervicogenica si osserva nistagmo solo se si è avuto insulto vascolare labirintico; nelle forme propriocettiva e trigeminale, lo scuotimento della testa è fastidioso ma in senso aspecifico.

Manovre posizionali

Le varie manovre posizionali descritte nel capitolo 5 possono indurre sintomatologia aspecifica durante la fase di movimento della testa e/o del corpo, senza evocare mai né nistagmo posizionale né una sintomatologia posizionale specifica. D'altra parte, se con la manovra di iperestensione del capo (manovra di Rose, cfr. Fig. 5.3) si evocano sintomatologia ed eventualmente nistagmo specifici, è molto probabile che si stia evocando la cosiddetta *Beauty Parlor Syndrome* già descritta (cfr. § 6.1.3).

Funzioni cognitive

Eventuali alterazioni di queste prove non si correlano in modo specifico alla vertigine cervicogenica.

6.2.2 Esami di secondo livello

In base all'anamnesi e all'esame clinico si possono programmare esami di secondo livello.

Approfondimenti strumentali

Nelle forme vascolari, sia da spasmo per ipereccitazione simpatica sia da stenosi dinamica sia da ipotensione ortostatica, l'esame specifico è l'**ecocolorDoppler** delle arterie carotidi, vertebrali e cocleari [12] con prove dinamiche. Si ricerca, cioè, un'eventuale importante placca calcarea della biforcazione carotidea e si misura poi il flusso sia delle arterie vertebrali sia del ramo cocleare dell'arteria labirintica che, essendo anteriore, è abbastanza semplice da reperire attraverso la finestra temporomandibolare, dapprima in posizione statica, cioè con il paziente supino e la testa lievemente sollevata, poi durante la rotazione-estensione del capo. In questo modo si può misurare la diminuzione del flusso, talora una vera e propria stenosi dinamica, in relazione all'angolo di movimento: nelle forme da spasmo la caduta del flusso avviene subito all'inizio della rotazione-estensione, mentre nelle forme compressive si verifica alla fine della rotazione-estensione.

Le **indagini neuroradiologiche** (risonanza magnetica nucleare, o RMN, e angio-RM) sono aspecifiche e tutt'al più complementari all'esame dinamico, perché evidenziano il circuito arteria vertebrale-arteria basilare in condizioni statiche. Sono significative solo nel caso in cui evidenzino la marcata ipoplasia di un'arteria vertebrale oppure esiti ischemici più o meno recenti nel territorio di irrorazione delle arterie vertebrali e basilare, cioè le regioni troncoencefalica e cerebellare inferiore. Lesioni ischemiche anche importanti del labirinto non sono evidenziabili con le comuni indagini di RM.

Nelle forme vascolari all'esame ecocolorDoppler è utile associare le **radiografie cervicali** includendo, però, la proiezione transorale per evidenziare il tratto atlantoccipitale che, come già più volte sottolineato, è il tratto specificatamente responsabile di tutte e quattro le forme di vertigine cervicogenica. Le radiografie standard sono eseguite da seduti e quindi con la colonna cervicale sotto carico fisiologico; la RM cervicale eseguita da supini è per lo più inutile.

Nelle forme propriocettiva e trigeminale può essere utile documentare e quantificare l'alterata interazione vestibolovertebrale. Le prove strumentali specifiche sono descritte nel capitolo 3 e sono:

- **test di inseguimento lento con torsione della testa** (*Smooth Pursuit Neck Torsion Test*). Si correla alla prova clinica di interazione cervicoculare: il guadagno del movimento di inseguimento diminuisce quando il paziente ha il capo ruotato. La prova di solito è alterata solo dal lato controlaterale alla tensione/dolorabilità suboccipitale, perché la messa in tensione dei propriocettori cervicali disfunzionali altera il controllo oculomotore centrale (Fig. 6.2);
- **test stabilometrico** eseguito oltre che nelle quattro condizioni standard (occhi aperti e chiusi, su superficie rigida e di gomma), anche con rotazione destra e sinistra e flessoestensione della testa. È bene ricordare che tutti i movimenti del capo in qualche modo comportano un riassetto posturale dell'intera colonna vertebrale, soprattutto l'estensione che, dato il peso della testa, deve essere compensata da un adeguato spostamento anteriore del baricentro. Spesso, nei pazienti affetti da vertigine cervicogenica, l'alterazione della prova stabilometrica in questa posizione dipende dalla mancanza delle strategie compensatorie lombari e quindi dalla mancata correzione del baricentro. In altri termini, è importante ricordare che le prove stabilometriche valutano la funzione del mantenimento della stazione eretta e quindi non possono essere interpretate solo come segno di disfunzione segmentaria cervicale;
- **craniocorpografia** (CCG) sia da seduti sia durante esecuzione del cammino sul posto. Il controllo della stabilità della testa nel cammino è

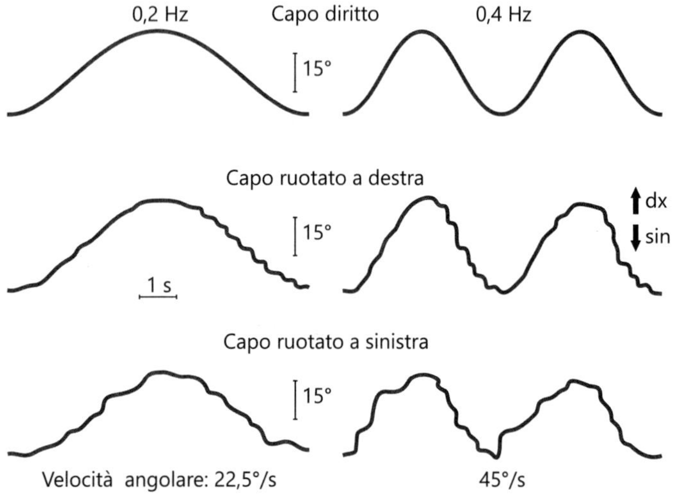

Figura 6.2 Test di inseguimento lento con torsione della testa (*Smooth Pursuit Neck Torsion Test*). Il guadagno del movimento di inseguimento diminuisce quando il paziente ha il capo ruotato. La prova di solito è alterata solo dal lato controlaterale alla tensione/dolorabilità suboccipitale perché la messa in tensione dei propriocettori cervicali disfunzionali altera il controllo oculomotore centrale.

una delle funzioni più importanti del sistema vestibolare (cfr. Cap. 2). Da seduti, se non si è appoggiati, il capo è potenzialmente destabilizzato dai movimenti del tronco durante la deglutizione e la respirazione; tuttavia, questi movimenti hanno un'accelerazione troppo bassa per stimolare i labirinti e l'attività stabilizzatrice dei muscoli tonici cervicali dipende solo dalla propriocezione cervicotoracica e dalla sensibilità somatica toracolombare. In altri termini, durante il cammino la stabilizzazione della testa dipende dalla contemporanea attivazione dei meccanismi neurofisiologici cosiddetti *top-down*, a partenza dai labirinti, e *bottom-up*, a partenza dai piedi, mentre da seduti si attivano solo quelli *bottom-up* a partenza dai glutei. Nei pazienti affetti da vertigine cervicogenica trigeminale si osserva spesso alterazione della prova CCG nel cammino e normalità di quella da seduti, mentre in quelli affetti da vertigine cervicogenica propriocettiva la prova del cammino è sempre migliore, talora persino normale, di quella da seduti. Quando entrambe le prove sono significativamente alterate, si conferma la globale disorganizzazione dei meccanismi di controllo statici e dinamici dell'equilibrio e quindi la necessità di un approccio terapeutico globale e complesso.

6.3 TERAPIA

In tutte le forme di vertigine cervicogenica, tranne quella carotidea, il trattamento d'elezione è dato dalla combinazione di *farmacoterapia*, *riabilitazione* e adeguate *norme comportamentali*.

6.3.1 Vertigine cervicogenica vascolare

Il problema della terapia nelle forme di vertigine cervicogenica vascolare è delicato. Mentre nel caso della placca carotidea può essere preso in considerazione, con tutta la prudenza necessaria, un trattamento disostruente chirurgico, nel caso della compressione vertebrale questo è di solito fortemente controindicato stante la delicatezza della regione coinvolta. Per la forma da spasmo da sollecitazione simpatica sono stati proposti interventi di decompressione discale percutanea mediante laser seguiti da eventuale fusione vertebrale anteriore.

Nella vertigine cervicogenica vascolare la *farmacoterapia* va rivolta a migliorare il flusso ematico e comunque a ridurre la sensibilità delle pareti vasali al vasospasmo. La terapia emoreologica più tradizionale prevede l'assunzione di **acido acetilsalicilico** (ASA) a basso dosaggio (75/100 mg) oppure di **ticlopidina** (250 mg) una o due volte al giorno combinandoli con stabilizzanti di membrana quali il **clonazepam** a basso dosaggio (5 gocce al giorno). In alternativa, vista la complessità della farmacologia dell'ASA, si può utilizzare un dosaggio più elevato (160 mg/*die*) oppure la combinazione fissa di ASA e dipiridamolo (rispettivamente 200 mg e 25 mg) due volte al giorno anche senza clonazepam.

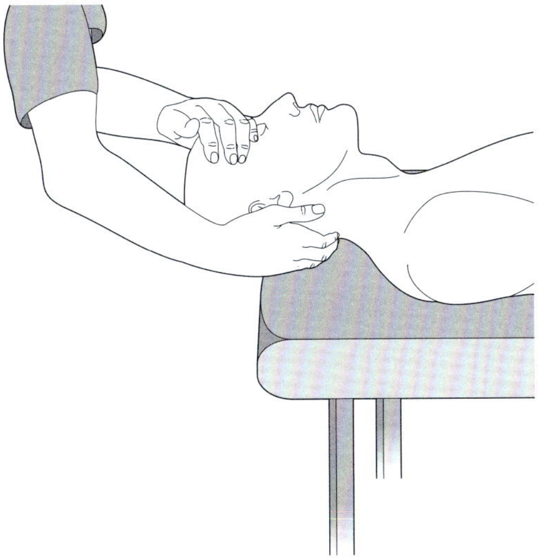

Figura 6.3 Mobilizzazione atlantoccipitale.

La *terapia manuale* può combinare, oltre a una globale riarmonizzazione della biomeccanica della colonna vertebrale *in toto*, lievi trattamenti dei tessuti molli cervicali e, soprattutto, blande mobilizzazioni della cerniera atlantoccipitale (Fig. 6.3) e della colonna vertebrale superiore (Fig. 6.4). Le ma-

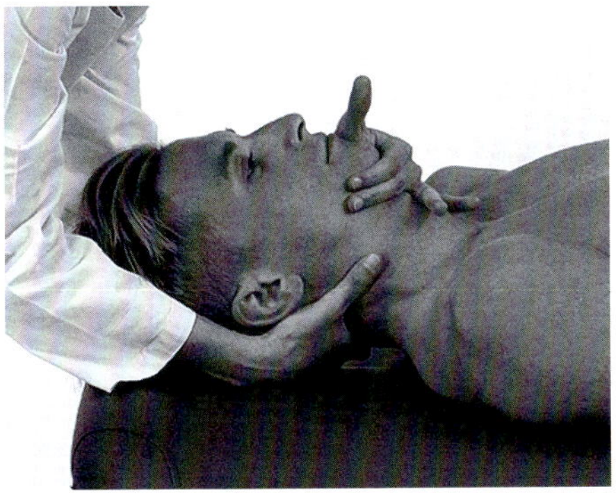

a

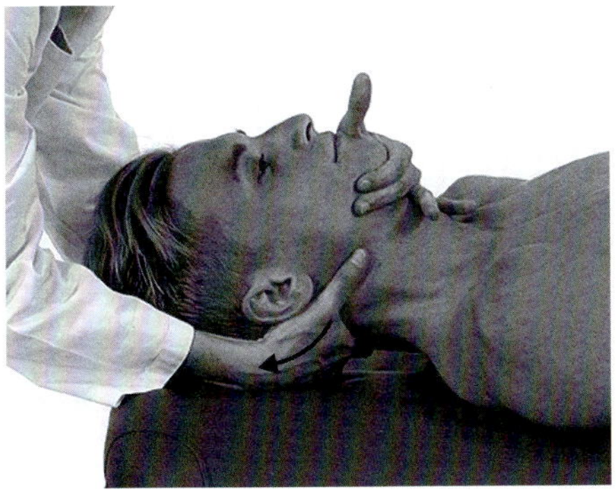

b

Figura 6.4 Mobilizzazione della colonna vertebrale superiore. **a**, Posizione di partenza. **b**, Mobilizzazione.

nipolazioni cervicali sono assolutamente da evitare.

Dal punto di visita della *terapia fisica*, solo la **laserterapia** ha basse probabilità di irritare i tessuti cervicali. È indispensabile, comunque, il rigoroso rispetto delle norme comportamentali e di igiene posturale (cfr. Appendice 2).

6.3.2 Vertigine cervicogenica propriocettiva

Fase acuta

Nella vertigine cervicogenica propriocettiva in fase acuta è opportuno utilizzare **FANS** (farmaci antinfiammatori non steroidei) per un breve periodo. Talora anche gli **steroidi** a basso dosaggio (per esempio, deflazacort alla dose di 6 mg per 3-4 giorni) aiutano a gestire la sintomatologia.

Oltre alla vertigine e all'instabilità un sintomo molto disturbante in questi casi è la nausea. Come sintomatico si utilizza quindi la **L-sulpiride** a basso dosaggio (25 mg) due volte al giorno, per circa una settimana.

Anche per facilitare i trattamenti manuali è utile associare miorilassanti. In questi pazienti è preferibile l'utilizzo di **benzodiazepine** (BDZ) a basso dosaggio anche per ridurre la componente emotiva, per esempio diazepam (10 gocce).

La *terapia manuale* ha un ruolo di rilievo in questa patologia. È necessario iniziare con il trattamento delle contratture muscolari localizzate, eventualmente anche con tecniche di rilassamento postisometrico, mobilizzazioni passive o manovre di *joint play* (Fig. 6.5) e, se il caso lo consente, con

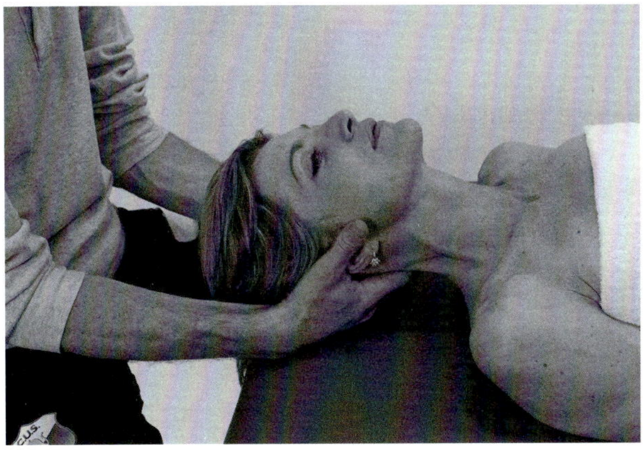

Figura 6.5 Mobilizzazione cervicale *joint play*.

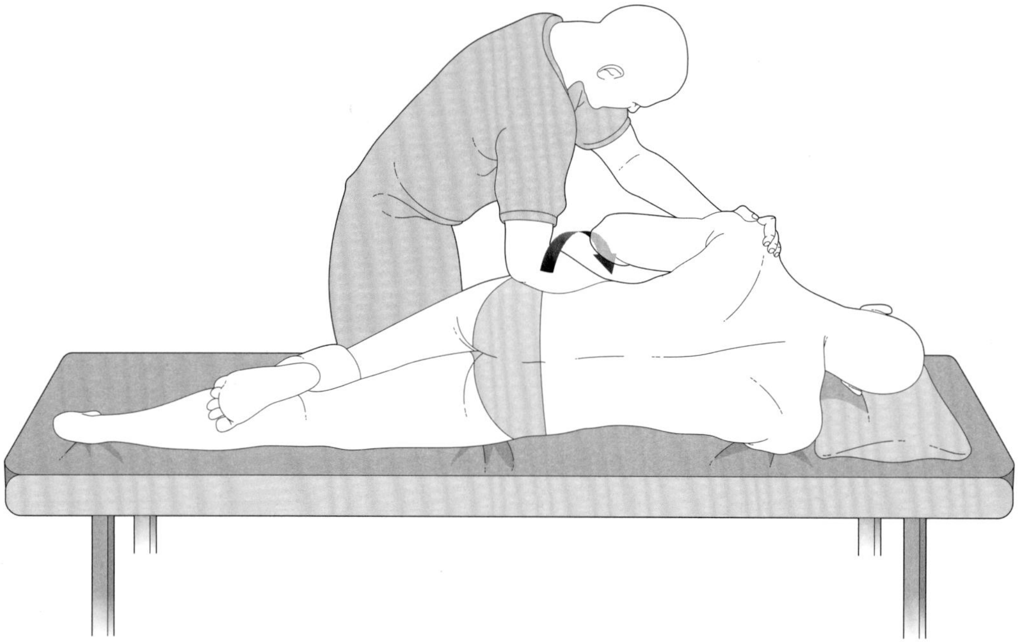

Figura 6.6 Manipolazione lombare in lordosi. Il paziente è in decubito laterale. L'operatore fissa la colonna lombare in lordosi bloccando con una mano la spalla del paziente, mentre con l'altra mano porta la pelvi in rotazione.

vere manipolazioni vertebrali ad alta velocità, ma in ogni caso valutando la funzionalità della colonna lombare e toracica e la presenza in questi tratti di eventuali altri segmenti mobili sofferenti che vanno trattati per primi dal basso all'alto (Figg. 6.6-6.9).

Fase cronica

In fase cronica è utile somministrare **BDZ** a basso dosaggio come miorilassante e ansiolitico, perché l'ansia comunque aumenta la tensione cervicale e facilita l'automantenimento della sintomatologia. In questi casi sono quindi più utili il diazepam o il clonazepam sempre al più basso dosaggio possibile (rispettivamente 10 e 5 gocce alla sera). In alcuni casi l'ansia condiziona significativamente il controllo posturale e quindi sono più indicati **antidepressivi serotoninergici** quali il citalopram per l'effetto stimolante sull'attività vestibolospinale [13], ancora una volta al più basso dosaggio possibile (4-5 gocce al mattino).

Oltre alle terapie farmacologica e manuale, in fase cronica trova indicazione la *terapia riabilitativa* vera e propria, di tipo posturale [14] e/o di tipo vestibolare (cfr. Appendice 2).

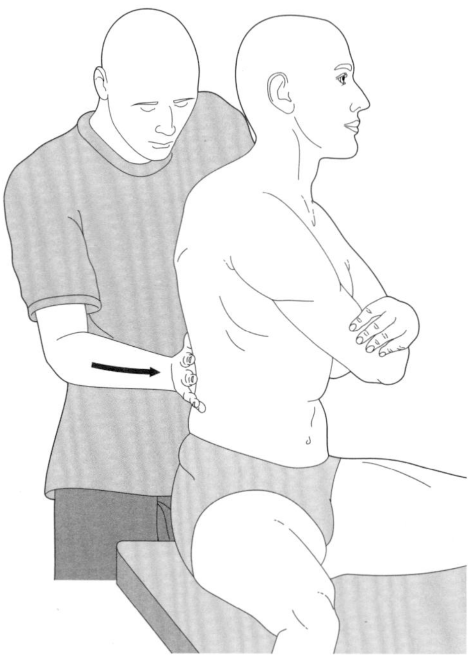

Figura 6.7 Manipolazione toracolombare in rotazione a cavaliere. Il paziente è seduto sul lettino con una gamba da un lato e l'altra dall'altro. L'operatore appoggia l'eminenza ipotenar sul processo trasverso di una vertebra, mentre con la mano libera porta la colonna vertebrale in rotazione.

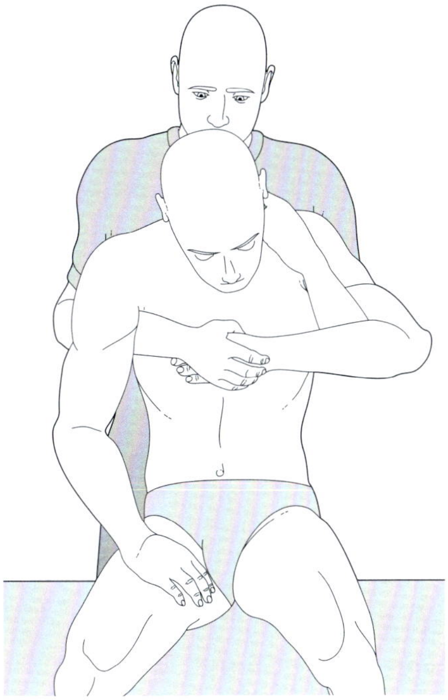

Figura 6.8 Manipolazione della cerniera mediotoracica in estensione con appoggio epigastrico. Il paziente è in posizione seduta. L'operatore, in piedi dietro di lui, gli afferra la mano controlaterale e gliela appoggia sullo sterno. Con l'altro braccio passa sotto l'ascella del paziente e appoggia la mano sul collo.

È indispensabile ricordare che la vertigine cervicogenica propriocettiva, se primaria, cioè non causata da un trauma cranico o cervicale (cfr. Cap. 7), tende a ridursi spontaneamente in alcune settimane. Se dopo tre mesi circa la sintomatologia è invariata, la diagnosi va rivista e il paziente deve essere rivalutato nel suo complesso. Nel caso di una sintomatologia più lunga di tre mesi è possibile che, in soggetti particolarmente labili dal punto di vista emotivo, la vertigine cervicogenica sia evoluta in una forma psicosomatica più complessa, come la **vertigine fobica posturale** [15]. D'altra parte, nell'esperienza dell'Autore di questo libro, è molto più probabile che alcuni aspetti della salute generale del paziente non siano stati valutati e valorizzati adeguatamente, come per esempio eventuali problemi visivi di convergenza/fusione con evoluzione quindi verso una vertigine cosiddetta visiva [16], oppure problemi metabolici (quali l'instabilità glicemica o l'iperuricemia nella donna o lo squilibrio elettrolitico nell'anziano), o vitaminici (per esempio, l'ipovitaminosi D o l'iperomocisteinemia), o di tipo autoimmune (per esempio, la tiroidite). Prima di etichettare il paziente come ansioso o, peggio,

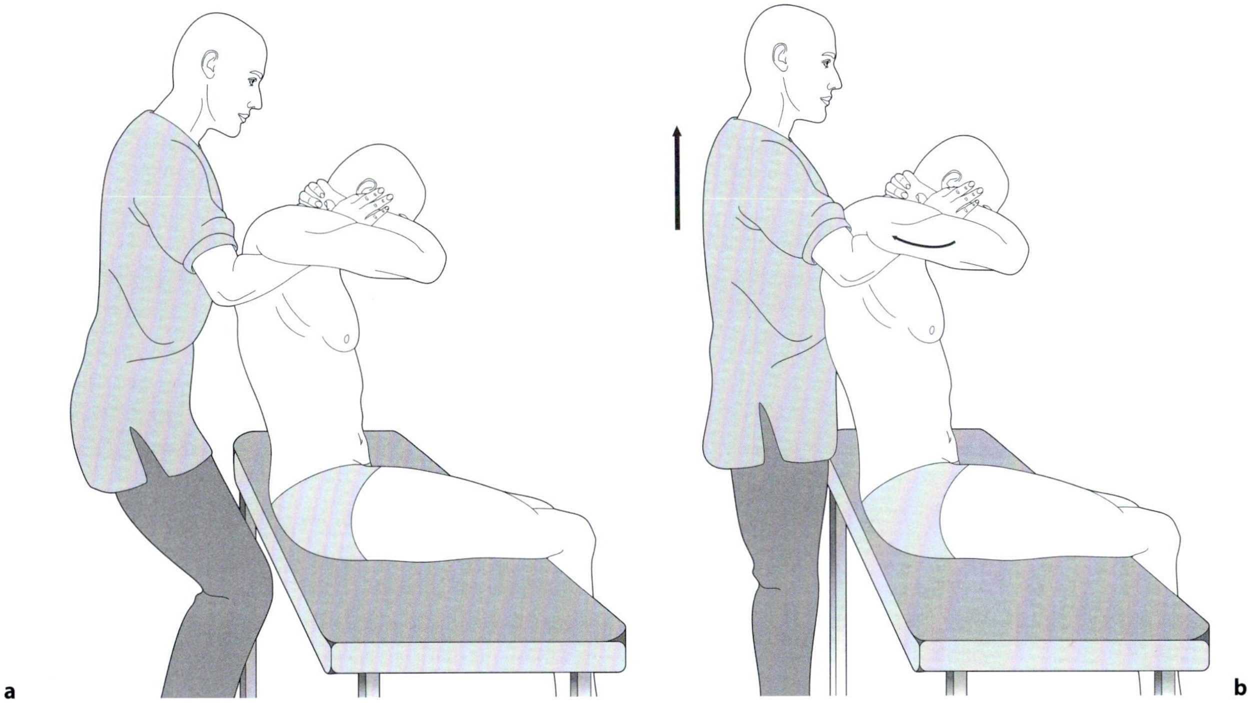

Figura 6.9 Manipolazione della colonna toracica alta in estensione. Il paziente è in posizione seduta e con le mani intrecciate in appoggio sulla nuca. L'operatore, in piedi dietro di lui, gli passa le braccia sotto le ascelle e gli afferra i polsi (**a**), quindi porta la colonna vertebrale in estensione.

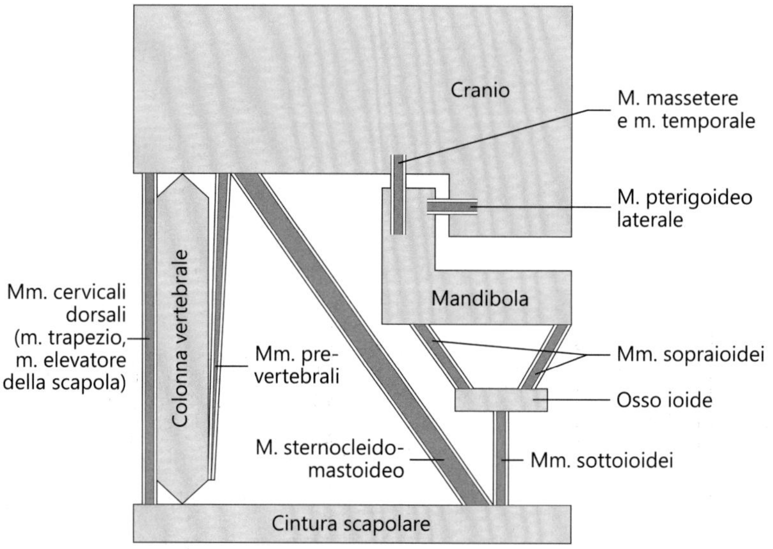

Figura 6.10 Connessione tra apparato stomatognatico e postura secondo lo schema tradizionale di Brodin.

fobico bisogna sempre rivalutare la diagnosi e chiedersi se si è trascurato qualche aspetto.

Quando la vertigine cervicogenica propriocettiva primaria non si risolve in tre mesi, non solo potrebbe essere sbagliata la diagnosi nel suo complesso, ma potrebbe essere da rivedere anche il programma terapeutico; per esempio, si potrebbe aver trascurato la possibilità che alcune asimmetrie posturali, invece di essere la causa della vertigine cervicogenica, siano forme di compenso per altri problemi, quali disturbi visivi, uditivi, vestibolari o stomatognatici.

L'importanza delle alterazioni stomatognatiche, in generale, e occlusali, in particolare, nella genesi o nel mantenimento della vertigine cervicogenica è sovrastimata. La connessione tra apparato stomatognatico e postura è studiata da molti anni e d'altra parte, come ricordato nel capitolo 2, l'interazione funzionale avviene a diversi livelli, biomeccanico, secondo lo schema tradizionale di Brodin (Fig. 6.10), neurofisiologico, tramite il nervo trigemino, e vascolare venoso, perché il plesso pterigoideo e il confluente condilare anteriore sono tra le principali stazioni di scambio tra sistema anteriore e posteriore del flusso venoso cervicocefalico. Proprio per questa complessità i problemi occlusali vanno affrontati con estrema prudenza privilegiando soluzioni riabilitative dirette sui muscoli stomatognatici con tecniche manuali tipo Roccabado [17], sempre nell'ambito di un programma di trattamento più globale, o indirette con placche di svincolo. Dal punto di vista odontoiatrico è indispensabile privilegiare tecniche conservative a basso impatto biomeccanico, piuttosto che tecniche più radicali come riabilitazioni orali con avulsioni dentarie o, peggio, correzioni chirurgiche dell'occlusione. Secondo l'esperienza dell'Autore di questo libro nella cura della vertigine cervicogenica trattamenti impegnativi in termini di invasività e durata hanno indicazione solo quando la biomeccanica occlusale è talmente compromessa che andrebbe comunque ribilanciata indipendentemente dalla vertigine cervicogenica. D'altra parte, si ricordi sempre che la soglia di attivazione e, quindi, di irritazione dei meccanocettori cervicocefalici nei pazienti affetti da vertigine è più bassa e dunque, ancora una volta, è indispensabile dosare entità, quantità e scansione temporale dei trattamenti necessari.

Infine, anche e, forse, soprattutto nella vertigine cervicogenica propriocettiva, *norme comportamentali* (Riquadro 6.1) e *igiene posturale* sono fondamentali sia per la rapida risoluzione della sintomatologia sia per prevenire le recidive. A questo proposito è opportuno insegnare al paziente pochi semplici esercizi di autotrattamento cervicotoracico, da iniziare già durante la fase di cura manuale e riabilitativa e da proseguire poi come abitudine di vita (cfr. Appendice 3).

6.3.3 Vertigine cervicogenica trigeminale

Le alterazioni dell'apparato stomatognatico sono particolarmente rilevanti nella genesi della vertigine cervicogenica trigeminale, come peraltro nella cefalea cervicogenica. Esse, infatti, alterano direttamente la funzione trigeminale quando è compromessa l'articolazione temporomandibolare e, nelle condizioni di serramento/bruxismo, attraverso la contrazione subcontinua dei muscoli pterigoidei, alterano lo scarico venoso cervicocefalico, favorendo quei fenomeni di congestione venosa cerebrale che spesso sono fra i fattori più importanti nella complessa eziopatogenesi delle cefalee in senso lato e di quella cervicogenica in particolare.

È importante ricordare che la cefalea cervicogenica non è muscolotensiva: ancora una volta la genesi non va ricercata nella tensione/dolorabilità dei muscoli cervicali superficiali quali il trapezio e lo sternocleidomastoideo, ma nella disfunzione dei muscoli cervicali profondi, in particolare a livello dei primi segmenti cervicali ove si ha sovrapposizione funzionale sensitiva tra le prime radici cervicali e il nervo trigemino.

Dal punto di vista *farmacologico* è indispensabile l'utilizzo di **antiemicranici stabilizzanti di membrana**. Se prevalgono serramento e bruxismo si privilegiano **BDZ** a basso dosaggio quali il clonazepam; se si associano disturbi del sonno si consiglia la combinazione di **amitriptilina** (2-3 gocce alle ore 20 circa durante la cena) e di **clonazepam** (5 gocce alle ore 23 circa prima di coricarsi); in alternativa, la **lamotrigina** (50 mg) ha dimostrato di avere una buona azione profilattica su vertigine ed emicrania [18]. La **cinnarizina** e la **flunarizina** hanno un buon effetto profilattico nei pazienti affetti da vertigine emicranica, ma anche importanti effetti collaterali extrapiramidali se usati a lungo.

Nei pazienti che presentano serramento e bruxismo, l'utilizzo di una **placca di svincolo**, meglio se inferiore e comunque *ad personam* evitando prodotti da banco, è indispensabile per ridurre l'irritazione trigeminale temporomandibolare e la congestione venosa pterigoidea (Fig. 6.11).

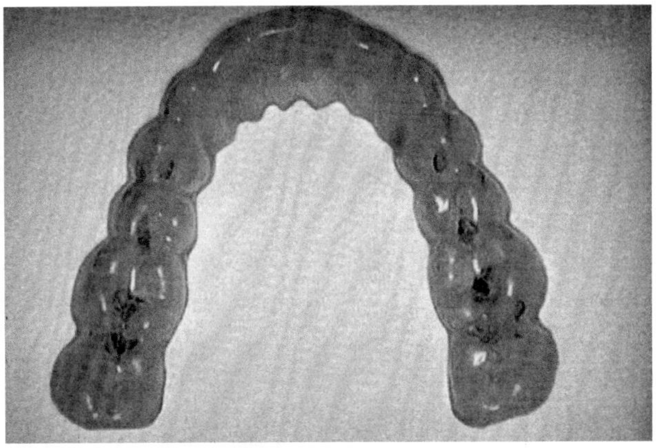

Figura 6.11 Vertigine cervicogenica trigeminale. Nei pazienti che presentano serramento e bruxismo, l'utilizzo di una placca di svincolo o *bite* è indispensabile per ridurre l'irritazione trigeminale temporomandibolare e la congestione venosa pterigoidea (da E. Spinas, Odontoiatria e sport, Edi.Ermes 2009).

Dal punto di vista della *terapia manuale* si ottengono buoni risultati con la combinazione di trattamenti manuali dei muscoli stomatognatici, mobilizzazioni della cerniera atlantoccipitale e manipolazione della cerniera cervicotoracica (cfr. Fig. 6.9).

Nella vertigine cervicogenica trigeminale, come in quella propriocettiva, sono indicate, con tutta la prudenza necessaria, anche manipolazioni della colonna cervicale superiore purché eseguite da medici con formazione e capacità adeguate. Si ricordi a questo proposito che le manipolazioni vertebrali, cioè le mobilizzazioni segmentarie vertebrali a piccola ampiezza e alta velocità, sono considerate atti medici eseguibili solo da laureati in Medicina e Chirurgia (*manu medica*).

La vertigine cervicogenica trigeminale emicranica è, per definizione, potenzialmente cronica e pertanto è ancora più indispensabile seguire *norme comportamentali* (Riquadro 6.1) e di *igiene posturale* e praticare *ginnastica cervicale autogestita* (cfr. Appendice 3) e *training* autogeno. Come in tutte le forme di cefalea, sono particolarmente utili le tecniche di rilassamento e di riabilitazione della coordinazione respiratoria, dapprima eseguite con il terapista e poi autogestite.

RIQUADRO 6.1
Norme comportamentali

- Evitare:
  - assunzione di nicotina anche tramite sigarette elettroniche
  - assunzione di droghe d'abuso
  - cibi che aumentano l'acidità gastrica, almeno a cena
  - nelle forme trigeminali, cioccolato, alcol, formaggi stagionati e altri alimenti che notoriamente inducono crisi emicraniche.
- Bere sempre almeno 2 L di liquidi naturali al giorno, di cui non più di mezzo litro d'acqua gasata e privilegiando bevande ricche di vitamine, come le bibite a base di rosa canina, e di antiossidanti, come il tè verde. In linea di massima si consiglia: una tazza a colazione, tre bicchieri a pranzo, tre bicchieri a cena, cinque/sei bicchieri nell'arco della giornata.
- Impegnarsi in venti minuti di attività fisica aerobica almeno a giorni alterni. Evitare la corsa e privilegiare il cammino veloce, meglio se utilizzando i bastoncini per il *nordic walking* in modo da migliorare la sincronia del passo e la coordinazione respiratoria in movimento.
- Praticare ginnastica cervicotoracica tutti i giorni almeno una volta al giorno (cfr. Appendice 3).
- Dormire rialzando la testa di circa 20° rispetto alla posizione abituale, meglio se utilizzando un cuscinetto sistemato sotto il materasso oltre a quello abituale sotto il capo.
- Curare la posizione di lavoro al *personal computer* (testa lievemente flessa in avanti, avambracci appoggiati, schiena appoggiata, piedi a terra) e comunque utilizzare uno specifico rialzo quando si lavora con *notebook* o *tablet*.
- Mobilizzare collo e spalle per 20 secondi ogni 20 minuti quando si mantiene una posizione fissa del capo (per esempio, lavorando al *personal computer* o guardando il *tablet*).
- In piscina alternare gli stili di nuoto e in palestra evitare di sollevare i pesi sia da supini sia da seduti; eseguire gli esercizi a terra sempre con un cuscinetto sotto la testa; evitare esercizi di ginnastica che mettano in tensione il collo e le spalle.
- Evitare l'estensione prolungata della testa, soprattutto se con le braccia alzate (per esempio, imbiancando un soffitto, appendendo le tende o riponendo gli abiti negli armadi in occasione del cambio di stagione).
- Nelle forme vascolari, evitare di salire le scale ed estendere il capo; meglio, piuttosto, salire su un gradino più alto e piegare la testa in avanti.
- Guardare la televisione in posizione diritta.
- Non dormire sul divano.
- Dal parrucchiere evitare sia l'iperestensione della testa sia che la bacinella per il lavaggio dei capelli prema sulla nuca.

Bibliografia

1. Ryan GM, Cope S. Cervical vertigo. Lancet 1955; 269: 1355-8.
2. Brandt T, Bronstein AM. Cervical vertigo. J Neurol Neurosurg Psychiatry 2001; 71: 8-12.
3. Li Y, Peng B. Pathogenesis, diagnosis, and treatment of cervical vertigo. Pain Physician 2015; 18: E583-95.
4. Berthoz A, Llinas R. Afferent neck projection to the cat cerebellar cortex. Exp Brain Res 1974; 20: 385-401.
5. Schoon Y, Olde Rikkert MG, Rongen S, Lagro J, Schalk B, Claassen JA. Head turning-induced hypotension in elderly people. PLoS One2013; 8: e72837.
6. Go G, Hwang SH, Park IS, Park H. Rotational vertebral artery compression: bow hunter's syndrome. J Korean Neurosurg Soc 2013; 54: 243-5.
7. Foye PM, Najar MP, Camme A A Jr, et al. Pain, dizziness, and central nervous system blood flow in cervical extension: vascular correlations to beauty parlor stroke syndrome and salon sink radiculopathy. Am J Phys Med Rehabil 2002; 81: 395-9.
8. Yacovino DA, Hain TC. Clinical characteristics of cervicogenic-related dizziness and vertigo. Semin Neurol 2013; 33: 244-55.
9. Franz B, Altidis P, Altidis B, Collis-Brown G. The cervicogenic otoocular syndrome: a suspected forerunner of Ménière's disease. Int Tinnitus J 1999; 5: 125-30.
10. Vass Z, Dai CF, Steyger PS, Jancsó G, Trune DR, Nuttall AL. Co-localization of the vanilloid capsaicin receptor and substance P in sensory nerve fibers innervating cochlear and vertebro-basilar arteries. Neuroscience 2004; 124: 919-27.
11. Abrahams VC. The physiology of neck muscles; their role in head movement and maintenance of posture. Can J Physiol Pharmacol 1977; 55: 332-8.
12. Cesarone MR, Incandela L, Belcaro G, et al. Treatment of vascular inner ear disease in vascular patients with pentoxifylline: a controlled, randomized trial. Angiology 2002; 53 Suppl 1: S23-6.
13. Perna G, Alpini D, Caldirola D, Raponi G, Cesarani A, Bellodi L. Serotonergic modulation of the balance system in panic disorder: an open study. Depress Anxiety 2003; 17: 101-6.
14. Brugnoni G, Alpini D. Medicina fisica e riabilitativa nei disturbi di equilibrio. Milano: Springer; 2007.
15. Wuehr M, Pradhan C, Novozhilov S, et al. Inadequate interaction between open- and closed-loop postural control in phobic postural vertigo. J Neurol 2013; 260: 1314-23.
16. Bronstein AM. Visual vertigo syndrome: clinical and posturography findings. J Neurol Neurosurg Psychiatry 1995; 59: 472-6.
17. Barrera-Mora JM, Espinar Escalona E, Abalos Labruzzi C, et al. The relationship between malocclusion, benign joint hypermobility syndrome, condylar position and TMD symptoms. Cranio 2012; 30: 121-30.
18. Bisdorff AR. Treatment of migraine related vertigo with lamotrigine an observational study. Bull Soc Sci Med Grand Duche Luxemb 2004; (2): 103-8.

7

Vertigine, instabilità e disequilibrio da colpo di frusta

Circa nel 23% dei soggetti che hanno subìto un trauma da colpo di frusta è presente una sintomatologia vertiginosa acuta o cronica [1]. La manifestazione acuta in genere, ma non necessariamente, è una vertigine rotatoria, più spesso è un disequilibrio improvviso e violento. In entrambi i casi, si tratta di una sintomatologia provocata da un movimento, non necessariamente rapido, della testa e/o del corpo e che, frequentemente, non compare immediatamente dopo l'incidente ma 24-48 ore dopo oppure 12-24 ore dopo la rimozione del collare.

Talora, ma raramente, la sintomatologia è quella tipica della vertigine posizionale o, ancora più raramente, quella della vertigine labirintica.

Tuttavia, la sintomatologia più frequente è caratterizzata da disequilibrio o instabilità che insorgono lentamente e progressivamente sino a divenire subcontinui e ricorda quella della vertigine cervicogenica con la peculiarità di una genesi traumatica (**vertigine cervicogenica secondaria**) (cfr. Cap. 6). Ancora di più che nei casi di vertigine cervicogenica primaria, l'anamnesi e l'*iter* diagnostico successivi devono essere accurati e specifici per comprendere sia l'entità del danno primario (evento traumatico), sia del danno secondario (disfunzioni intercorse per compensare il danno primario), sia del danno terziario (stabilizzazione compensatoria delle conseguenze del trauma), sia i fattori extratraumatici che concorrono al mantenimento della sintomatologia e rallentano la risoluzione dei danni.

È bene ricordare due aspetti spesso sottovalutati nell'approccio al paziente che ha subìto un colpo di frusta:

- il colpo di frusta è assimilabile a un trauma cranico minore, tanto da poterlo definire *trauma cranico senza contatto* [2];
- il colpo di frusta è un trauma da accelerazione e decelerazione e come tale coinvolge la colonna vertebrale *in toto* e non solo quella cervicale.

La terapia, quindi, deve tenere conto sia degli aspetti extratraumatici relativi al paziente specifico, sia della globalità del colpo di frusta e non si deve limitare al trattamento degli aspetti più superficiali, come le contratture e i dolori cervicali.

7.1 FISIOPATOLOGIA

Il colpo di frusta può essere definito un trauma cervicocefalico, rapido (50 ms), senza contatto, da accelerazione e decelerazione.

Le contusioni cerebrali o i sanguinamenti intracranici sono rari, ma sono state descritte sia paralisi del nervo abducente, mono- o bilaterale, sia paralisi laringee, da emorragia parcellare del tronco encefalico. Inoltre, proprio come nelle sindromi postcommotive, possono presentarsi anche sintomi neurovegetativi, affettivi e cognitivi, che si concretizzano in sindromi neuroastenica e iperestesico emozionale.

A dimostrazione della complessità e gravità delle complicanze da colpo di frusta, si ricorda che Johnson [3] ha evidenziato che spesso l'esame radiologico non riesce a dimostrare le lesioni che si possono riscontrare in sede anatomopatologica, quali fratture dei corpi vertebrali o delle articolazioni uncovertebrali e intervertebrali, avulsioni delle cartilagini cribrose o dei processi trasversi, lesioni dei tessuti molli paravertebrali, dell'anello fibroso (*anulus*) e del disco intervertebrale.

Pertanto, numerosi elementi sintomatologici variamente combinati possono costituire differenti quadri sindromici:

- ortopedici, con cervicalgia e limitazione funzionale dei movimenti del collo;
- neurologici, con parestesie, disestesie o addirittura radicolopatie con segni sensitivi, motorî e riflessi;
- audiologici, con acufeni e talora ipoacusia, vertigini e instabilità;
- otorinolaringoiatrici, con disfagia e disfonia;
- odontoiatrici, con disturbi dell'occlusione o dolori temporomandibolari;
- psicopatologici, con quadri depressivi o ansiosi;
- reumatologici, con una vera sindrome fibromialgica.

7.1.1 Meccanismi del colpo di frusta

Gli studi cinematici hanno evidenziato che con il tamponamento si ha dapprima una sollecitazione brusca della colonna lombare, quindi l'iperestensione e, successivamente, l'iperflessione della testa (Fig. 7.1). Queste tre fasi traumatiche portano alla stimolazione patologica di tre distretti importanti per il controllo dell'equilibrio:

- la sollecitazione patologica della colonna lombare determina la disfunzione dello *spinal engine* descritto da Gracovetsky (cfr. § 2.6.3), innesca le alterazioni della distribuzione delle forze prodotte dal cammino dal basso verso l'alto e può portare, quindi, a una vertigine cervicogenica propriocettiva;

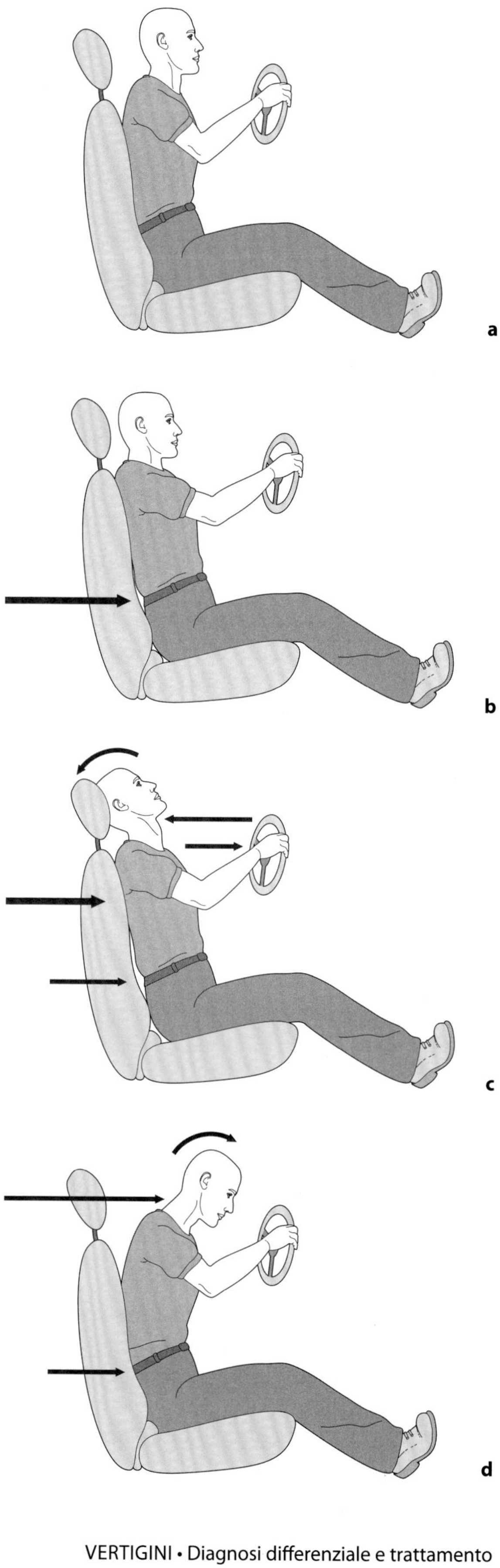

Figura 7.1 Differenti fasi del colpo di frusta che evidenziano le sedi di trauma vertebrale diretto globale. **a**, Situazione iniziale. **b**, Sollecitazione della colonna lombare. **c**, Iperestensione della testa. **d**, Iperflessione della testa.

- la sollecitazione patologica del collo determina la disfunzione delle strutture biomeccaniche e propriocettive deputate alla stabilizzazione dinamica della testa durante il cammino, nonché l'iperstimolazione delle arterie vertebrali, eventualmente causando una vertigine cervicogenica vascolare, o l'iperstimolazione del sistema simpatico cervicotoracico, che può sfociare in una vertigine cervicogenica neurovegetativa;
- la sollecitazione patologica della testa determina un'ipersollecitazione delle strutture dell'orecchio interno con possibili danni diretti a coclea, ampolle dei canali semicircolari o macule otolitiche e può causare, quindi, vertigine sia labirintica, da concussione dell'orecchio interno, sia posizionale, da distacco otolitico.

Come conseguenza dei fenomeni descritti, in ogni caso, si alterano i meccanismi legamentosi, muscolari e neurofisiologici della stabilizzazione dinamica della testa [4] e quindi si deteriora, transitoriamente o stabilmente, il sincronismo testa/tronco durante i movimenti del corpo, in particolare nei cambi posturali e nel cammino. In questa situazione la stabilizzazione del campo visivo dipende non più dalla combinazione dei riflessi cervicali e vestibolari (cfr. Cap. 2), ma, molto di più che in una situazione fisiologica, dai soli riflessi vestiboloculomotori. Se, per varie motivazioni, nello specifico paziente, l'efficacia del riflesso vestiboloculomotore non è ottimale, il ritardo si traduce in un'oscillopsia, talora conclamata e talora subliminale, che il paziente avverte come vertigine o, più spesso, disequilibrio.

7.1.2 Fasi e classificazione del colpo di frusta

Il colpo di frusta può variare da forme minori a casi molto severi, ma generalmente l'evoluzione della lesione si divide in tre fasi:
- **esordio**: coinvolge reazioni locali con liberazione di neuromediatori come serotonina, istamina, bradichinina e le classiche sostanze della flogosi;
- **recupero**: è caratterizzata localmente dalla sintesi di nuove fibre collagene;
- **rimodellamento**: il collo e il corpo modificano la loro posizione e le loro strategie di movimento in modo da ripristinare le normali attività quotidiane.

Tabella 7.1 **Colpo di frusta: classificazione dei differenti gradi di compromissione anatomofunzionale secondo la *Quebec Task Force* (QTF) [5]**

Stadio	*Descrizione*
0	Nessun disturbo riferito e nessun segno clinico
1	Dolore e rigidità del collo; nessun segno clinico
2	Dolore cervicale; segni clinici muscoloscheletrici*
3	Dolore cervicale; segni clinici neurologici**
4	Dolore cervicale; frattura, lussazione o lesione midollare

* I segni muscoloscheletrici sono la riduzione di ampiezza dei movimenti e la sensibilità alla palpazione del collo.
** I segni neurologici comprendono la diminuzione o l'assenza di riflessi, motricità e sensibilità.

Secondo la classificazione della *Quebec Task Force* (QTF) [5] si devono inoltre distinguere i differenti gradi di compromissione anatomofunzionale descritti nella tabella 7.1.

7.2 DIAGNOSI

Per la diagnosi e il trattamento relativi ai vari aspetti del colpo di frusta si rimanda a testi specifici [6], mentre di seguito ci si occupa di come evidenziare gli elementi utili alla cura di vertigini, instabilità e disequilibrio conseguenti a un colpo di frusta.

7.2.1 Esame semplesso

Anche in questo caso il primo passo è l'esecuzione dell'esame clinico semplesso che guiderà i successivi passi terapeutici e/o diagnostici.

Anamnesi

Dopo un colpo di frusta il paziente può lamentare sia vertigine, sia instabilità, sia disequilibrio.

La **vertigine**, o dispercezione rotatoria, indica un coinvolgimento dei sensori di rotazione e quindi è fortemente suggestiva per una disfunzione labirintica, quale la litiasi (cfr. Cap. 5), o per una vera e propria lesione labirintica da spasmo dell'arteria labirintica. In genere insorge immediatamente dopo il trauma o entro le 24-48 ore successive. Un'insorgenza più tardiva è possibile per la litiasi, mentre è fortemente improbabile per la lesione vestibolare.

Il **disequilibrio**, o dispercezione statocinetica, indica un coinvolgimento dei recettori gravitazionali e della verticalità. È molto più frequente della vertigine e insorge 24-48 ore dopo il trauma o, più frequentemente, alla rimozione del collare. La genesi è sostanzialmente riconducibile a una disfunzione propriocettiva, come nella vertigine cervicogenica di tipo propriocettivo.

L'**instabilità**, o amplificazione dell'oggettivo disequilibrio, indica un coinvolgimento delle strutture integrative centrali motorie e/o spaziali e/o emozionali e in genere è ancora più tardiva, manifestandosi a settimane o mesi dal trauma; dipende in parte dai microtraumi cerebrali [7] e in parte dagli adattamenti posturali post-traumatici [8].

Postura e colonna vertebrale

Molto spesso il paziente assume una postura antalgica e di difesa antivertigine, abitualmente con la testa anteroflessa, le spalle sollevate e la colonna lombare irrigidita, con retroproiezione del baricentro.

Test di Romberg

Il paziente devia verso il lato debole, lievemente se non vi è coinvolgimento labirintico, in modo evidente se si è avuto un danno vestibolare. Molto spesso si osserva deviazione retrolaterale.

Strategie posturali

Anche poche ore dopo il trauma è frequente osservare la prevalenza della strategia di caviglia con netta alterazione della strategia di bacino.

Stepping Test

Nelle lesioni labirintiche il paziente ruota di almeno 45° verso il lato leso; negli esiti di colpo di frusta è più frequente osservare disarmonie posturali e il paziente trasla verso il lato asimmetrico, spesso dal lato opposto rispetto alla deviazione rilevata al test di Romberg, oppure presenta una ridotta anteroproiezione se non una franca retroproiezione per spostamento posteriore del baricentro.

Interazione cervicoculare

Quando la colonna cervicale superiore è in qualche modo coinvolta nella genesi o nel mantenimento della sintomatologia, il paziente non riesce a inseguire correttamente la mira utilizzando la sola rotazione della testa, per lo più solo da un lato, in genere quello funzionalmente più compromesso. Questa alterazione è frequente negli esiti di colpo di frusta anche poche ore dopo il trauma. Se presente anche a distanza di settimane o mesi dall'evento lesivo, è probabile che condizioni il disequilibrio/instabilità. È interessante notare come molti pazienti affetti da esiti da colpo di frusta cronici, superiori cioè a sei mesi, presentino disequilibrio come sintomo, alterata interazione cervicocefalica come segno clinico, instabilità cervicocefalica come obiettivo rilievo strumentale (cfr. Capitolo 3) e limitata mobilità cervicale con rigidità cervicotoracica e tensione-dolorabilità dei muscoli trapezi e sternocleidomastoidei. La disfunzione della muscolatura cervicale superficiale è, quindi, un compenso parziale e spesso inefficace dei meccanismi neurofisiologici e muscolari più fini di stabilizzazione della testa. Dunque, la terapia non deve essere rivolta alle tensioni superficiali, ma deve attuare un'adeguata riabilitazione dell'interazione posturale dinamica multisegmentaria.

Nistagmo spontaneo

Anche in questo caso il nistagmo spontaneo è di solito assente. Se presente, con un'accurata anamnesi bisogna prima escludere eventuali patologie labirintiche pregresse. In caso di anamnesi negativa in tal senso, se il nistagmo spontaneo si accompagna a deviazione controlaterale alla direzione evidenziata nel test di Romberg e nello *Stepping Test* e, ancor più, se è rilevabile nistagmo da scuotimento della testa, è molto probabile che la vertigine lamentata dal paziente dopo un colpo di frusta sia correlabile a un danno labirintico. In questo caso è opportuno attuare le indagini strumentali vestibolari specifiche riportate nel capitolo 3.

Nistagmo da scuotimento della testa

Questa prova è spesso fastidiosa, come nei pazienti affetti da vertigine cervicogenica, ma per lo più risulta negativa. Se si evidenzia nistagmo, significa che il colpo di frusta ha provocato un danno labirintico e in tal modo si correlerebbe alla vertigine.

Manovre posizionali

La vertigine parossistica posizionale da colpo di frusta è forse la principale causa di vertigine nel periodo immediatamente post-traumatico. È pertanto sempre necessario eseguire le manovre posizionali come descritto nel capitolo 5.

A distanza di settimane o mesi dal trauma è improbabile che disequilibrio e/o instabilità dipendano da una litiasi post-traumatica se non si è avuto anche un minimo trauma cranico. Al contrario, in caso di concomitante trauma cranico, una vertigine parossistica posizionale misconosciuta è tra le cause più comuni di sintomatologia vertiginosa anche tardiva.

L'esecuzione delle varie manovre è comunque sempre utile anche per evitare, in caso di fisioterapia e/o riabilitazione, di far assumere al paziente posizioni che provochino vertigine.

Funzioni cognitive

Il colpo di frusta è considerato un trauma cranico senza contatto e pertanto è frequente osservare anche alterazioni di tipo cognitivo.

Eventuali alterazioni dell'orientamento richiedono alcuni mesi per instaurarsi e, quindi, la valutazione del test di navigazione a breve distanza dal trauma è poco significativa, soprattutto se la sintomatologia è francamente vertiginosa rotatoria. Al contrario diviene molto preziosa in fase cronica, soprattutto per l'inquadramento dell'instabilità. In questi casi spesso il paziente è in difficoltà sia nell'esecuzione della prova sia nella sua memorizzazione.

7.2.2 Esami strumentali

Anamnesi ed esame clinico guideranno l'eventuale approfondimento strumentale specifico per vertigine, instabilità e disequilibrio da colpo di frusta. Gli esami strumentali hanno lo scopo di meglio definire la diagnosi di trattamento quando non del tutto chiara e di quantificare l'entità della disfunzione/lesione per un più preciso monitoraggio delle cure e per un'eventuale documentazione medico-legale. Gli aspetti medico-legali esulano dagli obiettivi di questo libro. Per la descrizione degli esami strumentali si veda il capitolo 3.

In caso di vertigine posizionale con risposta atipica alle manovre diagnostiche, è opportuno eseguire potenziali evocati vestibolari miogeni.

In caso di vertigine con i segni clinici tipici della lesione labirintica, è necessario eseguire le prove labirintiche caloriche e/o rotoacceleratorie.

In caso di disequilibrio, è opportuno eseguire la stabilometria e la craniocorpografia.

In caso di instabilità, oltre a stabilometria e craniocorpografia, è importante eseguire lo studio dei movimenti oculari lenti e rapidi e dell'interazione cervicocefalica (*Smooth Pursuit Neck Torsion Test*).

7.3 TERAPIA

L'applicazione del collare non è una terapia ampiamente condivisa, soprattutto per quanto riguarda la durata. Esiste comunque un certo accordo nell'indicarne l'utilizzo, salvo evidenza di lesioni cervicali, per un periodo compreso tra tre e dieci giorni. In ogni caso uno svezzamento precoce dal collare è indispensabile anche se il paziente sente meno dolore e si sente più sicuro utilizzandolo: maggiore è il tempo di applicazione del collare, più frequenti e duraturi sono i disturbi di equilibrio alla sua rimozione. Qualora il paziente accusasse dolore notturno o al risveglio o franca sintomatologia posizionale, può essere consigliabile l'utilizzo di un collare morbido solo per la notte, per evitare inconsce posizioni algiche durante il sonno [9].

7.3.1 Vertigine

In caso di vertigine posizionale, si eseguiranno le stesse manovre della vertigine parossistica posizionale primaria (cfr. § 5.3) e in caso di vertigine labirintica le stesse terapie farmacologiche della vertigine labirintica acuta e subacuta (cfr. § 4.4).

7.3.2 Disequilibrio

In caso di disequilibrio si possono utilizzare le stesse indicazioni terapeutiche descritte per il disequilibrio nella vertigine cervicogenica, con alcune attenzioni specifiche per la genesi traumatica. In fase acuta, negli stadi QTF 1-2 (cfr. Tab. 7.1), non sono indicate le manipolazioni cervicali, mentre

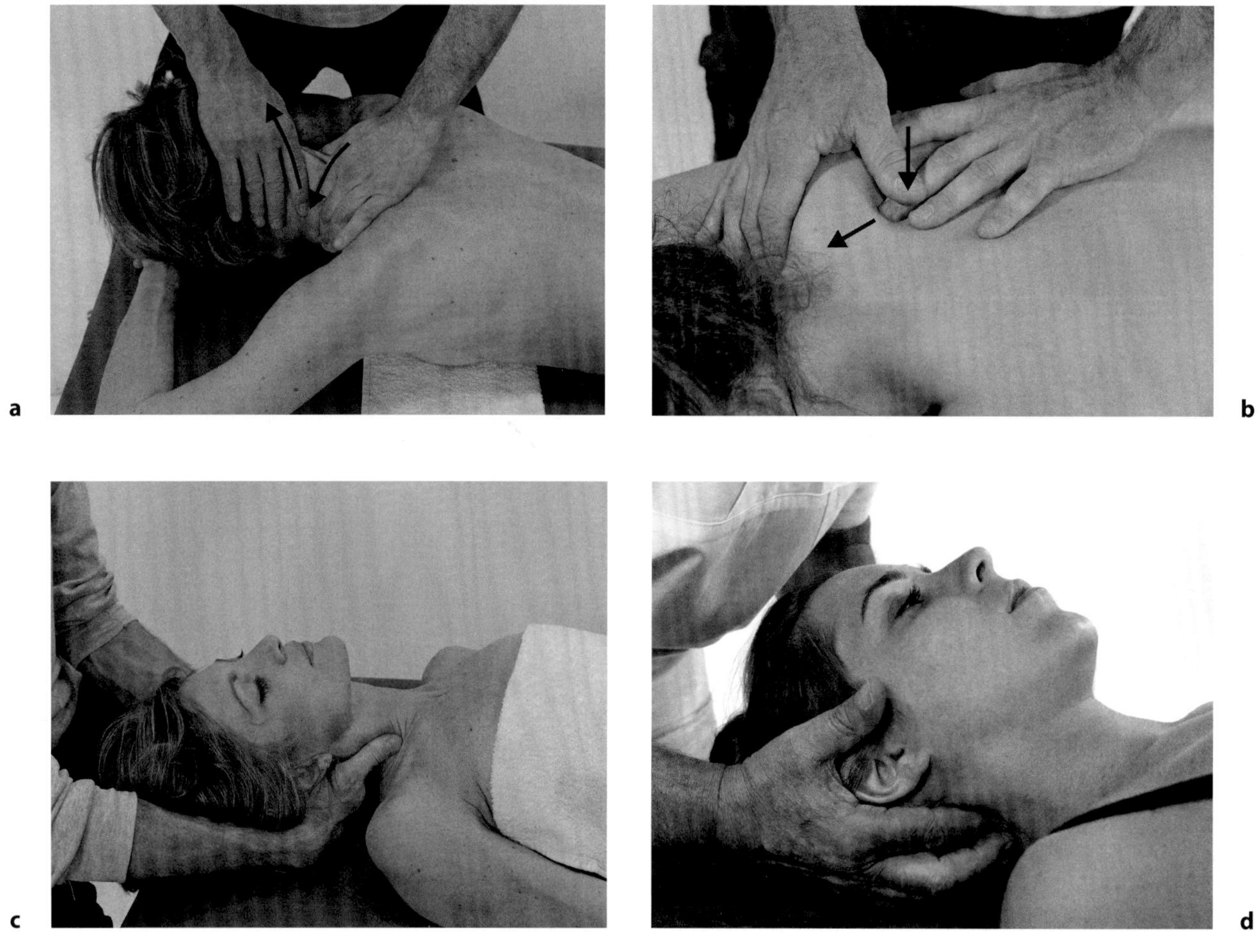

Figura 7.2 Trattamento del disequilibrio in fase acuta negli stadi QTF 1 e 2 del colpo di frusta. **a-b**, Trattamento dei tessuti molli. **c**, Messa in tensione della colonna cervicale. **d**, Mobilizzazione dolce passiva della colonna cervicale superiore (**a-c**, da C. Zimaglia, Massaggio sportivo e tecniche complementari, Edi.Ermes 2011; **d**, da C. Altieri, Biomeccanica funzionale dinamica, Edi.Ermes 2015).

possono essere applicate manipolazioni toraciche o lombari. Al contrario, sono indicate e prive di rischi le manovre sui tessuti molli, come stiramenti trasversali dei vari strati muscolari, trattamento della cute e del tessuto sottocuteo, mobilizzazioni passive e caute soprattutto secondo i criteri del *joint play* di Mennel, messe in posizione indolori e blande mobilizzazioni passive della colonna cervicale superiore (Fig. 7.2).

Nei casi in cui la sintomatologia algica che accompagna il disequilibrio risulta più importante per il paziente del disequilibrio stesso, sono consigliabili infiltrazioni con cortisonici solubili e/o anestetici dei *trigger point* e delle *taut band* cervicotoraciche; nei casi ancora più dolorosi, si possono eseguire infiltrazioni nelle articolazioni posteriori cervicali con cortisonici solubili, senza anestetico, sotto controllo radiologico e in ambiente ospedaliero [9].

Negli stadi 3 e 4 del colpo di frusta, i danni cervicali portano a disturbi neurologici che sovrastano, anche dal punto di vista sintomatologico, disequilibrio e instabilità e quindi esulano dagli argomenti di questo libro.

7.3.3 Instabilità

Delicato e complesso è l'approccio all'instabilità che, come si è detto, è il sintomo più comune e più specifico della fase di recupero, prima (da uno a sei mesi), e cronica, poi (oltre sei mesi). In queste

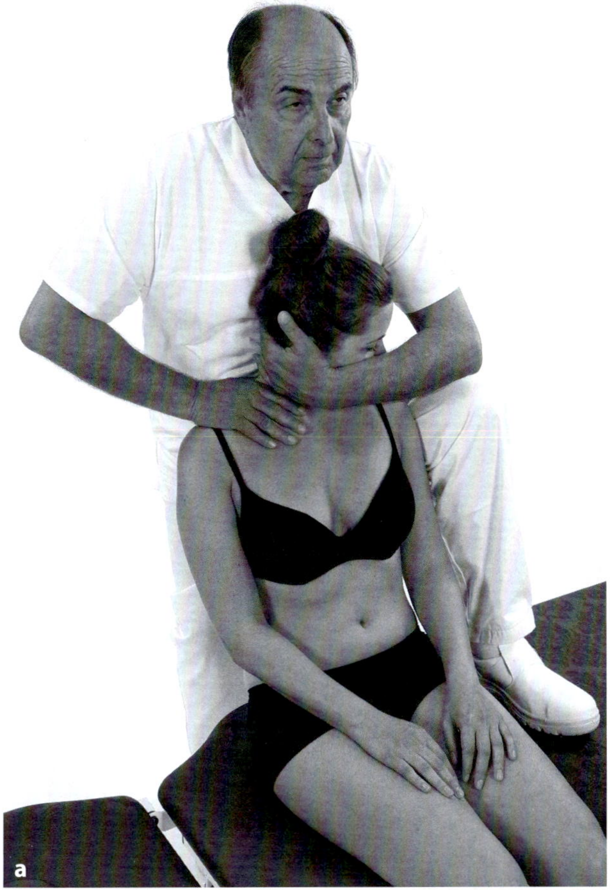

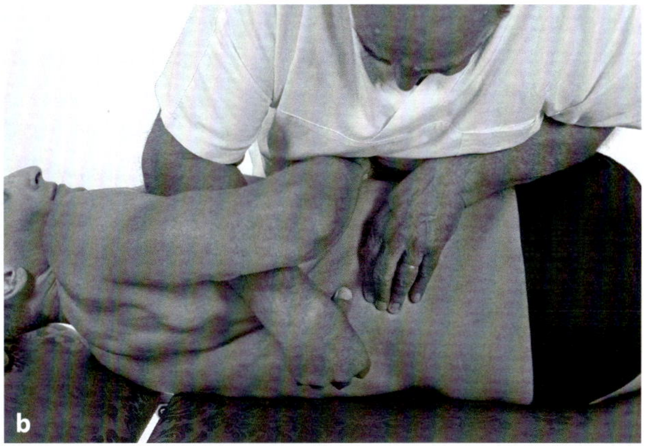

Figura 7.3 Trattamento dell'instabilità secondaria a colpo di frusta; mobilizzazioni della cerniera cervicotoracica (**a**) e della colonna toracica (**b**) (da C. Altieri, Biomeccanica funzionale dinamica, Edi.Ermes 2015).

fasi è possibile e/o necessario riprendere le attività quotidiane abituali seppure con attenzione ai carichi funzionali. Il rispetto delle norme di igiene posturale (cfr. Appendice 3) è fondamentale. Molto importante è anche curare l'igiene di vita con particolare riguardo ai ritmi sonno/veglia.

Dal punto di vista farmacologico, si utilizzano: **benzodiazepine** (BDZ) a basso dosaggio, preferendo quelle con maggior attività stabilizzante di membrana quali il clonazepam, **farmaci antinfiammatori non steroidei** (FANS), in caso di riacutizzazione algica, e **L-sulpiride**, in caso di episodi di disequilibrio più significativi, entrambi per pochi giorni e al minor dosaggio possibile. Inoltre, per favorire i fenomeni di recupero vestibolare, sono utili **vestibolo-stimolanti**, quali amantadina o idebenone, e/o **nootropi**, quali piracetam.

Possono essere indicate le manipolazioni cervicali, da eseguire con estrema cautela, e, con relativa maggior tranquillità, le manipolazioni toraciche o lombari e le mobilizzazioni della cerniera cervicotoracica e della colonna cervicale (Fig. 7.3). Le manovre sui tessuti molli risultano sempre utili.

È importante ricordare che se il paziente in fase acuta o subacuta ha sofferto di vertigine verosimilmente posizionale e, soprattutto, labirintica, è consigliabile evitare qualsiasi trattamento fisico o manuale, anche delicato, della colonna cervicale superiore, perché in questi casi i propriocettori cervicali restano particolarmente sensibilizzati a lungo e manovre, anche apparentemente dolci, vengono lette da tali recettori come stimolazioni più violente [10, 11] tanto da poter provocare una vera e propria crisi di vertigine cervicogenica propriocettiva.

Infine, come nella vertigine cervicogenica non traumatica così a maggior ragione nell'instabilità cronica post-traumatica, i trattamenti di mobilizzazione/manipolazione della colonna vertebrale devono riguardare la colonna *in toto* e non solo la colonna cervicale, perché il colpo di frusta è un trauma globale. In particolare bisogna seguire la biomeccanica del cammino e quindi procedere in senso caudocraniale, utilizzando le tecniche manuali più adatte al singolo paziente senza forzare il segmento superiore finché quello inferiore non ha riacquistato la sua funzionalità, almeno nei limiti del possibile.

Per l'instabilità post-traumatica in fase cronica può essere utile associare ai trattamenti della colonna vertebrale anche un'adeguata riabilitazione sia della postura sia dell'equilibrio e del cammino (cfr. Appendice 1) che comunque comprendano anche tecniche di rilassamento e di controllo della respirazione.

RIQUADRO 7.1
Norme comportamentali

- Impegnarsi in venti minuti di attività fisica aerobica almeno a giorni alterni. Evitare la corsa e privilegiare il cammino veloce, meglio se con i bastoncini per il *nordic walking*, così da migliorare la sincronia del passo e la coordinazione respiratoria in movimento.
- Dormire rialzando la testa di circa 20° rispetto alla posizione abituale, meglio se utilizzando un cuscinetto sistemato sotto il materasso oltre a quello abituale sotto il capo.
- Curare la posizione di lavoro al *personal computer* (testa lievemente flessa in avanti, avambracci appoggiati, schiena appoggiata, piedi a terra) e comunque utilizzare uno specifico rialzo quando si lavora con *notebook* o *tablet*.
- Mobilizzare collo e spalle per 20 secondi ogni 20 minuti quando si mantiene una posizione fissa del capo (per esempio, lavorando al *personal computer* o guardando il *tablet*).
- In piscina alternare gli stili di nuoto e in palestra evitare di sollevare i pesi sia da supini sia da seduti; eseguire gli esercizi a terra sempre con un cuscinetto sotto la testa; evitare esercizi di ginnastica che mettano in tensione il collo.
- Guardare la televisione in posizione diritta.
- Non dormire sul divano.
- Dal parrucchiere evitare sia l'iperestensione della testa sia che la bacinella per il lavaggio dei capelli prema sulla nuca.
- Evitare massaggi, manipolazioni e qualsiasi trattamento fisico manuale strumentale del collo da C0 a C3-4 nei pazienti che lamentano o hanno presentato vertigine.

Bibliografia

1. Foreman SM, Croft AC. Whiplash Injuries. The Cervical Acceleration/Deceleration Syndrome. 2nd ed. Baltimore (MD): Williams & Wilkins; 1995.
2. Ikeda K, Kobayashi T. Mechanisms and origin of so-called whiplash injury. Clin Surg 1967; 22: 1655-60.
3. Johnson G. Hyperextension soft tissue injuries of the cervical spine – a review. J Accid Emerg Med 1996; 13: 3-8.
4. Alpini D, Ciavarro GL, Zinnato C, Andreoni G, Santambrogio GC. Evaluation of head-to-trunk control in whiplash patients using digital CranioCorpoGraphy during a stepping test. Gait Posture 2005; 22: 308-16.
5. Spitzer WO, Skovron ML, Salmi LR, et al. Scientific monograph of the Quebec Task Force on Whiplash-Associated Disorders: redefining "whiplash" and its management. Spine (Phila Pa 1976) 1995; 20: 1S-73S.
6. Alpini DC, Brugnoni G, Cesarani A, eds. Whiplash Injuries. Milano: Springer; 2014.
7. Jenkins A, Teasdale G, Hadley MD, Macpherson P, Rowan JO. Brain lesions detected by magnetic resonance imaging in mild and severe head injuries. Lancet 1986; 2: 445-6.
8. Williams JF, McKenzie JA. The effect of collision severity on the motion of the head and neck during "whiplash". J Biomech 1975; 8: 257-9.
9. Brugnoni G, Alpini D. Medicina fisica e riabilitativa nei disturbi di equilibrio. Milano: Springer; 2007.
10. Ferrè ER, Bottini G, Haggard P. Vestibular inputs modulate somatosensory cortical processing. Brain Struct Funct 2012; 217: 859-64.
11. Ferrè ER, Bottini G, Iannetti GD, Haggard P. The balance of feelings: vestibular modulation of bodily sensations. Cortex 2013; 49: 748-58.

Appendice 1
Riabilitazione vestibolare

Il compito del sistema vestibolare e, più in generale, dell'unità funzionale vestibolovertebrale è quello di integrare, simultaneamente e/o sequenzialmente, in relazione alla situazione in cui ci si trova o all'atto motorio che si vuole compiere, cinque funzioni principali che implicano il coordinamento:

- dei movimenti degli occhi con quelli della testa e/o del corpo per stabilizzare l'immagine visiva dell'ambiente circostante;
- del tono dei muscoli antigravitari con il vettore gravitazionale relativamente alla geometria corporea in modo da mantenere la postura desiderata/necessaria senza cadere;
- del tono dei muscoli antigravitari tonici con quelli fasici di movimento per navigare, cioè muoversi in modo finalistico ed ergonomico, nell'ambiente utilizzando il gesto motorio desiderato/necessario (passo, corsa, salto...);
- del tono antigravitario dei muscoli cervicocefalici, per stabilizzare la testa durante il movimento del corpo in modo da facilitare il compito dei riflessi oculomotori con la finalità complessiva di percepire come stabile l'ambiente circostante durante il movimento;
- della funzione respiratoria con il movimento del corpo e della regolazione pressoria con le variazioni posturali.

La riabilitazione vestibolare (RV) è un insieme di esercizi fisici, guidati da un terapista o autogestiti, volti a recuperare le funzioni deficitarie sulla base dei meccanismi neurofisiologici (assuefazione, adattamento, sostituzione sensoriale e sostituzione comportamentale) del recupero funzionale di una lesione vestibolare.

La riabilitazione vestibolare nasce con i lavori di Cawthorne [1], otorinolaringoiatra, e Cooksey [2], fisiatra, che, dopo la Seconda guerra mondiale, standardizzarono e pubblicarono un protocollo di esercizi di movimento della testa o del corpo mirati al recupero dell'equilibrio dei soggetti affetti da esiti di trauma cranico o sottoposti a interventi neurochirurgici. Le pubblicazioni di Cawthorne e Cooksey furono "dimenticate" per circa 30 anni fino a quando Dix [3] ne ripropose il protocollo estendendo le indicazioni ai pazienti affetti da vertigine dovuta a lesioni periferiche, quali labirintiti purulente, neuriti virali e lesioni vascolari. Nella tabella A1.1 sono riportati gli esercizi del protocollo tradizionale di Cawthorne-Cooksey.

Il **protocollo di Cawthorne-Cooksey** prevede esercizi che stimolano le informazioni visive, propriocettive e vestibolari e che sono finalizzati a raggiungere:

- **adattamento alla sintomatologia**, con riduzione della soglia di attivazione delle reazioni di allarme e difesa;
- **assuefazione** attraverso la formazione di modelli di rappresentazione interna, per cui il paziente apprende che cosa aspettarsi, in termini sintomatologici, dai propri comportamenti motorî e riduce progressivamente la percezione della sintomatologia;

Tabella A1.1 Esercizi di riabilitazione vestibolare del protocollo di Cawthorne-Cooksey

Da supini

1. Movimenti degli occhi, prima lenti poi più rapidi:
   - su e giù
   - da un lato all'altro
   - fissazione di un dito che si muove da circa 30 cm a 1 m, allontanandosi e avvicinandosi
2. Movimenti della testa, prima lenti e poi più rapidi, dapprima con gli occhi aperti, poi con gli occhi chiusi:
   - flessoestensione
   - rotazione da un lato all'altro

Da seduti

3. Movimenti degli occhi e della testa come da supino
4. Mobilizzazione e circonduzione delle spalle
5. Piegarsi in avanti per raccogliere un oggetto a terra, sollevandolo poi sopra la testa

In piedi

6. Movimenti degli occhi, della testa e delle spalle come da seduti
7. Passare da seduto a in piedi dapprima con gli occhi aperti e poi con gli occhi chiusi
8. Passare una piccola palla da una mano all'altra, al di sopra del livello degli occhi
9. Passare una piccola palla da una mano all'altra dietro le ginocchia
10. Passare da seduto a in piedi, girarsi e ritornare seduto

In movimento (in gruppo)

11. Posizionarsi al centro di un cerchio di persone e lanciare e ricevere una palla grande
12. Camminare avanti e indietro con gli occhi prima aperti poi chiusi
13. Camminare avanti e indietro su un piano inclinato, con gli occhi prima aperti poi chiusi
14. Salire e scendere un gradino con gli occhi prima aperti poi chiusi
15. Qualsiasi gioco che comporti spostamenti bruschi, rapidi arresti, cambiamenti di direzione (per esempio, pallacanestro)

- **apprendimento dei limiti**, grazie a cui il paziente impara quale comportamento motorio sia sicuro in relazione alle proprie capacità di controllo vestibolare attivando i meccanismi neurofisiologici della sostituzione comportamentale;
- **ricalibrazione sensoriale**, attraverso la quale il paziente impara a vicariare la sensorialità vestibolare persa o comunque alterata ottimizzando le informazioni visive e propriocettive attraverso i meccanismi neurofisiologici della sostituzione sensoriale.

In alcuni casi la vertigine è provocata da movimenti della testa o del corpo o da cambiamenti di posizione, come quando, per esempio, ci si gira nel letto o ci si alza da una poltrona. Per questo tipo di sintomi, Norrè [4] ha proposto il protocollo ***Vestibular Habituation Training*** (VHT) basato sull'assuefazione, cioè sulla progressiva riduzione della sintomatologia che può avvenire se si ripetono più volte i movimenti che provocano la vertigine. In questo protocollo gli esercizi sono selezionati da un elenco, riportato nella tabella A1.2, che raccoglie 19 movimenti che possono provocare vertigine. Per ogni movimento, che la prima volta va eseguito passivamente e con l'aiuto del terapista, è attribuito un punteggio ai sintomi provocati, valutando il tipo di vertigine, l'intensità, la durata e i sintomi neurovegetativi. In base al punteggio viene quindi preparato un protocollo personalizzato per ogni paziente, che prevede la ripetizione, più volte nella giornata, dei movimenti ritenuti più adeguati a determinare un progressivo esaurimento della sintomatologia. Nella prima seduta il terapista insegna al paziente quali esercizi eseguire e indica la frequenza delle ripetizioni. Successivamente il paziente prosegue a domicilio sino alla scomparsa dei sintomi. È importante sottolineare che Norrè riteneva questo protocollo controindicato per i pazienti affetti da una patologia della colonna cervicale, almeno finché questa non venisse trattata.

Tabella A1.2 Esercizi di riabilitazione vestibolare del protocollo di Norrè

1. Passare da seduto a supino
2. Da supino girarsi sul fianco sinistro
3. Girarsi sul fianco destro
4. Passare da supino a seduto
5. Alzarsi e girare a destra e poi risedersi
6. Alzarsi e girare a sinistra
7. Sedersi, piegarsi e portare il naso sul ginocchio sinistro
8. Da seduto, piegarsi portando il naso sul ginocchio destro
9. Da seduto, ruotare la testa in senso antiorario
10. Da seduto, ruotare la testa in senso orario
11. Da seduto, piegarsi in avanti
12. Passare da seduto a in piedi
13. Tornare a sedersi e muovere la testa avanti e indietro
14. Portare la testa in estensione un poco fuori dal margine del lettino e ruotarla verso sinistra
15. Mettersi seduto
16. Portare la testa in estensione un poco fuori dal margine del lettino e ruotarla verso destra
17. Mettersi seduto
18. Sdraiarsi supino portando la testa in iperestensione fuori dal letto (posizione di Rose)
19. Mettersi seduto

Nel corso degli anni molti Autori hanno proposto vari protocolli di riabilitazione vestibolare che però si basano sostanzialmente sull'integrazione e semplificazione dei protocolli di Cawthorne-Cooksey e di Norré, per cui non è didatticamente utile ricordarli in questa sede.

A1.1 RIABILITAZIONE VESTIBOLARE NELLA VERTIGO SCHOOL

Anche la riabilitazione vestibolare di seguito proposta deriva dai protocolli storici di Cawthorne-Cooksey e Norrè. Si basa sul modello MCS (da meccanico, cibernetico e sinergetico) del sistema vestibolare [5] e si struttura, come le più note *Back School* e *Neck School*, in un percorso educativo e riabilitativo in cui le correzioni comportamentali e gli esercizi domiciliari di mantenimento sono importanti tanto quanto gli esercizi eseguiti con il terapista. Di seguito si riporta il percorso riabilitativo di base che può essere adattato al singolo paziente portatore di una precisa patologia, mentre per i protocolli specifici di riabilitazione vestibolare si rimanda a testi più specifici [6].

La sequenza degli esercizi è standardizzata in relazione alla patologia principale ed è finalizzata al progressivo coinvolgimento delle differenti componenti polisensoriali del sistema, come nel protocollo di Cawthorne-Cooksey, ma può essere personalizzata sulla base della situazione clinica di ciascun paziente, come nel protocollo VHT.

In genere si prevedono tre settimane di terapia da eseguire in palestra sotto la guida di un terapista. A partire dalla seconda settimana di riabilitazione in palestra, il paziente inizierà a eseguire anche esercizi a domicilio secondo un protocollo semplificato.

Si segue la sequenza proposta da Cawthorne-Cooksey, ma si prevede anche una progressione degli esercizi basata sul modello organizzativo MCS del sistema vestibolare:

- fase meccanica (prima settimana): esercizi finalizzati al recupero dei riflessi;
- fase cibernetica (seconda settimana): esercizi finalizzati al recupero delle funzioni;
- fase sinergetica (terza settimana): esercizi finalizzati al recupero dei comportamenti.

Il percorso riabilitativo deve essere complesso e rivolto sia al paziente sia all'ambiente sia alla sua interazione con l'ambiente circostante. Molto spesso non è possibile risolvere la sintomatologia e la riabilitazione ha lo scopo di aiutare il paziente a gestire le proprie patologie migliorando l'autonomia motoria e sociale e riducendo il consumo di farmaci.

Il percorso prevede tre fasi: *counseling*, *training* e *home training*.

A1.1.1 Counseling

In questa fase si spiega al paziente la complessa origine dei suoi problemi, si rivaluta la terapia farmacologica complessiva cercando di ridurre e/o sostituire i farmaci che possono contribuire alla sintomatologia, si propongono semplici interventi sull'ambiente domestico, soprattutto in caso di pazienti anziani (per esempio, installazione di maniglie per la vasca da bagno), si consigliano semplici provvedimenti personali (per esempio, uso della pantofola chiusa al posto della ciabatta, utilizzo corretto di un bastone per camminare in strada) e soprattutto si insegna al paziente come gestire alcune situazioni quotidiane che frequentemente causano vertigini, come alzarsi dal letto o raccogliere un oggetto.

A1.1.2 Training

Questa fase si svolge in palestra con un terapista e ha anche lo scopo di far prendere confidenza al paziente con i propri disturbi di equilibrio.

Gli esercizi possono essere eseguiti individualmente o in un piccolo gruppo, composto al massimo da quattro persone affette da problemi simili; con questa modalità si ottimizzano le risorse umane e logistiche e si consente un discreto rinforzo positivo che deriva dalla condivisione delle difficoltà e delle relative ansie e paure, pur permettendo una certa personalizzazione.

La sequenza degli esercizi è standardizzata sulla base dei programmi MCS [5, 6] ed è in parte personalizzata sulla base della situazione clinica di ciascun paziente. La durata di ciascun esercizio e il numero di ripetizioni sono invece stabiliti dal terapista in base alla risposta del paziente e alle sue condizioni giornaliere.

La fase di *training* prevede un ciclo di dieci sedute: tre alla settimana per tre settimane e una finale per illustrare gli esercizi domiciliari.

Nella **prima settimana** si privilegiano gli esercizi atti a mobilizzare le articolazioni delle caviglie e della pelvi e a stimolare i riflessi posturali e oculomotori più semplici.

Nella **seconda settimana** si punta l'attenzione soprattutto sugli esercizi che stimolano l'interazione tra controllo posturale e controllo oculomotorio. Se disponibili, in questa fase si possono utilizzare anche tavolette propriocettive, pedane con labirinto, parallele e pedane stabilometriche. In caso si opti per l'esecuzione in gruppo, gli esercizi strumentali dovranno essere necessariamente di breve durata.

Nella **terza settimana** gli esercizi sono finalizzati all'integrazione cognitivomotoria.

La tabella A1.3 riporta il protocollo MCS di base che poi il terapista deve interpretare sulla base della composizione del gruppo di pazienti.

Tabella A1.3 **Fase di *training* della riabilitazione vestibolare: protocollo MCS di base**

FASE MECCANICA – PRIMA SETTIMANA
ESERCIZI FINALIZZATI AL RECUPERO DEI RIFLESSI

IN POSIZIONE SUPINA

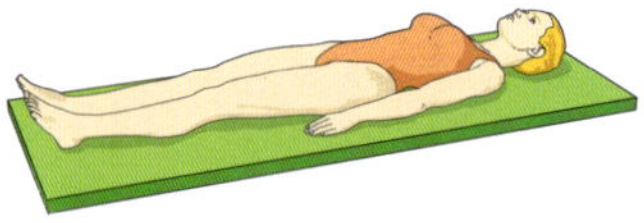

- Rilassarsi e controllare la respirazione
- Muovere gli occhi nelle varie direzioni
- Muovere la testa nelle varie direzioni, prima lentamente poi più rapidamente
- Passare da supino a seduto e poi di nuovo supino

IN POSIZIONE SEDUTA

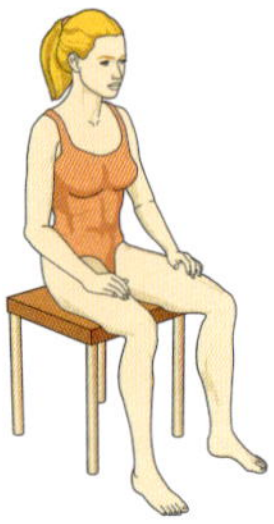

- Rilassarsi e controllare la respirazione
- Muovere la testa in rotazione, flessione, estensione e inclinazione destra e sinistra:
  - ❑ senza fissare alcuna mira
  - ❑ fissando delle mire secondo il comando del terapista
- Impugnare un bastone e ruotare il tronco a destra e a sinistra:
  - ❑ senza fissare alcuna mira
  - ❑ fissando delle mire secondo il comando del terapista
  - ❑ fissando una mira e avendo cura di mantenere la testa ferma
- Mobilizzare l'articolazione scapolare di entrambi i lati
- Alzarsi e sedersi ripetutamente:
  - ❑ senza fissare nessuna mira
  - ❑ fissando la mira indicata dal terapista

Tabella A1.3 Fase di *training* della riabilitazione vestibolare: protocollo MCS di base *(seguito)*

FASE CIBERNETICA – SECONDA SETTIMANA

ESERCIZI FINALIZZATI AL RECUPERO DELLE FUNZIONI OCULOMOTORIA E SPINALE

IN POSIZIONE SUPINA

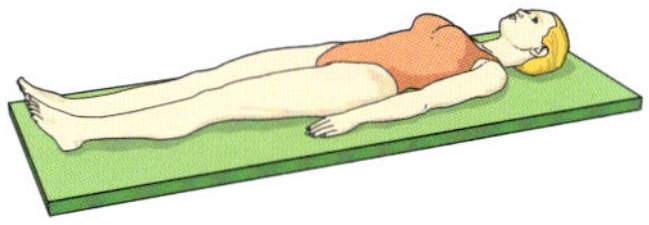

- Rilassare e controllare la respirazione
- Sedersi e ritornare supino:
  - ❑ fissando un punto con la testa ruotata a destra
  - ❑ fissando un punto con la testa ruotata a sinistra
  - ❑ fissando il soffitto

IN POSIZIONE SEDUTA

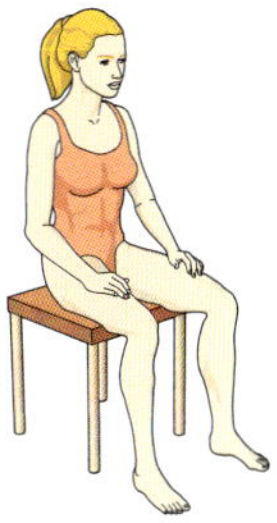

- Rilassare e controllare la respirazione
- Piegarsi e portare il naso sul ginocchio destro, poi sul sinistro
- Piegarsi a raccogliere un oggetto e sollevarlo sopra la testa continuando a fissarlo
- Fissare il proprio indice:
  - ❑ avvicinarlo e allontanarlo ripetutamente ma mantenendolo sempre a fuoco
  - ❑ seguirlo mentre lo si muove lentamente e continuamente da destra a sinistra

IN PIEDI

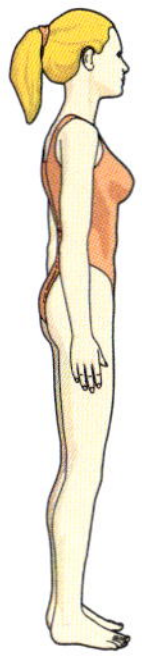

- Rilassarsi e controllare la respirazione
- Mantenere l'equilibrio davanti allo specchio con base di appoggio a difficoltà crescente: dapprima con arti inferiori decisamente divaricati, poi con i piedi un po' divaricati in posizione "naturale", quindi con i piedi uniti e infine, eventualmente, con un piede davanti all'altro:
  - ❑ fissando lo specchio
  - ❑ ruotando la testa e flettoestendendola ripetutamente ma non velocemente
  - ❑ ruotando e flettoestendendo la testa ripetutamente mentre si fissa una mira posta sullo specchio ma non velocemente
- Impugnare un bastone e ruotare il tronco a destra e a sinistra:
  - ❑ senza fissare alcuna mira
  - ❑ fissando delle mire secondo il comando del terapista
  - ❑ fissando una mira e avendo cura di mantenere la testa ferma

CAMMINO

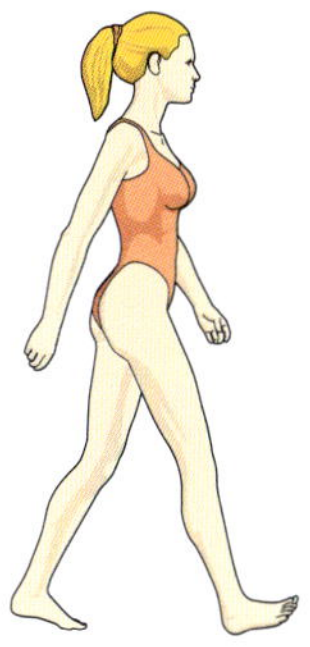

- Camminare tranquillamente curando la respirazione
- Camminare avanti, girarsi e tornare indietro prima con gli occhi aperti, poi con gli occhi chiusi:
  - ❑ normalmente
  - ❑ sulle punte
  - ❑ sui talloni
- Impugnando un bastone all'altezza dello sterno, camminare ruotando il tronco a destra e a sinistra:
  - ❑ senza fissare alcuna mira
  - ❑ fissando delle mire secondo il comando del terapista
  - ❑ fissando una mira e avendo cura di mantenere la testa ferma
- Rilassarsi e controllare la respirazione

Tabella A1.3 Fase di *training* della riabilitazione vestibolare: protocollo MCS di base *(seguito)*

FASE SINERGETICA – TERZA SETTIMANA
ESERCIZI FINALIZZATI AL RECUPERO DEI COMPORTAMENTI

IN POSIZIONE SUPINA

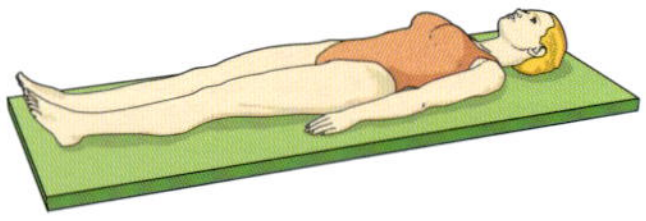

- Rilassarsi e controllare la respirazione
- Passare da supino a seduto

IN POSIZIONE SEDUTA

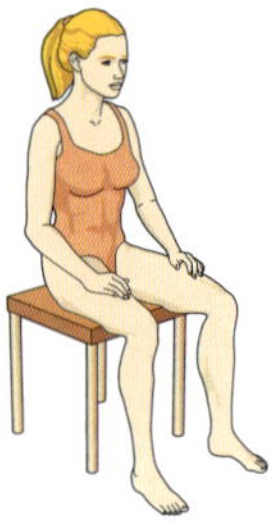

- Ruotare il tronco a destra e a sinistra:
  - ❑ fissando delle mire secondo il comando del terapista
  - ❑ fissando una mira e avendo cura di mantenere la testa ferma
- Leggere un libro:
  - ❑ avvicinarlo e allontanarlo ripetutamente ma mantenendolo sempre a fuoco
  - ❑ seguirlo mentre lo si muove lentamente e continuamente da destra a sinistra
- Alzarsi e sedersi ripetutamente mentre si legge un libro

IN PIEDI

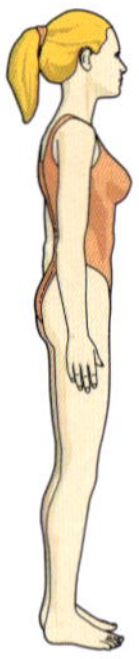

- Rilassarsi e controllare la respirazione
- Rimanere in piedi senza perdere l'equilibrio davanti allo specchio fissando una delle mire poste sullo specchio stesso e seguendo i comandi del terapista che indica quale mira guardare

CAMMINO

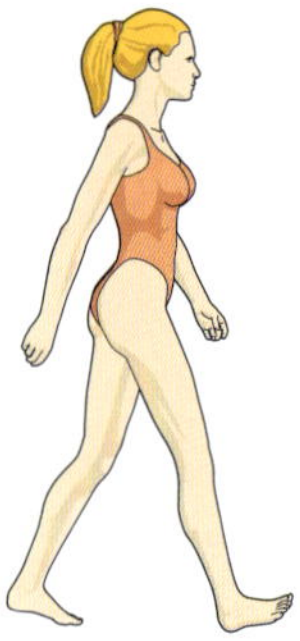

- Camminare sul posto controllando nello specchio la posizione e la coordinazione:
  - ❑ sul pavimento
  - ❑ sulla gomma
- Camminare sul posto sulla gomma con gli occhi chiusi
- Camminare sul posto accentuando le sincinesie, prima con occhi aperti, poi con occhi chiusi:
  - ❑ sul pavimento
  - ❑ sulla gomma
- Camminare avanti, girarsi e tornare indietro, prima normalmente, poi sulle punte, poi sui talloni:
  - ❑ ruotando la testa a destra e a sinistra
  - ❑ ruotando la testa ma continuando a fissare una mira posta davanti a sé
  - ❑ ruotando la testa per guardare delle mire secondo i comandi del terapista
- Camminare avanti e indietro leggendo un libro
- Rilassarsi e controllare la respirazione

A1.1.3 Home training

Questa fase prevede che il paziente esegua a casa, generalmente due volte al giorno, pochi e semplici esercizi che hanno lo scopo di mantenere un'adeguata gestione dei problemi di equilibrio (Tab. A1.4). Nella tabella A1.4 sono elencati vari esercizi tra cui il terapeuta seleziona quelli più adatti per ciascun paziente al fine del mantenimento dei risultati ottenuti nella fase di *training*. Nel riquadro A1.1 è illustrato un esempio di batterie di esercizi di *home training*.

Tabella A1.4 Fase di *home training*: protocollo MCS di riabilitazione vestibolare

IN POSIZIONE SUPINA

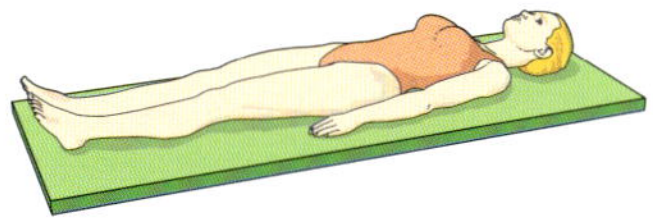

- Muovere gli occhi nelle quattro direzioni:
  - ❑ in alto
  - ❑ in basso
  - ❑ a destra
  - ❑ a sinistra
- Muovere la testa nelle varie direzioni:
  - ❑ flessoestensione
  - ❑ rotazione destra e sinistra
  - ❑ inclinazione destra e sinistra
- Ruotare da un fianco all'altro
- Sedersi e ritornare supino:
  - ❑ fissando un punto con la testa ruotata a destra
  - ❑ fissando un punto con la testa ruotata a sinistra
  - ❑ fissando il soffitto

IN POSIZIONE SEDUTA

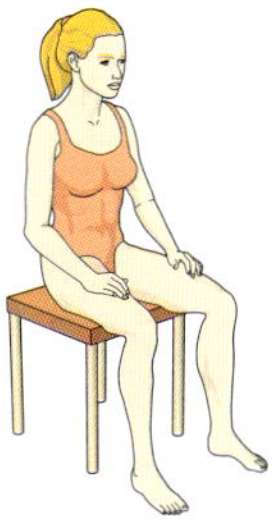

- Muovere la testa in rotazione, flessoestensione e inclinazione:
  - ❑ senza fissare alcuna mira
  - ❑ fissando una mira
- Piegarsi e portare il naso sul ginocchio destro e poi sul sinistro, curando le fasi della respirazione
- Mobilizzare la cintura pettorale di ciascun lato
- Piegarsi a raccogliere un oggetto e sollevarlo sopra la testa continuando a fissarlo
- Impugnando un bastone all'altezza dello sterno, ruotare il tronco a destra e a sinistra:
  - ❑ senza fissare alcuna mira
  - ❑ fissando alcune mire come si faceva con il terapista
  - ❑ fissando una mira e avendo cura di mantenere la testa ferma
- Fissare il proprio indice:
  - ❑ avvicinarlo e allontanarlo ripetutamente ma mantenendolo sempre a fuoco
  - ❑ seguirlo mentre lo si muove lentamente e continuamente da destra a sinistra
- Alzarsi e sedersi ripetutamente:
  - ❑ senza fissare nessuna mira
  - ❑ fissando la mira come si faceva con il terapista

▶

Tabella A1.4 Fase di *home training*: protocollo MCS di riabilitazione vestibolare *(seguito)*

IN PIEDI 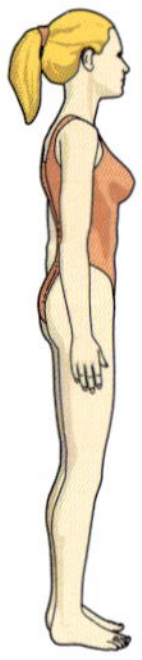	– In equilibrio davanti allo specchio modificare la base di appoggio: ❑ divaricando gli arti inferiori ❑ unendo gli arti inferiori ❑ mettendo un piede davanti all'altro (se possibile) – In equilibrio davanti allo specchio ruotare la testa e flettoestenderla mentre contemporaneamente si modifica la base di appoggio: ❑ divaricando gli arti inferiori ❑ unendo gli arti inferiori ❑ mettendo un piede davanti all'altro (se possibile) – In equilibrio davanti allo specchio ruotare la testa e flettoestenderla fissando una mira posta sullo specchio, mentre contemporaneamente si modifica la base di appoggio: ❑ divaricando gli arti inferiori ❑ unendo gli arti inferiori ❑ mettendo un piede davanti all'altro (se possibile) – Impugnando il bastone ruotare il tronco a destra e a sinistra, prima senza fissare alcuna mira, poi fissando delle mire come si faceva con il terapista, quindi ruotare solo il tronco mantenendo la testa ferma e fissando una mira
CAMMINO 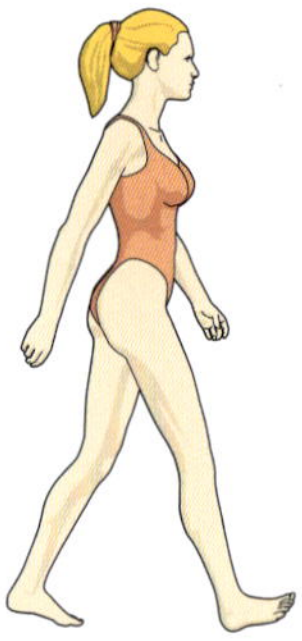	– Controllando la posizione e la coordinazione nello specchio, camminare sul posto: ❑ sul pavimento ❑ sulla gomma – Camminare sulla gomma con gli occhi chiusi – Camminare sul posto accentuando le sincinesie, prima con occhi aperti, poi con occhi chiusi: ❑ sul pavimento ❑ sulla gomma – Camminare avanti, girarsi e tornare indietro, prima con gli occhi aperti, poi con gli occhi chiusi: ❑ normalmente ❑ sulle punte ❑ sui talloni – Impugnando un bastone all'altezza dello sterno, camminare ruotando il tronco a destra e a sinistra: ❑ senza fissare alcuna mira ❑ fissando delle mire come si faceva con il terapista ❑ fissando una mira, avendo cura di mantenere la testa ferma e curando la respirazione – Camminare avanti, girarsi e tornare indietro, prima normalmente, poi sulle punte, poi sui talloni: ❑ ruotando la testa a destra e a sinistra ❑ ruotando la testa ma continuando a fissare una mira posta davanti a sé ❑ ruotando la testa per guardare delle mire come si faceva con il terapista

RIQUADRO A1.1
Home training

Di seguito è illustrato un esempio di batterie di esercizi di *home training*.

POSIZIONE SUPINA

1) Muovere gli occhi nelle quattro direzioni: alto, basso, destra, sinistra.

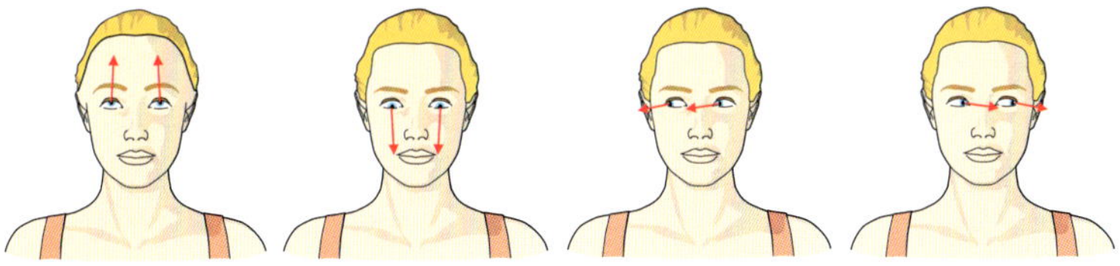

2) Muovere la testa nelle varie direzioni: flessoestensione, rotazione destra e sinistra, inclinazione laterale destra e sinistra (non mostrata).

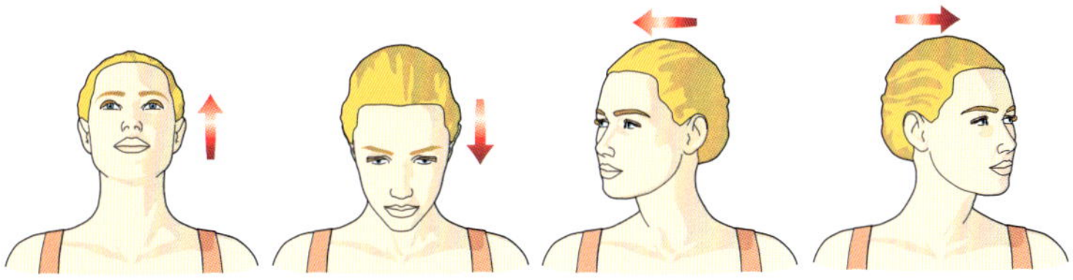

3) Ruotare da un fianco all'altro.

DALLA POSIZIONE SUPINA A QUELLA SEDUTA

4) Fissare un punto e passare dalla posizione supina a quella seduta e viceversa.

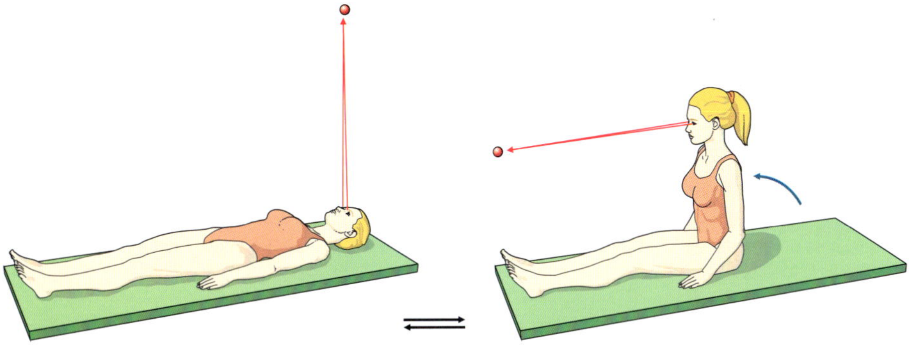

5) Da supini, ruotare il capo a destra e, fissando un punto, ritornare seduti, poi ancora supini.

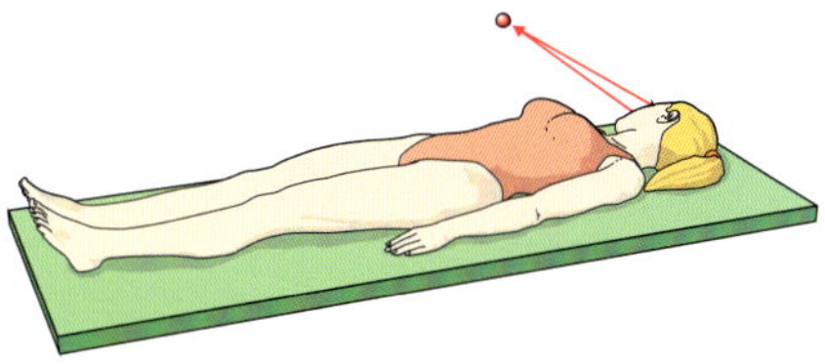

6) Da supini, ruotare la testa a sinistra e, fissando un punto, ritornare seduti, poi ancora supini.

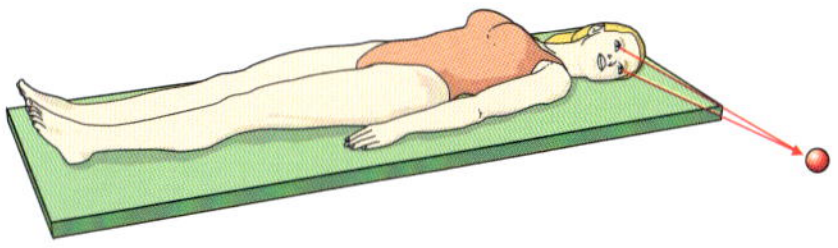

POSIZIONE SEDUTA

7) Muovere il capo in flessoestensione, rotazione, inclinazione laterale prima senza fissare alcuna mira, poi fissando un punto fisso.

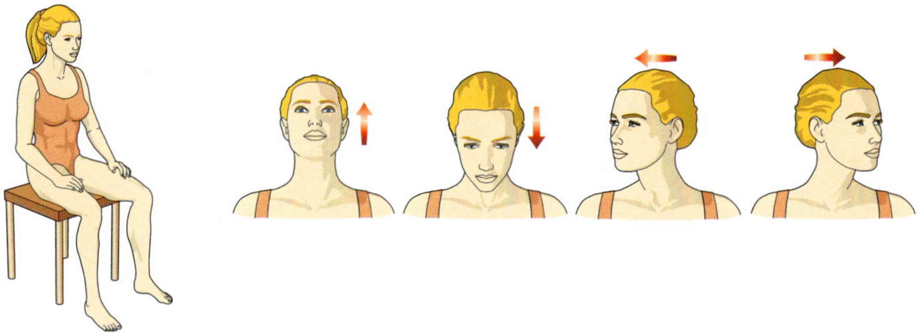

8) Piegarsi e portare il naso sul ginocchio destro, poi sul sinistro, curando le fasi della respirazione.
9) Mobilizzare la cintura pettorale.
10) Piegarsi a raccogliere un oggetto e sollevarlo sopra la testa continuando a fissarlo.

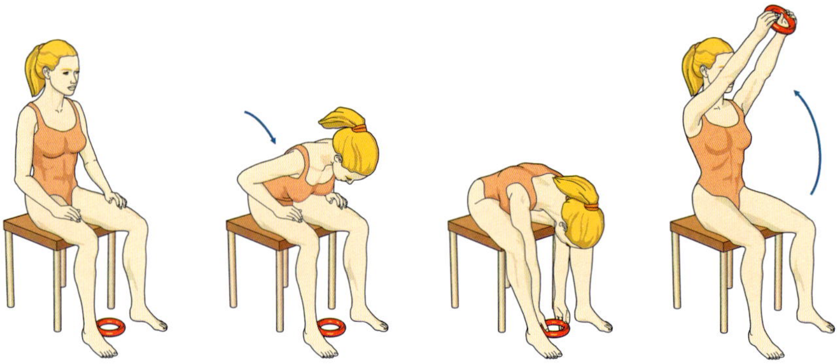

11) Impugnando un bastone all'altezza dello sterno, ruotare il tronco a destra e a sinistra, prima senza fissare alcuna mira, poi fissando alcune mire, infine ruotando solo il tronco e mantenendo la testa ferma con lo sguardo fisso su una mira.

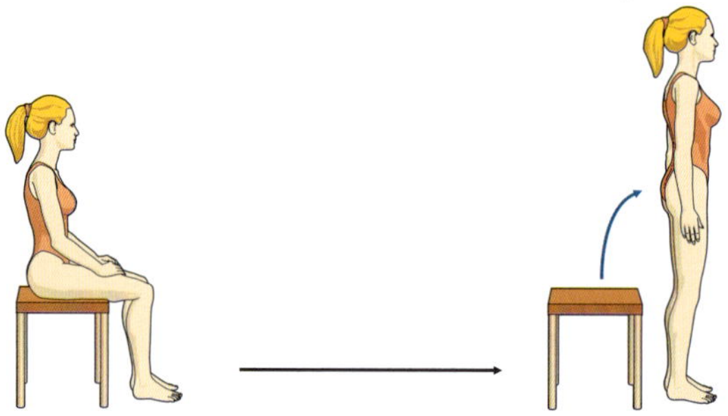

12) Fissare il proprio indice, avvicinandolo e allontanandolo ripetutamente ma mantenendolo sempre a fuoco, quindi seguirlo mentre lo si muove lentamente e continuamente da destra a sinistra.
13) Alzarsi e sedersi ripetutamente dapprima senza fissare nessuna mira poi fissando una mira.

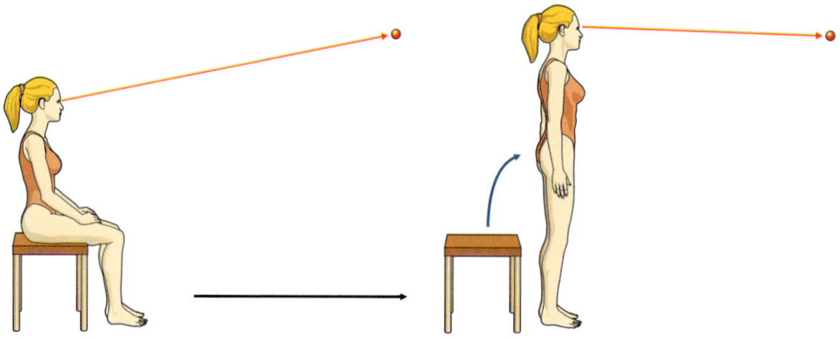

POSIZIONE ERETTA

14) In equilibrio davanti allo specchio modificare la base d'appoggio: dapprima con i piedi divaricati, poi paralleli, quindi ravvicinati, infine, se possibile, in tandem.

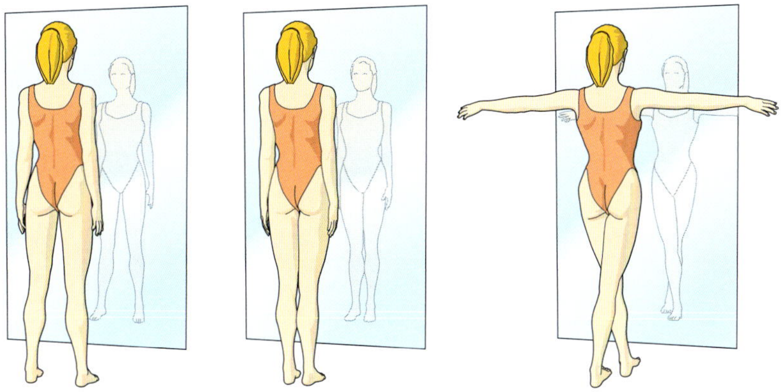

15) Prima fissarsi nello specchio, poi eseguire gli stessi esercizi del punto 14 ruotando la testa e flettoestendendola ripetutamente.
16) Ripetere di nuovo gli esercizi del punto 14 fissando una mira posta sullo specchio.
17) Impugnando un bastone ruotare il tronco a destra e a sinistra, prima senza fissare alcuna mira, poi fissando delle mire, quindi ruotando solo il tronco mantenendo la testa ferma e lo sguardo fisso su una mira.

CAMMINO

18) Camminare sul posto controllando la posizione e la coordinazione nello specchio, prima sul pavimento, poi sulla gomma.
19) Camminare sulla gomma con gli occhi chiusi.
20) Camminare sul posto accentuando le sincinesie, prima con occhi aperti, poi con occhi chiusi, prima sul pavimento poi sulla gomma.

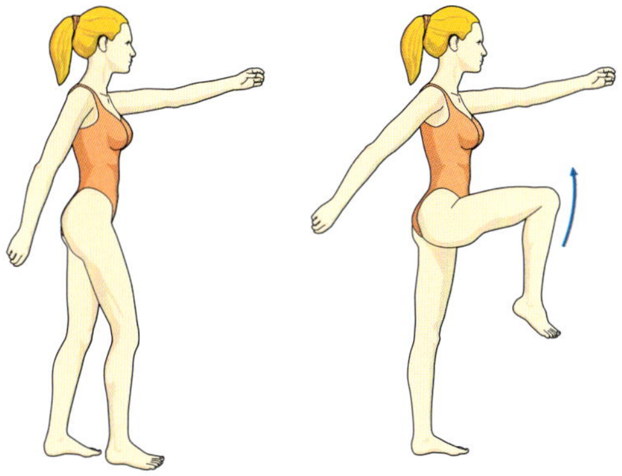

21) Camminare in avanti, ruotare su se stessi e tornare indietro, prima normalmente, poi sulle punte, poi sui talloni. Iniziare con gli occhi aperti, poi con gli occhi chiusi.
22) Impugnando un bastone all'altezza dello sterno camminare ruotando il tronco a destra e a sinistra, prima senza fissare alcuna mira, poi fissando delle mire, quindi ruotando solo il tronco e mantenendo la testa ferma con lo sguardo fisso su una mira (curando la respirazione).
23) Camminare avanti e indietro (ruotando al termine), prima normalmente, poi sulle punte, poi sui talloni ruotando il capo a destra e sinistra, quindi ruotando il capo ma mantenendo lo sguardo fisso su una mira posta davanti a sé, infine ruotando la testa per guardare varie mire.

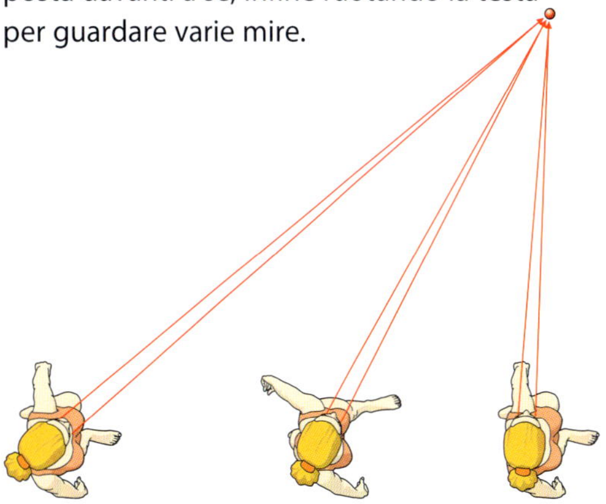

BIBLIOGRAFIA

1. Cawthorne T. The physiological basis of head exercises. J Chart Soc Physiother 1944; 30: 106-7.
2. Cooksey FS. Rehabilitation in vestibular injuries. Proc R Soc Med 1946; 39: 273-8.
3. Dix MR. Treatment of vertigo. Physiotherapy 1974; 60: 380-4.
4. Norrè ME. Posture in otoneurology. Acta Otorhinolaryngol Belg 1990; 44(2-3): 55-364.
5. Cesarani A, Alpini DC. Vertigo and Dizziness Rehabilitation. The MCS Method. Heidelberg: Springer; 1999.
6. Alpini DC, Cesarani A, Brugnoni G. Vertigo Rehabilitation Protocols. Milano: Springer; 2014.

Appendice 2
Terapia farmacologica

La terapia farmacologica va distinta in sintomatica e specifica, eziologica e patogenetica: una terapia risulta tanto più efficace ed efficiente quanto meglio riesce a sedare i sintomi, bloccare il meccanismo patogenetico e curare la causa di vertigine, instabilità e disequilibrio.

Pertanto, è opportuno illustrare il complesso substrato neurochimico del sistema vestibolare per utilizzare in modo adeguato le molteplici sostanze proposte in letteratura.

A2.1 NEUROTRASMETTITORI E FARMACI

L'attività neurochimica del sistema vestibolare è gestita da numerosi neurotrasmettitori che attivano complesse reti sinaptiche interagenti tra loro. I neurotrasmettitori più rappresentati nelle varie strutture che costituiscono il sistema vestibolare e, in particolare, l'arco trineurale tra le cellule ciliate labirintiche e i nuclei oculomotori o spinali, sono:

- **glutammato**: è il più importante neurotrasmettitore eccitatorio;
- **acetilcolina** (ACh): è un agonista sia periferico sia centrale che interessa i recettori muscarinici e nicotinici;
- **acido γ-aminobutirrico** (GABA): è un neurotrasmettitore inibitorio;
- **glicina**: è un neurotrasmettitore inibitorio.

A2.1.1 Acetilcolina

È presente a livello della giunzione tra nervo vestibolare e nuclei vestibolari, nella sostanza reticolare attivante pontina paramediana e nei sistemi di controllo vestibolospinali. Recettori colinergici si trovano nelle sinapsi tra fibre muscoidi e corteccia cerebellare e, probabilmente, nelle sinapsi delle cellule di Golgi (grandi neuroni stellati). Le vie vestibolospinali sono colinergiche.

I principali farmaci che agiscono sulle vie colinergiche del sistema vestibolare sono:

- **citicolina**: citidinnucleotide intermedio nella biosintesi di lecitine, sfingomieline e fosfatidiletanolamine. Agisce sull'attività della sostanza reticolare ascendente e del fascio piramidale, incrementando il flusso ematico cerebrale;
- **antistaminici**: hanno per lo più attività anticolinergica tale da inibire le sinapsi tra nervo vestibolare e nuclei vestibolari e determinare la riduzione della risposta vestibolare (vestibolo-soppressione);
- **scopolamina**: antimuscarinico utilizzato per via transdermica; riduce l'informazione vestibolare periferica e inibisce la sostanza reticolare attivante. Ha anche una potente azione antiemetica espletata attraverso l'inibizione della *Chemosensitive Trigger Zone* (CTZ) e pertanto si può utilizzare come sintomatico nelle fasi acute e, soprattutto, nelle cinetosi; l'uso prolungato ha effetto vestibolo-inibitore e quindi rallenta il recupero funzionale delle lesioni vestibolari periferiche.

A2.1.2 Dopamina

È presente a livello dell'asse rubronigrostriato e della CTZ. I farmaci che agiscono sulle vie dopaminergiche sono:

- **metoclopramide** e **domperidone**: sono antidopaminergici e quindi hanno azione antiemetica. Pertanto possono essere utilizzati nelle crisi acute di vertigine;
- **sulpiride** e **L-sulpiride**: sono antidopaminergici che combinano l'inibizione vestibolare e della CTZ e quindi hanno una specifica indicazione nel trattamento sintomatico delle vertigini acute. La L-sulpiride al minor dosaggio possibile può essere impiegata nelle forme croniche quando queste sono caratterizzate da eccesso di informazioni periferiche disturbanti come nelle disfunzioni della colonna vertebrale sovrapposte a quelle vestibolari. Tale sostanza, infatti, riduce l'attività integrativa della sostanza nucleoreticolare; tuttavia, si ricordi che stimola fortemente la produzione della prolattina e quindi da un lato la galattorrea è il principale effetto collaterale e dall'altro l'uso prolungato è controindicato in pazienti affetti da patologia mammaria. Infine, l'uso prolungato o dosaggi elevati possono rallentare il recupero funzionale delle vestibolopatie periferiche;
- **fenotiazinici**: hanno una marcata attività sia anticolinergica sia antidopaminergica e quindi sono anch'essi molto efficaci nell'inibire la CTZ bulbare e la sintomatologia vertiginosa acuta.

A2.1.3 Catecolamine

La sostanza reticolare inibente è sostanzialmente adrenergica, il *locus caeruleus* è noradrenergico.

Sulle vie catecolaminergiche agiscono farmaci **antidepressivi noradrenergici**, come, per esempio, la duloxetina. Possono talora trovare indicazione nei casi in cui il danno vestibolare si sovrappone a sindrome depressiva. In tal caso, l'azione noradrenergica può facilitare il recupero vestibolare.

A2.1.4 Acido γ-aminobutirrico

L'acido γ-aminobutirrico (GABA) è uno dei principali neurotrasmettitori cerebellari (cellule di Golgi, stellate, di Purkinje e a canestro) e il principale neuromediatore delle vie cerebellovestibolari e delle connessioni internucleari. In particolare, regola l'inibizione cerebellovestibolare.

I farmaci che agiscono sulle vie GABAergiche sono:

- **benzodiazepine** (BDZ); sono i principali GABAergici e agiscono facilitando l'attività inibitoria GABA-mediata del cervelletto, attivando le vie internucleari inibitrici e interferendo con le vie glicinergiche;
- **gabapentin** e **pregabalin**: trovano indicazione soprattutto per ridurre l'oscillopsia causata dal nistagmo acquisito da lesione vestibolare centrale, come per esempio nella sclerosi multipla.

A2.1.5 Istamina

I recettori istaminergici sono pre- o postsinapticamente localizzati sulle cellule vestibolari, sia come recettori postsinaptici H1 e H2, sia come presinaptici H3.

I farmaci che agiscono sulle vie istaminergiche sono:

- **dimenidrato**: antistaminico (H1) e antimuscarinico. Ha pertanto azione antiemetica e antivertiginosa. Trova indicazione nelle fasi acute e nelle cinetosi. L'uso prolungato può rallentare il compenso delle lesioni vestibolari periferiche;
- **betaistina**: porterebbe alla facilitazione della neurotrasmissione istaminergica stimolando direttamente i recettori H1 e facendo aumentare il rilascio di istamina dalle terminazioni nervose così da bloccare i recettori H3 e aumentare il flusso ematico labirintico istamino-mediato. L'interazione con i recettori istaminergici gastrici aumenta la secrezione acida e quindi può facilitare la nausea che spesso accompagna le vertigini;
- **prometazina**: ha un'azione complessa sia antistaminica (H1) sia antidopaminergica (D2) e antimuscarinica. Pertanto, è un potente sintomatico nelle crisi acute di vertigine con vomito;
- **tietilperazina** e **proclorperazina**: appartengono alla classe dei fenotiazinici. Hanno un'azione complessa antistaminica (H1), antidopaminergica (D2) e antimuscarinica. Sono potenti sintomatici nelle crisi acute di vertigine con vomito.

A2.1.6 Serotonina (5HT3)

I neuroni serotoninergici sono localizzati prevalentemente nel tronco encefalico e sono distinti nei due gruppi principali pontomesencefalico (rostrale) e bulbare (caudale).

Il sistema serotoninergico:

- controlla la soglia di eccitabilità di altri sistemi neurotrasmettitoriali, in particolare nell'inibizione del *locus caeruleus* noradrenergico e dei neuroni mesolimbici dopaminergici;
- regola i ritmi circadiani tramite la melatonina della quale è infatti il precursore;
- regola il comportamento alimentare;
- modula latenza, intervallo e durata degli episodi di sonno REM e i fenomeni motorî REM-dipendenti;
- regola il comportamento sessuale;
- modula la soglia dolorifica, probabilmente per interazione con il sistema endorfinico;
- regola la temperatura corporea;
- controlla la modulazione e l'integrazione degli stimoli sensoriali.

L'azione dei farmaci serotoninergici nei pazienti affetti da vertigine dipende dalla complessità delle interazioni con gli altri sistemi neurotrasmettitoriali e dalla modulazione sensoriale della 5HT. I farmaci che agiscono sulle vie serotoninergiche sono:

- **amitriptilina**: a basso dosaggio ha anche un'azione regolatrice del sonno, della soglia del dolore e miorilassante;
- **clomipramina** e **imipramina**: trovano specifica indicazione nella vertigine fobica posturale, dove i disturbi dell'equilibrio dipendono dal sovrapporsi di aspetti fobici all'instabilità posturale;
- **citalopram**: ha specifica indicazione nei pazienti in cui vertigine e disequilibrio si sovrappongono a crisi d'ansia e soprattutto ad attacchi di panico.

A2.2 TERAPIA SINTOMATICA

La terapia sintomatica è rivolta a ridurre i sintomi propri vestibolari (vertigine e disequilibrio) e l'attivazione neurovegetativa (nausea e vomito).

A2.2.1 Farmaci vestiboloplegici

Sono sostanze che inibiscono l'attività dei nuclei vestibolari o delle vie vestibolocorticali, riducendo la percezione della vertigine, o delle vie vestibolomotorie, riducendo l'oscillopsia provocata dal nistagmo e l'instabilità causata dallo squilibrio vestibolospinale antigravitario:

- **antistaminici**: dimenidrato, ciclizina e difenidramina. Tra gli effetti collaterali più importanti si ricordano turbe dell'accomodazione visiva, xerostomia e sonnolenza. Un eventuale uso prolungato può facilitare uno stato depressivo;
- **difenilpiperazine**: cinnarizina e flunarizina. Sono sostanze complesse con effetti antistaminici, calcio-antagonisti e quindi lievemente stabilizzatori di membrana ed emoreologici sul microcircolo labirintico. È indispensabile essere molto prudenti nei trattamenti prolungati, soprattutto negli anziani, in quanto inducono depressione e sindromi extrapiramidali;
- **anticolinergici**: scopolamina per via transdermica. Viene utilizzata soprattutto per le cinetosi. Tra gli effetti collaterali più comuni bisogna segnalare una difficoltà di accomodazione visiva che può prolungarsi anche per alcuni giorni dopo l'interruzione dell'assunzione del farmaco;
- **fenotiazine**: hanno talora effetti collaterali importanti, come depressione nervosa, ipotensione ortostatica, sindromi extrapiramidali, dermatosi da fotosensibilizzazione. Sono impiegate soprattutto prometazina, proclorperazina e trimetobenzamide;
- **benzodiazepine** (BDZ): sono farmaci di largo impiego perché, se utilizzati a basso dosaggio, presentano scarsi effetti collaterali, che potenzialmente sono ipotonia muscolare, disartria, atassia, turbe del *visus* e depressione dei centri del respiro e del ritmo cardiaco. In fase acuta contribuiscono a ridurre l'attivazione ansiosa che spesso accompagna gli attacchi di vertigine e nelle forme cervicogeniche sono utilizzate anche per il loro effetto miorilassante. Con l'assunzione prolungata si deve essere molto attenti nella scelta della molecola specifica e nel dosaggio perché se si riesce a far prevalere l'effetto stabilizzante di membrana (scegliendo principalmente diazepam e clonazepam) si può avere un buon effetto preventivo nelle vertigini ricorrenti, mentre con

altre molecole o con dosaggi elevati vengono a prevalere gli effetti inibitori GABAergici che rallentano il compenso vestibolare sia per il potenziamento inibitorio cerebellovestibolare sia per la riduzione del tono muscolare antigravitario, facilitando quindi un disequilibrio cronico;
- **betaistina**: è un farmaco particolarmente utilizzato nei disturbi vertiginosi in senso lato e spesso al posto di terapie più specifiche. In fase acuta, stimolando la secrezione acida gastrica, non svolge azione antiemetica;
- **L-sulpiride**: si tratta di una molecola complessa, principalmente antidopaminergica, che può svolgere una potente azione sintomatica su vertigine, sintomatologia neurovegetativa e reazione ansiosa di accompagnamento. Va utilizzata con prudenza nei pazienti affetti da cardiopatie (Tab. A2.1).

A2.2.2 Farmaci antiemetici

Vertigine e disequilibrio in fase acuta si accompagnano frequentemente a nausea e vomito oltre che a sudorazione profusa e talora diarrea. Il disequilibrio cronico si associa spesso anche a una sensazione di nausea di fondo meno violenta ma pervasiva. Pertanto, in fase acuta si privilegiano farmaci per via rettale o intramuscolare, mentre in fase cronica per via orale. La somministrazione endovenosa è abitualmente una scelta terapeutica eseguita in pronto soccorso.

In fase acuta la **tietilperazina** per via rettale o la **metoclopramide** per via intramuscolare sono validi farmaci sintomatici adeguati alle cure domiciliari.

Per la nausea da cinetosi la **scopolamina** transdermica è di facile utilizzo.

Per i sintomi della fase cronica si possono utilizzare antistaminici, come il **dimenidrato**, o antidopaminergici, coma la **L-sulpiride**, ricordando, però, che in caso di uso prolungato o di dosaggi elevati, oltre agli effetti collaterali propri dei farmaci, si può verificare un rallentamento del recupero funzionale della lesione vestibolare (Tab. A2.2).

A2.3 TERAPIA SPECIFICA

Il paziente ha la necessità che i sintomi vengano ridotti al massimo e il più presto possibile; tuttavia, una cura completa prevede, se possibile, che siano trattate anche le cause (terapia eziologica) e i meccanismi lesionali (terapia patogenetica) e che si facilitino i meccanismi neurofisiologici di recupero funzionale.

A2.3.1 Farmacoterapia eziologica

Gli antibiotici sono i farmaci impiegati nella terapia eziologica della **labirintite batterica otogena**, peraltro oggi molto rara. Ancora più raramen-

Tabella A2.1 Dosi, effetti collaterali, classe farmacologica e precauzioni dei farmaci antivertiginosi sintomatici vestiboloplegici

Farmaco	*Dose*	*Effetti collaterali*	*Classe farmacologica*	*Effetti collaterali e controindicazioni*
Meclizina	25-50 mg /4-6 h	Sedazione	Antistaminico, anticolinergico	Ipertrofia prostatica
Lorazepam	0,5 mg 2 volte al giorno	Modesta sedazione	Benzodiazepine (BDZ)	Dipendenza da BDZ
Clonazepam	0,5 mg 2 volte al giorno	Modesta sedazione	Benzodiazepine (BDZ)	Dipendenza da BDZ
Dimenidrinato	50 mg/4-6 h	Sedazione	Antistaminico, anticolinergico	Ipertrofia prostatica
Diazepam	10 gocce (5 mg/mL) p.o. 10 mg i.m.	Sedazione	Benzodiazepine (BDZ)	Dipendenza da BDZ, glaucoma
Amitriptilina	10-50 mg p.o.	Sedazione	Antistaminico, anticolinergico	Aritmie cardiache
Betaistina	16 mg/8 h	Pirosi gastrica	Istaminergico	Problemi gastrici

i.m.., via intramuscolare; p.o., via bocca.

Tabella A2.2 Dosi, effetti collaterali, classe farmacologica e precauzioni dei farmaci antivertiginosi sintomatici antiemetici

Farmaco	*Dose*	*Effetti collaterali*	*Classe farmacologica*	*Effetti collaterali e controindicazioni*
Droperidolo	2,5 o 5 mg sublinguale	Sedazione, ipotensione	Neurolettico	Insufficienza cardiaca, effetti extrapiramidali
Metoclopramide	10 mg p.o./8 h 10 mg i.m.	Effetti extrapiramidali	Antagonista della dopamina	Discinesie, effetti extrapiramidali
Ondansetron	4-8 mg p.o./8 h		Antagonista di 5HT3	Epatopatia
Proclorperazina	5 mg o 10 mg i.m. o p.o./6-8 h	Effetti extrapiramidali	Fenotiazinico	Agitazione psicomotoria e depressione, ritenzione urinaria
Prometazina	12,5 mg p.o./6-8 h 12,5 mg i.m./6-8 h	Effetti extrapiramidali	Fenotiazinico	Sonnolenza, ritenzione urinaria
Tietilperazina	10 mg rettale/12 h	Effetti extrapiramidali	Fenotiazinico	Discinesie, effetti extrapiramidali

i.m., via intramuscolare; p.o., via orale; SHT3, serotonina.

te è necessaria la bonifica chirurgica dell'infezione dell'orecchio medio e interno.

Per le **neuriti vestibolari virali**, si utilizza aciclovir alla dose di 10 mg/kg per via endovenosa (e.v.) per 3-5 giorni in caso di *herpes zoster oticus* oppure, nelle forme meno gravi ma piuttosto comuni, 800 mg per bocca tre volte al giorno per due settimane associate a prednisolone per via intramuscolare (i.m.) o per via orale (p.o.) a dosaggi relativamente elevati (40-60 mg/*die*) per alcuni giorni: quanto più è precoce la terapia eziologica, tanto più breve sarà la durata della terapia steroidea. Se si associa sordità improvvisa trova indicazione l'ossigenoterapia iperbarica.

Come visto nel capitolo 2, l'irrorazione del labirinto è a prato terminale e quindi l'orecchio interno può essere danneggiato da lesioni ischemiche simili ad altre lesioni vascolari del sistema nervoso centrale. In questi casi gli schemi terapeutici sono simili sia in fase acuta sia per la prevenzione delle ricadute. Più specificatamente nelle **ischemie acute del labirinto** (*sindrome di Lyndsay-Hemenway*) è indicato l'utilizzo di farmaci neuroprotettivi, come magnesio solfato e.v., nimodipina, anche ad alto dosaggio, e steroidi.

In caso di **patologie autoimmuni dell'orecchio interno** si utilizzano gli steroidi, quali prednisone alla dose di 25-50 mg/*die* per i primi 10 giorni, per poi scalare alla minima dose di mantenimento possibile con uno schema molto simile a quello adottato nella polimialgia reumatica.

A2.3.2 Farmacoterapia patogenetica

L'**idrope endolinfatico** è il meccanismo patogenetico della malattia di Ménière, complessa patologia multifattoriale che richiede nel suo insieme un approccio terapeutico sistemico e non solo patogenetico. Per la terapia patogenetica, somministrata sostanzialmente in occasione di crisi acute, si utilizzano macromolecole ad azione osmotica, quali il mannitolo al 10% alla dose di 500 mL e.v. (250 mL/h) ogni 12 ore; nelle fasi di remissione sono consigliati diuretici tiazidici somministrati per via orale, che, oltre a favorire il drenaggio endolinfatico, determinano aumento del consumo di ossigeno delle cellule della stria vascolare, favorendo la dissociazione dell'adenosin trifosfato (ATP) in adenosin monofosfato ciclico (cAMP) e quindi aiutando il corretto funzionamento della pompa sodio/potassio. I diuretici tiazidici provocano un aumento del riassorbimento sodico a livello renale e possono causare, se usati per lungo tempo, ipotensione, ipocaliemia e parestesie diffuse. Vanno utilizzati al minor dosaggio possibile, per esempio idroclorotiazide 50 mg/*die* o a giorni alterni, e solo per il tempo necessario per impostare un'adeguata, seppure complessa, terapia patogenetica. Peraltro l'acetazolamide (250 mg 1-2 volte al dì), pur essendo un diuretico tiazidico, ha un'azione più globale sui sistemi di drenaggio cervicocefalici e può essere integrata, sempre al minor dosaggio possibile, in schemi terapeutici profilattici a lungo termine, eventualmente provvedendo a un'adeguata integrazione potassica.

Nei **conflitti neurovascolari dell'angolo pontocerebellare** è indispensabile ridurre l'ipereccitabilità "indotta" del nervo vestibolare e, pertanto, i farmaci di elezione sono gli stabilizzanti di membrana. Questi farmaci sono somministrati anche in caso di **parossismo vestibolare** in cui si ipotizza un'ipereccitabilità vestibolare "spontanea". I più utilizzati sono la carbamazepina (100-400 mg ogni 8-12 ore in relazione alla risposta individuale) o il clonazepam (0,5-1,0 mg/*die*).

Nella **vertigine emicranica** si adottano schemi terapeutici con farmaci che abbiano un'azione profilattica sia sull'emicrania sia sulla vertigine, come la flunarizina (5 mg/*die*) o la lamotrigina (100-200 mg/*die*).

Nelle **patologie vascolari** limitate all'orecchio interno o a maggior coinvolgimento cerebrovascolare trovano indicazione farmaci vasoattivi:

- **antiaggreganti piastrinici**, quali dipiridamolo, acido acetilsalicilico, ticlopidina e clopidrogel;
- **emoreologici**, quali la pentossifillina, che favorisce la deformabilità dei globuli rossi e ostacola l'aggregazione piastrinica, e la sulodexide, che riduce la viscosità ematica;
- **calcio-antagonisti**, quali nimodipina, cinnarizina e flunarizina, che svolgono attività stabilizzante di membrana e miolitica diretta con vasodilatazione locoregionale. La nimodipina differisce dagli altri calcio-antagonisti per la caratteristica selettività d'azione a livello del distretto cerebrale: la sua lipofilia le permette di oltrepassare con grande facilità la barriera ematoencefalica. La dilatazione dei vasi cerebrali e l'incremento del flusso ematico cerebrale indotto da nimodipina sono in genere più marcati e consistenti nei distretti cerebrali lesi e ipoperfusi, piuttosto che nelle aree sane.

A2.3.3 Farmacoterapia e recupero funzionale

Purtroppo è limitata la scelta di farmaci che abbiano la finalità di migliorare l'integrazione centrale e di rendere più stabili i risultati di un'eventuale terapia riabilitativa.

I farmaci consigliati sono:

- **nootropi** come piracetam e oxiracetam, appartenenti alla categoria dei racetam, sostanze che migliorano le *performance* cognitive stimolando un recettore (AMPA) del glutammato. In questo gruppo può rientrare anche la citicolina, intermediario della biosintesi della fosfatidilcolina;
- **inibitori dei recettori NMDA**, come amantadina e memantina, hanno un'azione più mirata nel recupero delle funzioni motorie vestibolospinali e vestiboloculomotorie e quindi sono un po' più specifici come terapia farmacologica di supporto alla riabilitazione. La memantina, in particolare, è indicata nel ridurre l'oscillopsia da nistagmo. Inibiscono la trasmissione citoneurale di NMDA, con effetto neuroprotettivo periferico e dopaminergico. Tuttavia, proprio in quanto dopaminergici, in relazione ai dosaggi e alla durata di somministrazione, possono facilitare la comparsa di episodi depressivi;
- **estratto titolato di *Gyngko biloba* (EGB 761)**; è un antagonista del fattore attivante le piastrine (*Platelet-Activating Factor*, PAF), mediatore intracellulare implicato nei processi di aggregazione piastrinica. In particolare, le sostanze attive sulle funzioni cerebrovascolari sono terpeni, polifenoli, flavonoidi estratti dalle foglie della pianta di *Gyngko biloba*. I flavonoidi hanno azione procognitiva, mentre la frazione terpenica ha azione vaso- e tessutoprotettiva.

Appendice 3
Norme comportamentali per i pazienti affetti da vertigine

Di seguito sono descritte alcune norme comportamentali generali, ma non generiche, che i pazienti affetti da vertigine in senso lato dovrebbero rispettare.

Ovviamente, queste norme vanno adattate e integrate per ogni specifico paziente in relazione alle condizioni di salute generale, all'età, al lavoro e alle abitudini di vita.

Nei singoli capitoli di questo libro vengono ricordate le norme più specifiche per i diversi tipi di vertigine.

A3.1 SCHEMA ZERO-DUE-CINQUE-SETTE-VENTI

Zero

- Assunzione di nicotina anche tramite sigarette elettroniche.
- Assunzione di droghe d'abuso.
- Consumo abituale di *soft drink* (bevande industriali gasate e dolci).
- Consumo abituale di cibi industriali in generale e di scatolame e conservati in particolare.
- Alimenti che aumentano l'acidità gastrica, almeno a cena, quali caffè, cibi piccanti, insaccati, superalcolici, cioccolato, agrumi, pomodori, brodo di carne e cipolla.
- Alimenti piccanti in generale e peperoncino in particolare.

Due

- Litri di liquidi naturali al giorno, di cui non più di mezzo litro di acqua gasata e privilegiando bevande ricche di vitamine, come le bibite a base di rosa canina, e di antiossidanti, come il tè verde. In linea di massima si consiglia: una tazza a colazione, tre bicchieri a pranzo, tre bicchieri a cena, cinque/sei bicchieri nell'arco della giornata.
- Piani di scale al giorno in salita, per migliorare il tono antigravitario, e in discesa, per migliorare la coordinazione visivovestibolosomatosensitiva (meglio utilizzando il corrimano in discesa per maggior sicurezza).

Cinque

- Porzioni di frutta e/o verdura fresche, eventualmente surgelate ma non in scatola, al giorno.

Sette

- Ore di sonno, coricandosi non oltre la mezzanotte.

Venti

- Minuti di attività fisica aerobica almeno a giorni alterni. Evitare la corsa e privilegiare il cammino

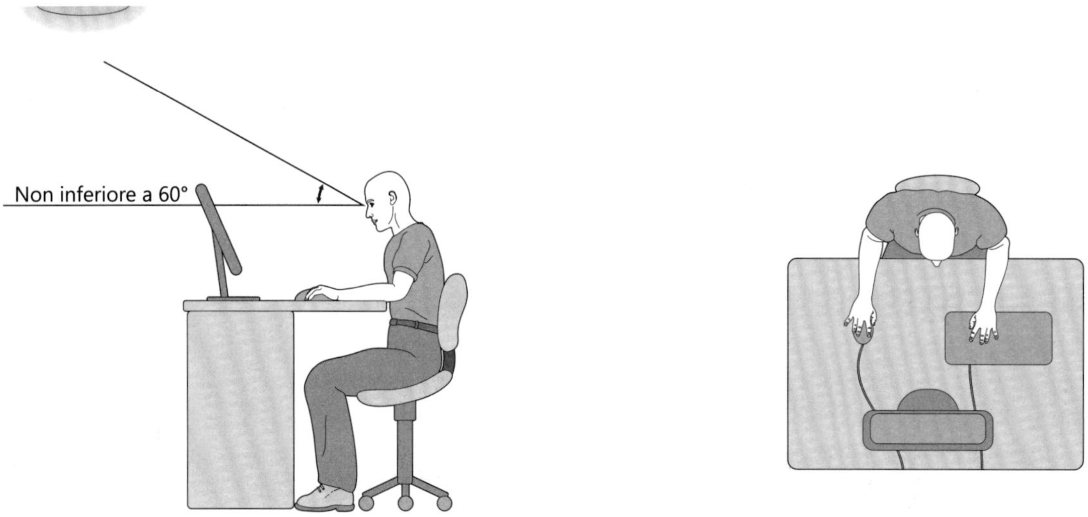

Figura A3.1 Corretta posizione da tenere lavorando al *personal computer.*

veloce, meglio se utilizzando i bastoncini per il *nordic walking* in modo da migliorare la sincronia del passo e la coordinazione respiratoria in movimento.
- Gradi di sollevamento della testa rispetto alla posizione abituale quando si dorme, meglio se ponendo un cuscinetto sotto al materasso oltre a quello abituale sotto il capo.
- Secondi di mobilizzazione del collo e delle spalle ogni 20 minuti quando si mantiene una posizione fissa della testa, per esempio lavorando al *personal computer* o guardando il *tablet.*

A3.2 IGIENE POSTURALE

- Curare la posizione di lavoro al *personal computer* (testa lievemente flessa in avanti, avambracci appoggiati, schiena appoggiata al sedile, piedi appoggiati a terra) (Fig. A3.1); utilizzare uno specifico rialzo quando si lavora con *notebook* o *tablet* e comunque mobilizzare periodicamente (20 secondi ogni 20 minuti) collo e spalle. La posizione è quella stabilita anche dal D. Lgs. 81/08 Allegato XXXIV – Videoterminali (Riquadro A3.1) che regola in modo specifico anche le condizioni di illuminazione dell'ambiente lavorativo.
- In piscina alternare gli stili di nuoto.
- In palestra:
  - evitare pesi sia da supino sia da seduto;
  - eseguire gli esercizi a terra sempre con un cuscinetto sotto la testa;
  - evitare esercizi di ginnastica che mettano in tensione il collo.
- Evitare l'estensione prolungata della testa soprattutto se con le braccia alzate.
- Evitare di salire le scale ed estendere la testa.
- Guardare la televisione mantenendo una posizione diritta.
- Non dormire sul divano.
- Dal parrucchiere evitare l'iperestensione della testa e che la bacinella per il lavaggio dei capelli prema la nuca.
- Evitare massaggi, manipolazioni e qualsiasi trattamento fisico manuale strumentale del collo da C0 a C3-4.
- Praticare ginnastica cervicale autogestita (Figg. A3.2-A3.6) almeno una volta al giorno. Attenzione: questa ginnastica è da evitare nelle fasi acuta e subacuta delle vertigini rotatoria labirintica, cervicogenica e posizionale.

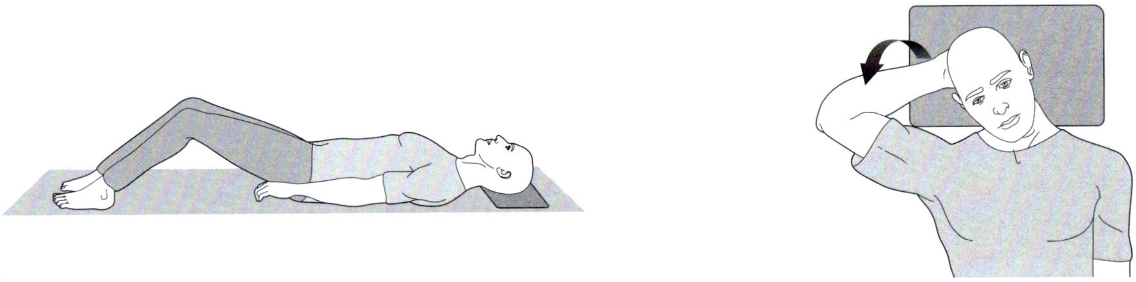

a b

Figura A3.2 Esercizi di ginnastica cervicale autogestita. **a**, Posizione supina con gli arti inferiori piegati e i piedi a terra. **b**, Lenta e graduale inclinazione laterale del collo con l'aiuto della mano. Mantenere la posizione per 4/5 secondi e passare all'inclinazione dalla parte opposta. Ripetere l'esercizio effettuando 5/6 inclinazioni per lato.

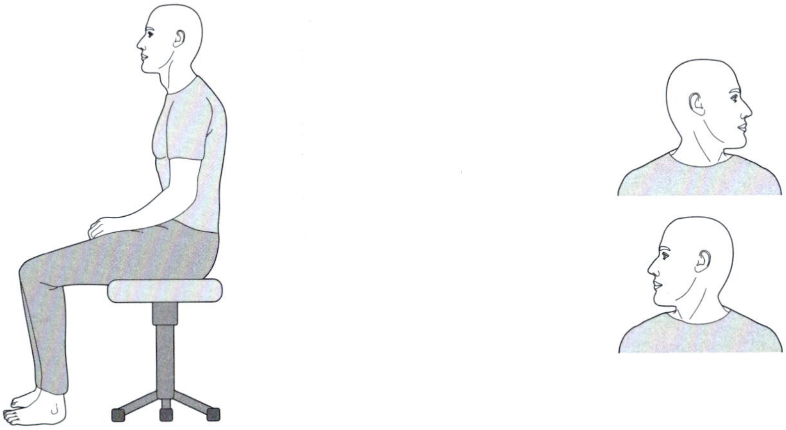

a b c

Figura A3.3 Esercizi di ginnastica cervicale autogestita. **a**, Posizione seduta, mani appoggiate sulle cosce, piedi ben appoggiati a terra. **b-c**, Lente e graduali rotazioni del collo verso sinistra e verso destra cercando di guardare dietro la spalla. Eseguire 15 rotazioni per lato.

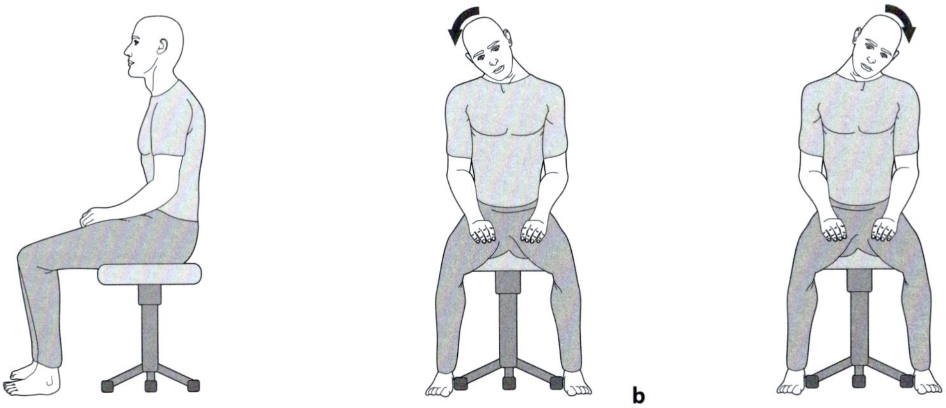

a b c

Figura A3.4 Esercizi di ginnastica cervicale autogestita. **a**, Posizione seduta, mani appoggiate sulle cosce, piedi ben appoggiati a terra. **b-c**, Lente e graduali inclinazioni del collo verso destra e verso sinistra avvicinando l'orecchio alla spalla omolaterale. Eseguire 15 inclinazioni per lato.

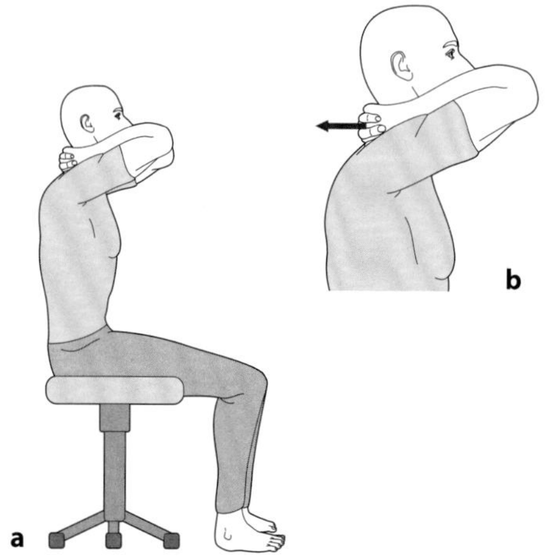

Figura A3.5 Esercizi di ginnastica cervicale autogestita. **a**, Posizione seduta, mani una sopra l'altra collocate dietro il collo. **b**, Spingere il collo verso le mani con intensità gradualmente crescente e poi rilasciare. La contrazione, senza spostamento, deve essere mantenuta per 5 secondi. Fare attenzione a che la spinta venga applicata sul collo e non sulla nuca. Eseguire l'esercizio per 6/8 volte.

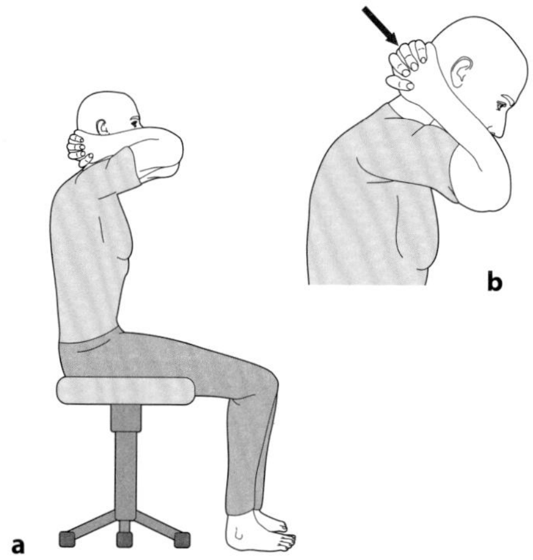

Figura A3.6 Esercizi di ginnastica cervicale autogestita. **a**, Posizione seduta, mani una sopra l'altra collocate dietro il collo un po' più verso la nuca rispetto all'esercizio della figura A3.5. **b**, Spingere le mani verso il collo con intensità gradualmente crescente e poi rilasciare. La contrazione, senza spostamento, deve essere mantenuta per 5 secondi. Eseguire l'esercizio per 6/8 volte.

RIQUADRO A3.1
D. Lgs. 81/08 ALLEGATO XXXIV – VIDEOTERMINALI: REQUISITI MINIMI

OSSERVAZIONE PRELIMINARE

Gli obblighi previsti dal presente allegato si applicano al fine di realizzare gli obiettivi del titolo VII.
I requisiti minimi previsti dal presente allegato si applicano anche alle attività di cui all'articolo 3, comma 7.

1. ATTREZZATURE

a) Osservazione generale.
L'utilizzazione in sé dell'attrezzatura non deve essere fonte di rischio per i lavoratori.

b) Schermo.
La risoluzione dello schermo deve essere tale da garantire una buona definizione, una forma chiara, una grandezza sufficiente dei caratteri e, inoltre, uno spazio adeguato tra essi.
L'immagine sullo schermo deve essere stabile; esente da farfallamento, tremolio o da altre forme di instabilità.
La brillanza e/o il contrasto di luminanza tra i caratteri e lo sfondo dello schermo devono essere facilmente regolabili da parte dell'utilizzatore del videoterminale e facilmente adattabili alle condizioni ambientali.
Lo schermo deve essere orientabile e inclinabile liberamente per adeguarsi facilmente alle esigenze dell'utilizzatore.
È possibile utilizzare un sostegno separato per lo schermo o un piano regolabile.
Sullo schermo non devono essere presenti riflessi e riverberi che possano causare disturbi all'utilizzatore durante lo svolgimento della propria attività.
Lo schermo deve essere posizionato di fronte all'operatore in maniera che, anche agendo su eventuali meccanismi di regolazione, lo spigolo superiore dello schermo sia posto un po' più in basso dell'orizzontale che passa per gli occhi dell'operatore e a una distanza dagli occhi pari a circa 50-70 cm, per i posti di lavoro in cui va assunta preferenzialmente la posizione seduta.

c) Tastiera e dispositivi di puntamento.
La tastiera deve essere separata dallo schermo e facilmente regolabile e dotata di meccanismo di variazione della pendenza onde consentire al lavoratore di assumere una posizione confortevole e tale da non provocare l'affaticamento delle braccia e delle mani.
Lo spazio sul piano di lavoro deve consentire un appoggio degli avambracci davanti alla tastiera nel corso della digitazione, tenendo conto delle caratteristiche antropometriche dell'operatore.

▶

La tastiera deve avere una superficie opaca onde evitare i riflessi.

La disposizione della tastiera e le caratteristiche dei tasti devono agevolarne l'uso. I simboli dei tasti devono presentare sufficiente contrasto ed essere leggibili dalla normale posizione di lavoro.

Il *mouse* o qualsiasi dispositivo di puntamento in dotazione alla postazione di lavoro deve essere posto sullo stesso piano della tastiera, in posizione facilmente raggiungibile e disporre di uno spazio adeguato per il suo uso.

d) Piano di lavoro.

Il piano di lavoro deve avere una superficie a basso indice di riflessione, essere stabile, di dimensioni sufficienti a permettere una disposizione flessibile dello schermo, della tastiera, dei documenti e del materiale accessorio.

L'altezza del piano di lavoro fissa o regolabile deve essere indicativamente compresa fra 70 e 80 cm. Lo spazio a disposizione deve permettere l'alloggiamento e il movimento degli arti inferiori, nonché l'ingresso del sedile e dei braccioli se presenti.

La profondità del piano di lavoro deve essere tale da assicurare un'adeguata distanza visiva dallo schermo.

Il supporto per i documenti deve essere stabile e regolabile e deve essere collocato in modo tale da ridurre al minimo i movimenti della testa e degli occhi.

e) Sedile di lavoro.

Il sedile di lavoro deve essere stabile e permettere all'utilizzatore libertà nei movimenti, nonché una posizione comoda. Il sedile deve avere altezza regolabile in maniera indipendente dallo schienale e dimensioni della seduta adeguate alle caratteristiche antropometriche dell'utilizzatore.

Lo schienale deve fornire un adeguato supporto alla regione dorsolombare dell'utente. Pertanto deve essere adeguato alle caratteristiche antropometriche dell'utilizzatore e deve avere altezza e inclinazione regolabili. Nell'ambito di tali regolazioni l'utilizzatore dovrà poter fissare lo schienale nella posizione selezionata.

Lo schienale e la seduta devono avere bordi smussati. I materiali devono presentare un livello di permeabilità tale da non compromettere il *comfort* dell'utente e devono essere pulibili.

Il sedile deve essere dotato di un meccanismo girevole per facilitare i cambi di posizione e deve poter essere spostato agevolmente secondo le necessità dell'utilizzatore.

Un poggiapiedi sarà messo a disposizione di coloro che lo desiderino per far assumere una postura adeguata agli arti inferiori. Il poggiapiedi non deve spostarsi involontariamente durante il suo uso.

f) *Computer* portatili.

L'impiego prolungato dei *computer* portatili necessita della fornitura di una tastiera e di un *mouse* o altro dispositivo di puntamento esterni nonché di un idoneo supporto che consenta il corretto posizionamento dello schermo.

2. Ambiente

a) Spazio.

Il posto di lavoro deve essere ben dimensionato e allestito in modo che vi sia spazio sufficiente per permettere cambiamenti di posizione e movimenti operativi.

b) Illuminazione.

L'illuminazione generale e specifica (lampade da tavolo) deve garantire un illuminamento sufficiente e un contrasto appropriato tra lo schermo e l'ambiente circostante, tenuto conto delle caratteristiche del lavoro e delle esigenze visive dell'utilizzatore.

Riflessi sullo schermo, eccessivi contrasti di luminanza e abbagliamenti dell'operatore devono essere evitati disponendo la postazione di lavoro in funzione dell'ubicazione delle fonti di luce naturale e artificiale.

Si dovrà tener conto dell'esistenza di finestre, pareti trasparenti o traslucide, pareti e attrezzature di colore chiaro che possono determinare fenomeni di abbagliamento diretto e/o indiretto e/o riflessi sullo schermo.

Le finestre devono essere munite di un opportuno dispositivo di copertura regolabile per attenuare la luce diurna che illumina il posto di lavoro.

d) Rumore.

Il rumore emesso dalle attrezzature presenti nel posto di lavoro non deve perturbare l'attenzione e la comunicazione verbale.

f) Radiazioni.

Tutte le radiazioni, eccezion fatta per la parte visibile dello spettro elettromagnetico, devono essere ridotte a livelli trascurabili dal punto di vista della tutela della sicurezza e della salute dei lavoratori.

e) Parametri microclimatici.

Le condizioni microclimatiche non devono essere causa di *discomfort* per i lavoratori.

Le attrezzature in dotazione al posto di lavoro non devono produrre un eccesso di calore che possa essere fonte di *discomfort* per i lavoratori.

Indice analitico

I numeri di pagina seguiti dalla lettera f o t rimandano, rispettivamente, a figure e tabelle presenti nel testo.